スタンダード薬学シリーズII　8

薬 学 研 究

日本薬学会編

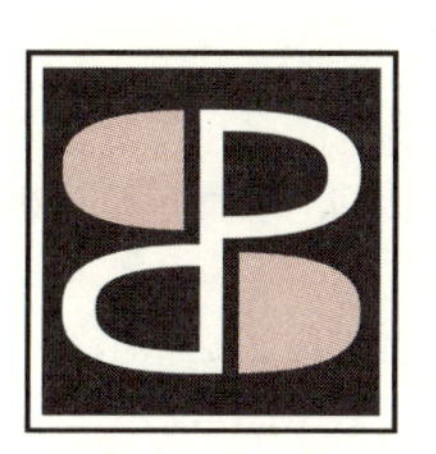

東京化学同人

薬剤師として求められる基本的な資質

豊かな人間性と医療人としての高い使命感を有し，生命の尊さを深く認識し，生涯にわたって薬の専門家としての責任をもち，人の命と健康な生活を守ることを通して社会に貢献する．

6 年卒業時に必要とされている資質は以下のとおりである．

【① 薬剤師としての心構え】

医療の担い手として，豊かな人間性と，生命の尊厳について深い認識をもち，薬剤師の義務および法令を遵守するとともに，人の命と健康な生活を守る使命感，責任感および倫理感を有する．

【② 患者・生活者本位の視点】

患者の人権を尊重し，患者およびその家族の秘密を守り，常に患者・生活者の立場に立って，これらの人々の安全と利益を最優先する．

【③ コミュニケーション能力】

患者・生活者，他職種から情報を適切に収集し，これらの人々に有益な情報を提供するためのコミュニケーション能力を有する．

【④ チーム医療への参画】

医療機関や地域における医療チームに積極的に参画し，相互の尊重のもとに薬剤師に求められる行動を適切にとる．

【⑤ 基礎的な科学力】

生体および環境に対する医薬品・化学物質等の影響を理解するために必要な科学に関する基本的知識・技能・態度を有する．

【⑥ 薬物療法における実践的能力】

薬物療法を主体的に計画，実施，評価し，安全で有効な医薬品の使用を推進するために，医薬品を供給し，調剤，服薬指導，処方設計の提案等の薬学的管理を実践する能力を有する．

【⑦ 地域の保健・医療における実践的能力】

地域の保健，医療，福祉，介護および行政等に参画・連携して，地域における人々の健康増進，公衆衛生の向上に貢献する能力を有する．

【⑧ 研 究 能 力】

薬学・医療の進歩と改善に資するために，研究を遂行する意欲と問題発見・解決能力を有する．

【⑨ 自 己 研 鑽】

薬学・医療の進歩に対応するために，医療と医薬品を巡る社会的動向を把握し，生涯にわたり自己研鑽を続ける意欲と態度を有する．

【⑩ 教 育 能 力】

次世代を担う人材を育成する意欲と態度を有する．

刊行の趣旨

2006 年に始まった薬学部 6 年制教育は，2002 年に作成された薬学教育モデル・コアカリキュラム（以下，コアカリ）を全大学共通の教育基準として実施されています．その学習内容を具体的に記載した，“日本薬学会編 スタンダード薬学シリーズ”はコアカリの“学習者（学生）主体”の“どこまで到達すべきか”を示した到達目標（GIO/SBOs）に準拠する新たなスタイルの教科書として，6 年制教育の発展に一定の役割を果たしてきました．

しかしながら，およそ 10 年経過し，その間にコアカリの到達目標（GIO/SBOs）に関して，薬剤師教育の“コア”としての適切性や難易度上の疑問，最新の科学や医療の知識・技術の進歩および薬事法などの法規範改正に対応する内容への見直しの要望，また，実務実習コアカリについて現在の医療現場での指導に不向きな SBO の修正や事前学習，薬局実習，病院実習の 3 編に分かれていることによる内容の重複や薬剤師の職能の全体像の理解がしにくいとの意見，など多くの問題が顕在化してきました．

これらの問題を解決するために，2013 年 12 月，文部科学省の“薬学系人材養成の在り方に関する検討会（座長 永井良三）”は，大学や現場薬剤師の意見を聞きながらコアカリを改訂しました．その意義は，6 年制薬剤師教育のコアカリキュラムとしたことで，新たに卒業時までに到達すべき目標として“薬剤師として求められる基本的な資質”（左ページ）を制定し，その学習のために大項目，中項目，小項目の GIO/SBOs を勉強するという学習成果基盤型の編成としたことです．大項目は，A 基本事項，B 薬学と社会，C 薬学基礎，D 衛生薬学，E 医療薬学，F 薬学臨床，G 薬学研究の 7 項目です．A と B は薬剤師に関わる基本事項を 6 年継続的に履修する，C～E は薬剤師職能に必要な医薬品の薬学的ケアの基盤となる科学の基本であり，F との関連付けで履修する，F は薬剤師に必須な薬局，病院の実務を統括的に履修する，G 薬学研究 は薬剤師に必要な科学力と研究能力の醸成のため履修する，などに配慮して学習すると効果的な成果が得られるように工夫されています．

本教科書シリーズは，“日本薬学会編 スタンダード薬学シリーズ II”として，今般の改訂コアカリに沿った内容で編集されています．新規の教科書シリーズが，生涯にわたり自ら課題を探究していく能力を身に付けられるような学習指針となり，それにより学生が安全で適切な薬物療法に責任をもち，地域の保健福祉をはじめ社会貢献できる人材として育つことを期待します．

本教科書シリーズ刊行にあたり，出版にご尽力をいただいた株式会社東京化学同人編集部の住田六連氏をはじめ編集部の方々に厚くお礼を申し上げます．

2017 年 8 月

市　川　　厚

スタンダード薬学シリーズⅡ　編集委員会

スタンダード薬学シリーズ　編集委員会

ま え が き

薬学教育モデル・コアカリキュラムの大項目“G 薬学研究”では，一般目標（GIO）に記載される“研究を遂行する意欲と問題発見・解決能力を身につける”ために，中項目，“G(1) 薬学における研究の位置づけ”，“G(2) 研究に必要な法規範と倫理”，“G(3) 研究の実践”のそれぞれにある到達目標（SBO）を学修することが求められている．本書は，第Ⅰ部と第Ⅱ部から構成されているが，第Ⅰ部“研究の心構え”は，おもに中項目 G(2) の SBO を学修する指針となるものである．第Ⅱ部“研究例 ── 先達に学ぶ”は，中項目 G(1) と G(3) の SBO を学修するためのヒントになるものである．第Ⅱ部の構成は，大学薬学部・附属病院薬剤部，製薬企業，国公立研究所などの職場において，研究者を目指す諸君のために，まず序論に“研究者になるための準備”として，学部・大学院時代に学修しておくことが望ましい事項が例示されている．ついで，薬学研究・創薬研究・臨床研究・レギュレーション研究などの模範的な研究例を収載し，それら先達の研究例にある成功，失敗，チャレンジのストーリーを読むことで，研究者に必要な着眼点や創意工夫する力が醸成されることを期待している．

近年，根拠に基づく医療（evidence-based medicine, EBM）や高精度医療（precision medicine）といった言葉で目指すべき医療のあり方が提言されているが，いずれにおいても，臨床の場で得られたデータを適切かつ正確に収集し，解析，評価するというプロセスが必須である．また，医薬品創製のための基礎・応用・前臨床開発研究や臨床試験（治験），さらには医薬品の審査・承認，市販後調査などにおいて薬剤師が関与し貢献している．それらの活動には，卒業研究や学位論文などで実験科学に取組んだ経験が多く生かされている．経験豊かな大学研究者や創薬研究者・薬剤師科学者らから研究の着眼点や創意工夫などを学ぶことは，これから研究に取組む諸君の意欲を高めることとなるであろう．“薬剤師に求められる基本的資質”に“研究能力”が謳われているのは特徴的であり，このことは臨床の場における薬学部出身者の優位な点である．研究活動の基本を身につけることは，日々進展する医療を理解するために，また，その進歩に自ら貢献するうえで大きな財産となるであろう．

2017 年 8 月

市　川　　厚
中　村　明　弘

第8巻　薬学研究

領域担当編集委員

市　川　　厚* 　武庫川女子大学薬学部 教授，薬学博士
中　村　明　弘　昭和大学薬学部 教授，薬学博士

（* 編集責任）

執　筆　者

池　谷　裕　二　東京大学大学院薬学系研究科 教授，博士(薬学)［研究例 13］
市　川　　厚　武庫川女子大学薬学部 教授，薬学博士［研究例 1,8］
乾　　賢　一　京都薬科大学 客員教授，薬学博士［研究例 15］
井　上　圭　三　帝京大学 副学長，薬学博士［研究例 9］
内　山　真　伸　東京大学大学院薬学系研究科 教授，博士(薬学)［研究例 7］
梅　津　浩　平　和洋女子大学 客員教授，薬学博士［研究例 28］
太　田　　茂　広島大学大学院医歯薬保健学研究科 教授，薬学博士［研究例 10］
亀井美和子　日本大学薬学部 教授，博士(薬学)［研究例 3］
木　野　　亨　ラクオリア創薬株式会社 CEO アドバイザー，農学博士［研究例 22］
木　下　健　司　武庫川女子大学薬学部 教授，博士(理学)［研究例 18］
日　下　雅　美　株式会社新日本科学 CSO 室 主席，医学博士［研究例 20］
楠　原　洋　之　東京大学大学院薬学系研究科 教授，博士(薬学)［研究例 14］
向　後　麻　里　昭和大学薬学部 教授，博士(薬学)［研究例 17］
後　藤　俊　男　理化学研究所創薬・医療技術基盤プログラム プログラムディレクター，農学博士［研究例 22］
小　山　隆　太　東京大学大学院薬学系研究科 准教授，博士(薬学)［研究例 13］
近　藤　史　郎　帝人株式会社 帝人グループフェロー，理学修士［研究例 21］
柴　崎　正　勝　微生物化学研究会 理事長，薬学博士［研究例 5］
新　谷　紀　人　大阪大学大学院薬学研究科 准教授，博士(薬学)［研究例 12］
杉　本　八　郎　同志社大学大学院生命医科学研究科 客員教授，博士(薬学)［研究例 27］
杉　本　幸　彦　熊本大学大学院生命科学研究部 教授，博士(薬学)［研究例 8］
杉　山　泰　雄　武田薬品工業株式会社ファーマサイエンス S&D 戦略企画グループ アドバイザー，薬学博士［研究例 26］
杉　山　雄　一　理化学研究所産業連携本部イノベーション推進センター 特別招聘研究員，薬学博士［研究例 14］
鈴　木　洋　史　東京大学医学部附属病院薬剤部 教授・薬剤部長，薬学博士［研究例 16］
高　須　清　誠　京都大学大学院薬学研究科 教授，博士(薬学)［研究例 6］
田　中　智　之　岡山大学大学院医歯薬学総合研究科 教授，博士(薬学)［準備・心構え 1～3］
寺　田　　弘　新潟薬科大学 学長，薬学博士［研究例 4］
奈　良　　太　第一三共株式会社研究開発本部 バイオ・癌免疫ラボラトリー 第 3 グループ長（執筆時），博士(農学)［研究例 24］

西　島　正　弘	昭和薬科大学 学長，薬学博士［研究例 2］
野　村　純　宏	田辺三菱製薬株式会社創薬本部 主席研究員，博士(薬学)［研究例 23］
橋　口　正　行	慶應義塾大学薬学部 准教授，医学博士［研究例 19］
橋　本　　均	大阪大学大学院薬学研究科 教授，博士(薬学)［研究例 12］
馬　場　明　道	兵庫医療大学 学長，薬学博士［研究例 12］
早　川　和　一	金沢大学環日本海域環境研究センター 特任教授，薬学博士［研究例 11］
藤　多　哲　朗	元京都大学大学院薬学研究科 教授，薬学博士［研究例 6］
松　木　則　夫	東京大学 理事・副学長，薬学博士［研究例 13］
水　野　　誠	第一三共株式会社研究開発本部 主任研究員，博士(薬学)［研究例 25］
村　田　成　範	武庫川女子大学薬学部 准教授，博士(理学)［研究例 18］
望　月　眞　弓	慶應義塾大学薬学部 教授，医学博士［研究例 19］
百　瀬　　祐	武田科学振興財団杏雨書屋 部長，博士(薬学)［研究例 26］
山　下　道　雄	東京大学大学院医学研究科 客員研究員，工学博士［研究例 22］

（五十音順，［　］内は執筆担当箇所）

本書の構成とコアカリ†との対照

本書の構成	対応するコアカリ領域	一般目標（GIO）および到達目標（SBO）の内容
第8巻　薬学研究	**G　薬学研究**	**一般目標：** 薬学・医療の進歩と改善に資するために，研究を遂行する意欲と問題発見・解決 能力を身につける．
第Ⅰ部　研究の心構え		
準備・心構え1　研究倫理	**G(2)　研究に必要な法規範と倫理**	**一般目標：** 自らが実施する研究にかかる法令，指針を理解し，それらを遵守して研究に取組む． 1. 自らが実施する研究にかかる法令，指針について概説できる． 2. 研究の実施，患者情報の取扱いなどにおいて配慮すべき事項について説明できる． 3. 正義性，社会性，誠実性に配慮し，法規範を遵守して研究に取組む．（態度）
	G(3)　研究の実践	**一般目標：** 研究のプロセスを通して，知識や技能を総合的に活用して問題を解決する能力を培う．
準備・心構え2　研究の進め方		3. 研究計画に沿って，意欲的に研究を実施できる．（技能・態度） 4. 研究の各プロセスを適切に記録し，結果を考察する．（知識・技能・態度）
準備・心構え3　研究成果のプレゼンテーション（論文および学会発表）		5. 研究成果の効果的なプレゼンテーションを行い，適切な質疑応答ができる．（知識・技能・態度） 6. 研究成果を報告書や論文としてまとめることができる．（技能）
第Ⅱ部　研究例 ―― 先達に学ぶ		
研究例1～28 第Ⅱ部には，右欄の各SBOの達成のヒントになるような研究例を収載した．	**G(1)　薬学における研究の位置づけ**	**一般目標：** 研究マインドをもって生涯にわたり医療に貢献するために，薬学における研究の位置づけを理解する． 1. 基礎から臨床に至る研究の目的と役割について説明できる． 2. 研究には自立性と独創性が求められていることを知る． 3. 現象を客観的に捉える観察眼をもち，論理的に思考できる．（知識・技能・態度） 4. 新たな課題にチャレンジする創造的精神を養う．（態度）
	G(3)　研究の実践	**一般目標：** 研究のプロセスを通して，知識や技能を総合的に活用して問題を解決する能力を培う． 1. 研究課題に関する国内外の研究成果を調査し，読解，評価できる．（知識・技能） 2. 課題達成のために解決すべき問題点を抽出し，研究計画を立案する．（知識・技能）

† 薬学教育モデル・コアカリキュラム（平成25年度改訂版）：文部科学省ホームページに掲載．

目　次

第Ⅰ部　研究の心構え

準備・心構え 1　研究倫理 …… 2
準備・心構え 2　研究の進め方 …… 6
準備・心構え 3　研究成果のプレゼンテーション（論文および学会発表） …… 11

第Ⅱ部　研究例 ── 先達に学ぶ

A. 序　論

研究例 1：準備　研究者になるための準備 …… 17

B. 大学など公的機関における研究

研究例 2　大学および国立研究機関で研究者として歩んできた道を振り返って …… 19
研究例 3　薬が適正に使用される社会をつくる ── 実践，活動につなげるための研究 …… 22
研究例 4　薬物の物性と活性発現 …… 26
研究例 5　大学での医薬品開発研究 ── 創薬と医薬品の画期的合成法の開発 …… 32
研究例 6　人とのつながりが結実して誕生した新薬 ── 冬虫夏草を起源とする多発性硬化症治療薬フィンゴリモド …… 36
研究例 7　原子・電子レベルで現象を理解し，分子の自在構築によって薬を科学する …… 45
研究例 8　“急がば回れ”の精神 ── プロスタノイド受容体に関する研究 …… 51
研究例 9　脂質は奥が深い …… 58
研究例 10　脳内在性物質である TIQ 類によるパーキンソン病発症機構解明のアプローチ …… 63
研究例 11　$PM_{2.5}$（微小粒子状物質）の挙動と毒性を有害化学物質から解明する …… 67
研究例 12　創薬への薬理学的アプローチ …… 73
研究例 13　抗てんかん原性薬の創薬を目指した基礎研究 …… 77
研究例 14　薬物動態を決定づける分子論の理解と個体間変動要因の解明 …… 81
研究例 15　“臨床に学ぶ薬学研究”の夜明けと道標を目指して ── “From Bench to Bedside”と“From Bedside to Bench”の展開 …… 87
研究例 16　医薬品適正使用と効率的な医薬品開発を目指した臨床薬学研究 …… 92

研究例 17 食道がん患者に対する放射線化学療法施行後の効果予測因子の検討と効果予測モデルの構築 …… 99
研究例 18 遺伝子解析を用いた薬学教育への取組み …… 107
研究例 19 データマイニング手法を用いた副作用シグナルの検出時期に関する検討 …… 113

C. 民間企業における研究

研究例 20 アゴニストがアンタゴニスト作用をもつパラドキシカル効果の不思議—リュープロレリン酢酸塩徐放性製剤 …… 120
研究例 21 セレンディピティーはネガティブデータのすぐそばに—高尿酸血症・痛風治療薬フェブキソスタット …… 124
研究例 22 筑波山からの贈り物—免疫抑制薬タクロリムス（FK506） …… 128
研究例 23 逆転の発想から生まれた，2 型糖尿病治療薬カナグリフロジン—尿糖排泄を促す SGLT2 阻害薬 …… 134
研究例 24 苦難と逆境を乗り越えた最高傑作—HMG-CoA 還元酵素阻害薬プラバスタチンの創製ものがたり …… 139
研究例 25 ベスト・イン・クラス ARB の創製—AT_1 受容体拮抗薬オルメサルタンメドキソミル …… 146
研究例 26 独創的なコンセプトと新規化合物の運命的出会い—ピオグリタゾン塩酸塩の創製 …… 151
研究例 27 ファーマドリームの実現—アルツハイマー型認知症治療薬ドネペジルの創製 …… 157
研究例 28 日本の創薬活動の歴史と成果 …… 162

索　引 …… 167

第Ⅰ部 研究の心構え

第Ⅰ部“研究の心構え”の目標は，自らが卒業論文や将来の職業で研究を遂行する際に備えておくべき心構えを身につけることである．皆さんは，創薬研究のみならず広く自然科学における“未知”へのチャレンジャー，あるいは，薬物治療のリスク改善と高度化へのチャレンジャーである，科学者としての薬剤師（ファーマシスト・サイエンティスト）として活躍することが望まれている．すなわち，臨床の場で得られた疑問を基礎研究の課題へと還元することや，臨床研究のデータを適切かつ正確に収集し，解析，評価し，科学に貢献すること，医薬品の審査・承認，市販後調査で治療に貢献することを通じて，医療の場におけるサイエンスを担う第一線に立つことが期待されているのである．第Ⅰ部の構成は，薬学教育モデルコアカリキュラムの中項目“G(2) 研究に必要な法規範と倫理”を第1章（準備・心構え 1）として，中項目“G(3) 研究の実践”の到達目標（SBO）にある“研究の進め方”を第2章（準備・心構え 2），“研究成果のプレゼンテーション”を第3章（準備・心構え 3）として，それぞれの SBO を理解する際のガイドラインである．

具体的には，準備・心構え 1“研究倫理”では，研究者の責任ある行動とは何かを解説し，研究者の心構えについて述べる．また，研究活動を進めるうえで必要な社会との約束を紹介する．さらに，こうした規範からの逸脱である研究不正について解説し，質の高い研究を実施するためには研究公正を推進することが大切であることを学ぶ．準備・心構え 2“研究の進め方”では，研究活動において重視される価値観を理解し，実験科学を実践するために必要な態度について学ぶ．準備・心構え 3“研究成果のプレゼンテーション”では，研究成果を発表する意義を理解し，適切に公表するために必要な知識を学ぶ．

第Ⅰ部“研究の心構え”をきっかけとして，研究活動の意義，実践に関する理解を深めていただきたい．

（田中智之，市川 厚）

準備・心構え1 研究倫理

田中智之

関連するSBO（本シリーズ他巻）

1. 医療倫理：**1** 薬学総論Ⅰ，第8章
2. 研究倫理：**1** 薬学総論Ⅰ，第10章
3. ヘルシンキ宣言：**1** 薬学総論Ⅰ，付録Ⅰ
4. カルタヘナ議定書：**4** 生物系薬学Ⅰ，SBO 35
5. 化審法：**5** 衛生薬学，SBO 51
6. 放射線：**5** 衛生薬学，SBO 55

新たな治療法の開発や，既存の治療のあり方の改善には，臨床からの発想が不可欠である．研究活動をカリキュラムとして重視していることは薬学部の大きな特徴であり，これは臨床の場から生まれる研究において薬剤師に大きな貢献が求められていることを反映するものである．臨床の場で得た着想を展開し，その知を共有するためには，研究活動のあり方を学修し，適切な態度でこれに取組むことが必要である．ここでは，研究活動のあり方，および研究者が社会から求められる態度について理解することを目標とする．

1・1 研究者の責任ある行動

社会の中で研究者が科学の専門家として位置づけられたのは，比較的最近のことである．社会から支援されるために研究者がどのようにあるべきかという問題は，世界中で議論が続けられており，最近では“**研究者の責任ある行動**（responsible conduct in research, RCR）”という言葉で話題になることが増えている（図1・1）．ここでは，米国科学アカデミーによって提唱された，専門家としての規範を守るための三つの義務について紹介する[1]．

研究者間の相互の信頼を尊重する

研究者は，自ら実験や調査を行い，その結果を整理し，自らの解釈のもとこれを発表する．この過程で，恣意的な操作や虚偽がないことは研究活動の大前提であり，科学研究における不可欠の要素である．すべての研究者は，これまでに報告された知の蓄積を基に，自らの研究活動を進める．科学の営為は，たくさんの人がブロックを積むことに例えることができる．一つ一つのブロックが堅実で正しい向きに積まれていなければ，いつかその建物は崩壊してしまう．研究者間の信頼関係を維持することとは，すなわち誠実な姿勢で研究に携わることである．

専門家としての規範を固く守る

専門家は一般の人たちが判断できない問題を取扱うことから，ひとたび社会にその見解が発せられるときには重い責任が伴う．不十分な検証結果をあたかも確定した事実のように喧伝することや，限られた条件でのみ成立する結果を普遍的な現象として主張することは，専門家としての規範を破ることである．社会から信頼を得るためには，常に慎重で謙虚な姿勢をもって研究に取組まなければならない．

公衆に奉仕する

公的資金で研究する場合はいうまでもないが，私的な研究資金を基にして研究活動を進める場合であっても，公衆に奉仕することを忘れてはならない．研究者が公衆に奉仕するという姿勢を失うことによって起こる悲劇は，近現代において幾度も繰返

研究公正 Research Integrity
専門家としての責任を果たす
社会との約束 Research Compliance
研究を実施するうえでのルールに従う
研究倫理 Research Ethics
誠実な姿勢で研究に取組む
研究者の責任ある行動
Responsible Conduct in Research

図1・1 “研究者の責任ある行動”を構成する3要素

されてきた．科学研究で得られる知見は，究極的には人類共通の資産である．

“研究者の責任ある行動”を実践するためには，研究者自身がこうした義務を意識するとともに，経験ある指導者と具体的な事例を基に議論し，それを通じて研究者のあり方や専門家としての規範についての理解を深めていくことが大切である．

1・2 社会との約束

研究者が責任ある行動を取るためには，社会との約束を守ることが重要である．研究活動のなかには，人間を対象とするものもあれば，動物実験もあり，あるいは危険な化学物質を取扱う場合もある．また，企業をはじめとする外部から研究資金を得る場合には，研究者とその組織の関係については十分に情報を公開する必要がある．こうした研究者が社会と結ぶ約束については，近年相次いで規則やガイドライン，研究計画の審査のための組織が整備されるようになった．所属機関において研究者に要請されているルールについて，十分理解することが必要である．ここでは，どのような約束があるのかについて紹介する．

人を対象とする研究

人を対象とする研究では，参加する人たちの危険度は最小限であり，その不利益を上回る利益が見込まれなければいけない．参加者のインフォームド・コンセント（正しい情報を得たうえでの合意）を得ることは不可欠であり，そのためには研究計画の内容は参加者に対して十分に開示されていなければならない．一方で，参加者のプライバシーは厳格に守られる必要がある．1964年に採択された“**ヘルシンキ宣言**”では，人を対象とした医学研究の倫理的原則が網羅されている[2]．現在，すべての臨床研究の計画は研究倫理委員会において審査することが要請されており，生命倫理，いのちの尊厳，安全性，自己決定権，プライバシーの保護といった観点から検討が行われている．

動物実験

“ヘルシンキ宣言”では，動物実験の必要性と動物の福祉に対する配慮があわせて記載されている．研究において動物を用いることの意義が明確であること，また，実際の実験では不必要な苦痛を与えないことを基本姿勢として，各研究機関の動物実験委員会では実験計画書を審査，承認している．動物実験の代替法の開発・適用（replacement），動物実験の削減（reduction），動物実験の改善（refinement）が，**動物実験の3R**としてRussellとBurchにより提唱されており[3]，これは動物実験に取組む際の基本姿勢として広く受け入れられている．2006年には，日本学術会議により“動物実験の適正な実施に向けたガイドライン”が作成され，国内の研究機関ではこれに沿った運営が実施されている．一方，近年では動物愛護の観点から，実験動物の管理についての見直しが検討されている．

生物の多様性の保全

生物の多様性の保全，遺伝資源の利用から生じる利益の公正な配分を目的とした“生物の多様性に関する条約”では，遺伝子組換え技術などで生じる新たな生物が，現状の生物多様性に影響を及ぼすことに対する懸念が示された．そこでこうした遺伝子組換え実験の取扱いの指針を含む形で，2000年に**カルタヘナ議定書**が採択されている[4]．遺伝子組換え実験に関する法令はカルタヘナ議定書の考え方に基づいて定められており，研究機関では審査委員会が設置されている．研究室における実験以外に，遺伝子組換え生物の輸出入，あるいは国内での供与，分譲などについても手続きが定められている．

危険物の取扱い

実験科学では生態系に悪影響を及ぼす可能性のある化学物質を使用することがある．実験者自身が安全に実験を実施することに加えて，こうした化学物質の環境への影響，およびその適切な取扱いについて学ぶ必要がある．日本では，“化学物質の審査及び製造等の規制に関する法律”（**化審法**）が定められており，研究機関はこの法律および関連する法令に従い，化学物質の管理を行っている．化学物質のなかでも放射性同位元素を含むものについては，“放射性同位元素等による放射性障害の防止に関する法律”（**放射線障害防止法**）により放射線障害の防止と放射性同位元素を含む化学物質の管理について規定されている．

利益相反

ある医薬品を供給する製薬企業から資金を得てそ

の有効性を検証する研究を行う場合，医薬品の有効性を正確に評価するという科学研究としての誠実さと，医薬品の有効性の証明が利益につながるという製薬企業の利害とが衝突する可能性がある．このように双方の利益が衝突する状況を**利益相反**（conflict of interest, COI）という．COIの存在は，研究成果の公表にバイアスをかける可能性があり，科学研究としての客観性，公平性が損なわれることがあることから，近年では，COI委員会のような組織においてその評価が行われる．COIの管理は重要な問題であり，これを避けるための努力は必要である．現実的には避けることが難しいことも多いが，そうした状況で論文や学会発表を通じて成果を公表する際には，資金提供などの利害関係を情報開示すること（COIの開示）が求められる．

1・3 研究に取組む姿勢

一つの仮説が確立した学説として認められるまでには長いプロセスがある．研究者は自らデータを収集し，これを整理，解釈するが，この段階ではそれはあくまで一つの仮説に過ぎない．他の研究者による追試や，その仮説に基づいた後続の研究が成果をあげることを通じて，しだいにその仮説の妥当性が承認される．科学研究とは時空を越えた研究者同士のコラボレーションである．このプロセスが適切に進むためには，研究者自身が公正な研究活動を実施することが不可欠である．公正な研究に必要な要素は，実験データをごまかさないという意味での倫理（research ethics）と，公表するまでには多角的な検証を行い，十分に再現性を吟味するといった，専門家として研究の質を保証するもの（research integrity）の二つに分類することができる．

研究不正とはどんな行為か

米国連邦法では次の三つの行為が研究不正と定義されており，一般的にはこれに準じた規則が設けられることが多い．国内でも文部科学省，および厚生労働省がガイドラインを定めている[5),6)]．

（1）**捏　造**（fabrication）：実際に実験を行うことなくデータを作成すること．
（2）**改ざん**（falsification）：実験結果を改変，加工すること．
（3）**盗用（剽窃）**（plagiarism）：他の研究者のアイデアやデータ，論文の記述などを流用すること．

このほかに，複数の学術誌に重複した内容を論文として投稿する重投稿（自己の成果の盗用という解釈もできる）や，実際には貢献がない研究者を著者とする行為（ギフトオーサーシップ）も研究不正として取上げられることがある．

対照群の実験をおく根拠が理解できていない研究者が，いつも同じ傾向の結果が得られることを理由として対照群のデータを使い回すという事例がある．これは必要な実験を行わずにデータを作成したということで捏造である．実験で得られた生データをグラフ化する場合や，画像データの一部を切り取る際には，そうした操作によって実験結果の本質が歪められないことを確認しなければいけないが，それがおろそかになった場合は改ざんにつながる．自分が所属する研究領域において，どういう操作は許容されているのか，またその根拠は何かということを理解することが大切である．コンピューターによる論文作成が一般化したことから，過去の研究内容の引用や言及は容易になったが，この際にその出典を明記しなければ，それは盗用となる可能性がある．故意にはたらく不正はいうまでもないが，上記のように研究における正しい手続きに対する理解が浅いこともまた研究不正につながることがある．

専門家としての責任

研究者には専門家としての責任がある．専門家としての責任を軽視することは，研究不正と同様の影響を社会に与える．再現性の不確かな実験結果を十分に検証することなく論文として公表することや，ある限られた条件でしか確認できない結果をあたかも普遍的な現象として発表することは，いずれも専門家としての責任を放棄した行為である．どの程度繰返し実験を行えば妥当なのか，あるいはある実験結果はどこまで敷衍（ふえん）して解釈できるかといった問題は，非専門家には判断ができない．研究者には実験結果，およびその解釈に対する慎重な姿勢が必須である．一つの仮説を多角的に検証することは，仮説の妥当性を強めるうえで有用である．

研究不正がもたらす問題

自分の仮説にあわないデータを恣意的に棄却する

という行為が珍しくないことは，科学研究の歴史においても確認することができるが，後続する研究を通じて誤りの多くは修正されている．また，捏造研究のほとんどは追試が不可能であることから，提唱された仮説はしばしば放置され，それが影響を及ぼす期間は限定されている．こうした事実から，研究不正の問題は重視しなくても良いという意見もあるが，実際には以下にあげるような大きな負の影響を与える行為であり，研究者はその防止に取組まなければいけない．

(1) 研究不正は研究者間の信頼関係を損ね，健全な科学の発展を阻害する．
(2) 臨床に近い分野では，誤った治療法の選択につながる．
(3) 競争的研究資金の配分に歪みをもたらす．
(4) 周辺で行われる研究人材育成に深刻な影響を与える．

研究不正を行わないためには

研究活動を始めたばかりの段階では，実験データの取扱いや，対照群の設定といった問題に対する理解が不十分であるために，結果として好ましくない行為につながることがある．指導者と十分な議論を行い，適切な実験データの取扱いについて学ぶことが大切である．一方，過去の事例からは，指導者との閉鎖的な関係や，研究グループ内における不十分な情報共有が，研究不正の背景となることが示唆されている．研究成果について自由に議論できる環境づくりは，研究不正を予防するうえで効果がある．研究倫理については，教条的な学習の効果はしばしば限定的であり，具体的な事例を対象に指導者や同僚と意見を交換することが重要である．すべての科学研究は，人類の知を拡大し，社会に貢献することにつながるということを意識し，使命感をもって研究に取組むことが求められる．

参 考 文 献

1) National Academy of Sciences; National Academy of Engineering; Institute of Medicine; Committee on Science, Engineering, and Public Policy, “On being a scientist; a guide to responsible conduct in research”, 3rd Ed. (2009). [池内了訳，“科学者をめざす君たちへ―― 研究者の責任ある行動とは”，化学同人 (2010).]
2) ヘルシンキ宣言，World Medical association (1964). [http://www.wma.net/en/30publications/10policies/b3/index.html]
日本語訳は以下のアドレスからPDFファイルとして入手できる．[http://www.wma.net/en/20activities/10ethics/10helsinki/DOH-201310_Japanese.pdf]
3) W. M. S. Russell, R. L. Burch, “The principles of humane experimental technique”, Methuen, London (1959).
4) “ライフサイエンスの広場 生命倫理・安全に対する取組”，文部科学省．[http://www.lifescience.mext.go.jp/bioethics/index.html] 遺伝子組換え実験，カルタヘナ法の解説など．
5) “研究活動における不正行為への対応等に関するガイドライン”，文部科学省 (2014). [http://www.mext.go.jp/b_menu/houdou/26/08/1351568.htm]
6) “厚生労働分野の研究活動における不正行為への対応等に関するガイドライン”，厚生労働省 (2015). [http://www.mhlw.go.jp/stf/seisakunitsuite/bunya/0000071398.html]

準備・心構え2　研究の進め方

田中智之

2・1　研究活動の意義

臨床の場で活躍する薬剤師の姿を見て薬学部を志した方は，他の臨床系学部のカリキュラムと比較して，研究活動が重視されていることに驚くかもしれない．学部教育において研究活動を重視していることは，薬学部の大きな特色といえるだろう．

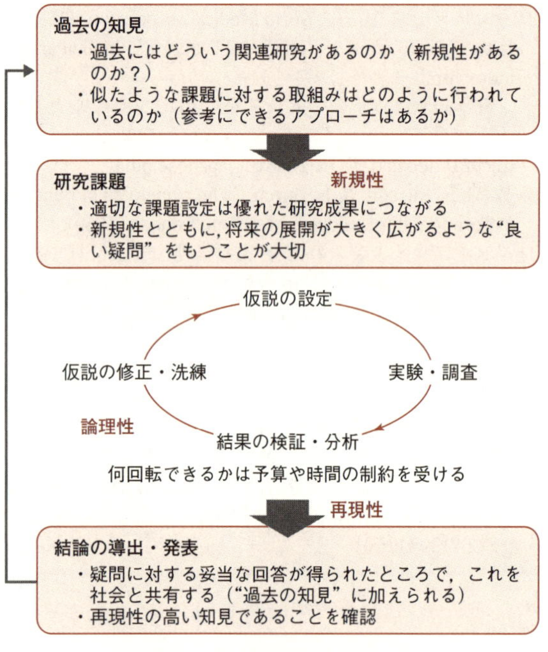

図2・1　研究活動のプロセス

臨床の場では，医療従事者の新たな発見がきっかけとなって，治療方法が改善されることや，あるいは新薬の開発につながる手がかりが得られることがある．こうした発見は，実験動物や細胞を用いる基礎研究からは得ることができないという意味で，貴重なものである．しかし，一方で，その発見が単なる偶然や，観察者の思い込みでは意味がない．臨床の場における発見を説得力のある形で広く世に問うためには，科学研究に共通したフォーマットに従って検証を進め，成果を表現する必要がある．数多くの研究者による科学的な議論の対象となることを通じて，普遍性の高い新たな治療法の芽が生まれる．すなわち，医療の発展には臨床の場と科学研究の世界をつなぐことができる人材が不可欠であり，薬剤師はその一翼を担うことが期待されているのである．研究活動を学ぶことは，問題解決能力の涵養にもつながる．自分が置かれた場における問題点を抽出し，これを改善する方策を立て，実際に試行し，その結果を評価することを通じて，次の方策を考える．科学研究に取組むことを通じて，**PDCA サイクル**（plan-do-check-action）としてよく知られるこのアプローチを，最もシンプルな形で身につけることができる．問題解決能力を座学で身につけることは困難であるが，指導者の助言を受け，自らの課題をもって主体的に研究活動に取組むというプロセスは有効である．問題解決の実際を経験することは，臨床の場はもちろん，社会のさまざまな場面において役に立つ（図2・1）．

2・2　研究活動では何が重視されるか

講義や実習では，未知のことや不確実な要素をできるだけ除いた形でカリキュラムが構成される．一方で，研究では逆に未知の課題を見いだし，これを解決することが要請される．研究室で学ぶ際に最初に必要な心構えは，この転換を受け入れることである．ここでは，研究活動において重視される価値観について説明する．

新　規　性

研究活動において最も重視されるものは**新規性**である．研究成果が人類の知識を少しでも広げることに貢献する場合，それは高く評価される．基礎研究の場合は，社会で役立つという評価軸は最優先のものではない．薬学はしばしば応用科学に分類されるが，創薬に有用な反応手法の開発の背景には基礎研究の蓄積がある．基礎研究の成果は将来のイノベーションの種になることを理解する必要がある．

新規性を重視するということは，過去の研究成果について十分な調査を行うということである．自らの研究課題に独自性があるかどうかは，これまでの研究の蓄積と照らし合わせて初めて示すことができる．後述するように，研究論文では序論においてこれまでの研究の流れを振り返り，関連する研究を引用することを通じて，解決すべき課題を明確にする．これはその研究が対象としている課題に新規性があることを主張するうえで必須の手続きである．優れた研究を実施するためには，十分な調査を基にした課題設定が必須である．

再現性

繰返し同じ結果が得られること，また他の実験者によっても同じ結果が得られることを**再現性**というが，これは実験科学において最も重要な条件である．これが満たされない研究は実験科学の議論の対象とはならない．研究論文には材料と方法（materials and methods），あるいは実験手順（experimental procedures）とよばれる項目があり，ここでは第三者が実験結果を再現するために必要な情報が記載される．これを基に実験を実施すれば，報告された結果の真偽を第三者が確認することができるということが，実験科学の前提である．ある実験者しか再現できない事象や，実施するたびに結果が変わってしまうような不安定な現象は，実験科学の対象とはならない．

一方，さまざまな研究のなかには厳密な意味で再現することが不可能なものもある．同じ条件で繰返し試行することが難しい場合には，仮説を補強するために多角的な検討を行うことが重要である．ある仮説が成立すると仮定した際に，起こりうる事象を想定し，これらが成立するかを一つずつ検証する．異なる方向からの検証がいずれも成立するということは，その仮説の確からしさが高いということである．

実験科学では詳細な記録をつけることが要請される．企業の研究所では**実験ノート**（表2・1）の形式に規格が定められており，時系列に沿って，修正不可能な方法で記録することが求められる．このような仕組みは，実験データの改ざんの防止や，特許申請時の証拠資料としての意味合いもあるが，何よりも大事な理由は実験結果を再現するためには正確な記録が必要だからである．実験者は，第三者がその実験を完全に再現できることを常に意識しながら，記録を残さなければならない[1]．

表2・1　実験ノートを作成するうえでのチェックポイント[a]

- ☑ ノートは個人のものではなく研究グループの共有財産である
- ☑ 日付や実験者の名前など，必要な事項は漏れなく，具体的に記録する
- ☑ 背を綴じた実験用ノートを用いて，実験は時系列で記録する
- ☑ 記録には消えない筆記具を使う
- ☑ 修正時には，日付と記入者名を追記する
- ☑ 分析結果が電子データの場合は，可能な限り印刷して貼付する
- ☑ 重要な発見については第三者による確認を依頼する
- ☑ 保管者（通常は研究室の指導者）を選定し，目録を作成して管理する
- ☑ わかりやすい小見出しをつけて整理する
- ☑ 実験の目的を明確に記載する
- ☑ 結果から得られる結論，解釈，評価を記載する

a) T. E. Garabedian, 'Laboratory record keeping', *Nat. Biotech.*, **15**, 799〜800（1997）より引用，改変.

2・3　比較すること：対照群の設定

具体的な研究計画を立てようとすると，“比較する”ことが研究の中で大きなウェイトを占めていることに気づくだろう．説得力のある結果を得るためには，適切な比較を行うことが大切である．増大している，あるいは減少しているという結論を得るためには，比較するうえでの基準が必要である．複数の条件を一度に変えてしまうと，結果として生じた違いの原因がどれかを決定することができない．よって，実験では比較したい要素以外はすべて同じという条件を設けることが目標となる．一般に比較の基準とするものを**対照群**（control）とよぶが，これは2種類に分類され，それぞれの役割がある．複数の群を比較する場合，どの組合わせを比較するのか，また比較するための対照群が漏れなく設定されているかを慎重に点検しなければいけない．

陰性対照

比較の基準となる，操作が与えられない方の群のことを**陰性対照**（negative control）という．原則として比較したい要素以外はすべて試験する群と同じである必要がある．たとえば，効果を試験したい化合物の溶液があるとすると，陰性対照では溶媒のみを添加する．このとき何も添加しないという群では，化合物に加えて，溶媒の影響まで失われてしまうので，陰性対照としては不適切である．医薬品の

効果を試験する場合では，医薬品を与えないのではなく，**偽薬**（**プラセボ**，placebo）を与える．陰性対照の実験が予想とは異なる結果（測定指標に影響を与えないはずが，変化してしまった場合など）である場合にはもう一度実験系を見直すことが必要である．

陽性対照

これまでの検討や報告から，当該の実験系においてある作用を及ぼす（明瞭な変化をひき起こす）ことが明らかになっている群を**陽性対照**（positive control）という．医薬品を試験する場合，すでに対象疾患に対して有効であることが判明している医薬品を対照群とすることがある．陽性対照が予想どおりの作用を示さない場合，実験系に問題があることが推察される．また，作用が既知である陽性対照と比較を行うことにより，試験群の作用がどの程度の強さであるかを評価することもできる．

比較した結果について適切な評価を行ううえでは，統計学的な知識が不可欠である．得られたデータをどのように統計学的に評価するかは，研究の開始段階で決定されていなければならない[2]．

2・4 バイアス

実験条件を細かくコントロールすることが容易な基礎研究と比べると，臨床研究において適切な“比較”を行うためにはさまざまな工夫が必要である．適切な比較を妨げる要因の一つが**バイアス**である．臨床研究のデザインを考えるうえではバイアスに対する理解を深めることが大切である．バイアスについての理解は，基礎研究を実施するうえでも有用である．

選択バイアス

臨床研究では，研究者が知りたい集団の性質について，集団から抽出した群の解析を基に推測することが多い．医薬品の効果を調べるために実施される臨床試験（治験）では，その医薬品が適用される予定の集団と実際に臨床試験の対象となる集団とではできるだけその性質が一致していることが望ましい．対象となる母集団の性質が，抽出された群において反映しないことを**選択バイアス**という．一方，試験群と対照群との割り付けの偏りのことを選択バイアスということもある．こちらは，対象となる数が十分に大きい場合は，両群に対して無作為に割り付けを行うこと（ランダム化）で回避することができる．

交絡バイアス

研究者が着目している二つの事象に影響を与える他の因子が存在するとき，二つの事象の間で観察される相関関係は，その第三の因子が原因となって生じていることがある．たとえば，喫煙と発がんとの関係を調査する場合，非喫煙者と比較して喫煙者に飲酒を習慣的に行うものが多い場合，飲酒と発がんという関係もまた仮説の検証に影響を与えるだろう．交絡バイアスは，研究のデザインや統計学的な操作により解消できるものもあるが，隠れた交絡関係が存在する可能性に留意することが必要である．

情報バイアス

臨床試験では参加者がもつ情報が結果に影響を与えることがあり，これを**情報バイアス**という．たとえば，期待の新薬ということを患者が知っていれば，治療効果は高めに出ることが多い．臨床試験では，患者や医師といった参加者に情報を与えないこと（**盲検化**）によって情報バイアスを小さくする．

2・5 実験において重要なこと

研究活動の第一歩は，実験者として必要な技能と態度を身につけることといえるだろう．薬学研究には多様性があり，それぞれの領域で求められるものは少しずつ異なることから，ここでは比較的共通性の高い要素について説明する．

模倣する

実験科学では，実験者が実施する手技や機器の取扱いがデータの信頼性に大きな影響を与える．研究指導を受ける場合に大事なことは，実験操作の背景や測定機器について十分な知識をもつことと，鋭い観察眼を養うことである．両者は密接に結びついており，実験操作に伴う変化についての予想や解釈ができない状態では，指導を受ける際に何に注目するべきかが判断できない．その次の段階は，実験を実際にやってみることである．体験することを通じて新たに気づくこともある．実験科学では得られたデータが議論のベースになるため，実験者が適切に実験を実施していることがきわめて重要である．

疑問をもつ

実験手順のことを**プロトコル**（protocol）というが，一つ一つの操作にはその条件が最適であることの根拠がある．何故その条件が適切なのか，その試薬を使う理由は何なのかといったことについて，疑問をもつことが望ましい．実験系に対する深い理解は，目的に合わせた実験系の適切な変更や，あるいは新たな実験系を組立てるうえで有用である．プロトコルを無条件に受け入れるのではなく，自分で考えてみる習慣をもつことが大切である．

客観性をもつ

実験科学ではある現象を説明するために仮説を立てるが，これは実験データに基づいて適宜修正しなければならない．実験データが意味することは何かを理解するためには，さまざまな可能性を考慮して，それらを客観的に解釈することが大切である．仮説が正しいかどうかは，適切に実施された実験の結果を通じて検証されるものである．実験を始めて間もないときには，予測される結果が得られないことを自らの技術の未熟さに求めがちであるが，そのような説明で留まっていては，研究の質を向上させることはできない．ネガティブな結果や実験の失敗についてもその理由をきちんと解釈し，次の取組みに活かすことが重要である．

2・6　論理性の涵養

論理的であることは研究活動において必須の要素であるが，日本では論理性の涵養（じよう）を目標としたカリキュラムはまだ少ない．そのため，当初は研究室における議論に当惑することも多いだろう．論理性そのものについてはここでは詳説しないが，末尾に参考文献をあげる[3]．論理性を涵養するうえで最も効果がある方法は，指導教員をはじめとする研究者と自らの成果を材料に活発に議論することである．

論理性が必要な理由

同一のデータであっても，その解釈は研究者によって異なることがある．そうした解釈が妥当であるかどうかを決定するためには，対象となるデータだけではなく，周辺の関連する知見や深い洞察が必要である．それらを整理，統合し，結論を導くうえで必要なものが論理である．研究の質を高めるためには，他の研究者との議論が重要であるが，この際にも論理において定められている約束事を遵守することによって，はじめて実りある結論に至ることができる．

根拠を基に議論する

研究活動では論理的な議論を行うことが要請される．ここで最も重要なことは，主張には必ず根拠が伴わなければいけないということである．実験科学では根拠に相当するものは，実験者が得たデータであり，また先行研究により得られた知見である．根拠には強さの段階があるので，それに応じて主張のトーンも適切なレベルに調整する必要がある．生命科学は物理学や化学と比較すると複雑な現象を対象としているため，一つ一つの根拠はそれほど強くない．そのため，説得力のある結論を提示するためには，根拠をたくさん準備する必要があることが多い．

2・7　共同研究

自然科学，特に生命科学では研究論文の著者数は複数であることが普通である．このことは，研究のほとんどが共同研究であることを意味している．一つの研究室の中で複数の学生，大学院生が携わることもあれば，外部の研究室とのコラボレーションが行われることもある．共同研究に参加する場合に必要なことは，（1）自らの担当する領域について共同研究者に対して十分な情報を提供すること，（2）共同研究の全体像にも関心をもち，共著者としての責任を果たすこと，である．近年の大型の共同研究では，個々の研究ユニットが専門化し，共著者にも関わらず研究の全体像は知らないというケースが増加している．情報共有が不十分であることは，意図せざる研究不正の原因にもなる．上記の原則を遵守することが大事である．

2・8　研究成果を発表する

研究成果は，これを公開し，社会の共有財産にすることが重要である．企業における研究であっても，特許申請などで必要なタイムラグが過ぎれば，その成果は広く共有されることが健全な科学の発展には必要である．研究成果の発表にはさまざまな方法があるが，学会発表，および研究論文の二つは代表的な手法であり，次章で詳しく説明する．

参考文献

1) “理系なら知っておきたいラボノートの書き方”岡崎康司，隅藏康一編，羊土社（2011）.
2) A. B. Hulley, S. R. Cummings, W. S. Browner, D. G. Grady, T. B. Newman, “Designing clinical research”, 4th Ed., Lippincott Williams & Wilkins (2013).［木原正博，木原雅子訳，“医学的研究のデザイン——研究の質を高める疫学的アプローチ”第4版，メディカルサイエンスインターナショナル（2014）.］
3) 野矢茂樹，“新版論理トレーニング”，産業図書（2006）.

準備・心構え3　研究成果のプレゼンテーション（論文および学会発表）

田中智之

3・1　研究成果を発表することの意義

科学研究が進展するうえで最も重要なことは，その成果が広く研究者のコミュニティーに共有されることである．成果が共有されることには，(1) 仮説が第三者に検証されることを通じて誤りが修正される，(2) すでに得られた知見からスタートすることで効率的に新しい課題に取組むことができる，といった利点がある．

研究を実施するうえでは資金が必要であるが，それは国や企業などから供給される．研究成果の発表は，研究費の投入に対する説明責任としても重要である．成果に価値が認められれば，より多くの研究費が投入されることもある．

研究成果は共有されることによってはじめてその価値が生じることから，研究者は適当なタイミングでその成果を発表するという姿勢をもつことが大切である．

3・2　論文や学会発表の位置づけ

基礎研究は学問的な新規性を重視することから，社会におけるニーズと直結することはまれである．医薬品の開発を例に取ると，研究者は特定の医薬品を合成するために新たな化学反応を開発するわけではない．基礎研究を通じて得られた多数の化学反応のなかから，医薬品開発に有用な手法が見いだされるのである．治療の標的分子に関する研究でも，最初から疾患と関連づけて実施される例はまれであり，治療標的としてある分子が注目されるときには，その基礎的な知見はすでに明らかにされていることが多い．すなわち，医薬品の開発において，こうした基礎研究の論文は必須の存在なのである．論文という形で蓄積されたさまざまな知見は，医薬品の開発速度の飛躍的な増大に貢献している．

臨床研究の場合は，よりその価値は理解しやすい．臨床の場で得られた知見は，論文という形で共有されることにより世界中で検証され，一部は標準的な医療として受け入れられる．論文や学会発表という形で情報共有が行われなければ，いかに優れた治療法であってもその恩恵にあずかる集団は限られてしまう．

論文や学会発表では，基本的には一つの研究ユニットが，一つのテーマに焦点をおいて実施した研究の成果が報告される．一方で，総説論文や学会のシンポジウムでは，一つのトピックに関連する研究成果がまとめて紹介される．臨床研究の場合は，メタ解析とよばれる手法も一般的であり，複数の臨床研究についてその質やデータが評価，統合される．臨床試験をメタ解析した研究論文は，より説得力のあるエビデンスとして取扱われる．

学会発表は，論文発表と比べると，新しい知見をタイムリーに公開するという点に意義がある．一方で，斬新なアイデアを学会で発表すると，競争相手の研究者がこれを参考にして先に論文を投稿してしまう可能性がある．特許制度では学会発表は新規性の喪失を意味することもあり，学会において世界初の知見を報告することはしだいに減少しているようである．

多くの学会では学会員による研究発表の機会を保証するという観点から，事前の審査は行わない．よって，学会発表の内容は必ずしも専門家による評価を経たものではないことには留意すべきである．ほとんどの学術誌は，後述するように，専門家による査読（審査）の過程を経たものを掲載しているが，査読とは形ばかりで実際には無審査の学術誌もある．

3・3　論文の構成

研究者のコミュニティーにおいて情報を共有するための重要なメディアの一つが**論文**である．そのため，論文の形式についてはさまざまな約束があり，おおむねスタイルが確立されている．論文における構成要素の役割を理解することは，論文を読みこなすうえでも大切である．

要約（abstract）

生命科学，医学系論文のデータベースであるPubMedをはじめとして，学術論文のデータベースでは，論文タイトル，著者名に加えて，論文の内容を要約したものが付記される．学術誌のウェブサイトにおいても要約までは無料で閲覧できる．さらに短い時間で論文の要点を把握できるように，“図による要約（graphical abstract）”や“箇条書きの要約”もあわせて提供する学術誌もある．“要約”では，その研究の核となる知見が簡潔に表現されている．

序論（introduction）

“序論”ではその研究の背景（歴史や周辺の研究の現状）が説明される．その目的は二つある．一つは，その研究が必要である理由を述べるためである．自然現象を精確に説明することは自然科学の究極の目標であるが，この取組みは時空を越えて数多くの研究者が関わる共同作業である．そのため，その論文で取扱うテーマが，より大きな枠組みの中でどう位置づけられるのか，あるいはそのテーマを優先する根拠を明示する必要がある．もう一つは，その研究の新規性がどこにあるかを主張するためである．新規性は研究活動において最も重視される要素の一つであり，編集者が“新規性がない”と判断すれば，投稿論文は却下される．

方法（materials and methods/experimental procedures）

“方法”は，科学研究に不可欠な“再現性”を担保するうえで必須の構成要素である．第三者が再現性を確認する，あるいは同じ実験系で発展的な研究を行うことを想定し，実験の条件は詳細に記載されなければいけない．生命科学系論文では，再現性を得るために必要な情報が十分に提供されていないことが近年問題視されている．実験結果に影響を与える可能性のある情報は漏れなく記載されていることが望ましいが，すでに発表した論文を引用するといった方法を通じて，実際にはしばしば簡略化される．

結果（results）

一般には図表を用いて実験結果を整理し，これに対する説明を“結果”のセクションで行う．各実験のつながりを理解できる程度の補足説明は必要であるが，“結果”では，推測や考察の要素が大きくならないよう気をつける必要がある．データに対して客観性をもって評価することが重要である．“結果”には，論文における核となる重要なデータと，比較的重要度の低いデータが共存するが，前者を強調するあまり，後者を無視するといった恣意的な記述をしてはいけない．図表は実験結果を簡潔にわかりやすく示すものが好ましい．“図表の説明（legend）”は，本文を読まなくてもおおよその実験の概要が理解できる程度の記述が必要である．

考察（discussion）

研究成果の自己評価は“考察”で行われる．得られた結果のもつ意味，これまでの関連する研究との整合性について，既報を引用しながら議論を行う．新たな知見は新たな問いを生むことから，その研究によって生じた新たな展望についても言及することが多い．“考察”では“結果”に相当する内容を取上げることになるが，その際には繰返しや冗長さを回避する必要がある．

その他の項目について

末尾には引用文献のリストが配置される．引用文献は“巨人の肩に立つ”という言葉に表されるように，敬意をもって適切に選択しなければいけない．研究倫理のところで紹介したように，近年では共著者の役割分担を示すことや，利益相反を開示することが一般的である．

3・4 研究論文が公開されるまでのプロセス

学術誌に投稿された論文は，まず**編集者**（editor）による評価を受ける．この際に**責任著者**（編集者とのやりとりを担当することから corresponding author という）は，編集者に当該論文の位置づけとその価値について簡単に説明を加える．編集者は，これを**査読者**（reviewer）に委託して専門的な評価を実施するか，あるいは自分の判断で却下するかの決定を行う．却下の理由はさまざまであり，投稿数の多い雑誌では，優先順位が低い（編集者が重要な研究とは判断しない）ことが理由となることもある．また，投稿先の学術誌が想定している研究領域と合致しているかも重要な判断基準となる．編集者は学術誌に所属するが，査読者は通常はボランティアで参加する外部の研究者である．査読者は投稿論文の内容を理解できる近接分野の研究者から選ばれる．このように広い意味で同一分野の研究者が審査することを**ピア・レビュー**（peer review）という．多くの学術誌では，投稿者は査読者に開示されるが，逆に査読者が誰であるかは投稿者にはわからない．ピア・レビューの長所は，専門的な判断に基づき論文を評価できることであるが，一方で，同一分野の研究者はしばしば知り合いであったり，あるいはライバルであったりするため，そうした人間関係が審査に影響を及ぼすという短所がある．

査読者は通常複数であるが，その結果はいったん編集者が取りまとめ，投稿者に通知される．評価は，**採択**（accept），**修正**（revision），**却下**（reject）の３段階があり，修正にはその程度に応じて段階がある．投稿者は査読者から指摘された箇所を修正し，場合によっては追加実験を行うことを通じて，疑義に対応する．査読者は，論文の内包する矛盾や，不適切な検討方法，誤った解釈などを逐一指摘することによって投稿論文の質を高めるという役割を担う．最終的に査読者の疑義が解消したところで論文は受理され，出版される．査読者の間で採否の意見が割れる，あるいは投稿者と査読者の間で一致した見解が得られないこともあるが，そういう場合には編集者が最終的な判断を行う．学術誌における掲載までのプロセスを考えると，投稿論文の完成はまだ前半戦に過ぎないといえる．

3・5 論文作成

論文作成を習得するうえで指導者の果たす役割は大きいが，ここでは一般的に執筆者に求められる条件をあげる．

論理性

“研究の進め方”ですでに紹介しているが，最も必要な要素は論理性である．論文では著者の主張の根拠は具体的な実験結果であるが，これを客観的に評価し，何をどこまで主張できるかを考えることや，あるいは，実験結果から想定される解釈を網羅し，それぞれについて妥当かどうかを検証するといった作業を行うためには，論理性の涵養が大切である．日頃から研究室において活発に議論することにより，論理性が欠如している主張とはどういうものか，あるいは逆に説得力ある議論はどうすればできるのかを学ぶことができる．

情報の収集と整理

序論や考察では自らの研究の独自性を主張することや，既存の報告との関係性，相違をそれぞれ議論することが要請される．この際に必要な能力は，これまでの知見を整理し，自らの研究との比較が適切にできることである．自らの研究に関連する先行研究については，論文を精読するとともに，どういう形でそれを自分の研究の中で活用するのかを常に意識するべきである．

構想

初めて研究発表を行う場合は，実際に実験を行った順に発表しようとすることが多い．しかしながら，実際の研究では探索的な試みや，他の可能性の否定について並行して進めることが多いため，このような自らの経験の時系列に従って成果を並べることは必ずしも良いことではない．優れた構想をもつ論文のなかには，着想から結論までが流れるような展開のものがあるが，その多くはコアとなる成果の重要性を理解しやすいように，実験結果の発表順序を再構成しているのである．

3・6 学会発表

学会における発表は，論文と並んで標準的な研究成果発表のメディアである．学会発表には，(1) まだ論文として発表されていない新しい知見が紹介されることがある（速報性），(2) 発表に対して聴衆が質問をし，発表者が回答するというリアルタイムのやりとりが行われる（双方向性），という特徴がある．発表者は，それまで気づかなかった研究の不備や，異なる観点からの解釈を知る好機であり，聴衆は報告された新たな知見を自らの研究活動に活かすことができるというメリットがある．競争の激しい分野では難しいこともあるが，学会発表を通じてあらかじめ近接する領域の他の研究者と議論をすることは，その後論文を作成する際にも役立つことが多い．学会発表は大別すると，口頭発表とポスター発表の２種類がある．

口頭発表

口頭発表は，Power Point（パワーポイント）に代表されるプレゼンテーションツールで作成されたスライドを用いて演者がこれを説明するというスタイルが一般的である．発表時間はあらかじめ決められており，その後質疑応答のための時間が設けられる．スライド発表は，研究者が組立てた研究の展開

（これをストーリーということがある）を理解しやすいという長所がある．また，一度にたくさんの聴衆に成果を伝えることができる点で優れている．一方，いったんある箇所が終わってしまうと，再びそのデータを見直すことができないために，全体像がうまく把握できないという短所がある．

ポスター発表

ポスター発表では，示説時間が設けられるケースが一般的で，この時間帯に発表者と聴衆が交流する．発表者が短い時間で全体像を説明することもあれば，聴衆が発表者に質問をすることで情報交換が始まることもある．ポスターは発表者のデータが網羅されており，いつでもそれらを参照することができるため，研究内容の全体像を把握しやすい．また，質疑応答は通り一遍ではなく，双方が納得するまで議論することができるため，参加者の満足度は高いことが多い．

学会発表で心がけること

学会発表とは，研究内容を紹介し，他の研究者からの意見を得ることを通じて，自らの研究の質を高める場である．また，近い領域の研究者同士が情報を交換する場でもある．学会で知り合った研究者が，その後重要な共同研究者となるということはしばしばある．

自分の研究内容が聴衆に伝わるかどうかは，最初にクリアすべき課題である．聴衆はどのような背景をもっているのかを想定し，どれくらい詳しく導入の説明を行えば良いか，どれくらいのレベルの専門用語であれば説明せずに使用できるかといったことについては事前に決めておく．また，媒体を問わず，使用する資料はできるだけ視認性に優れ，わかりやすいものを準備しなければいけない．時間が限られている場合などは，手持ちのデータをすべて紹介するのではなく，コアとなるデータを中心に説明するといった戦略も必要である（図3・1）．

研究発表のコア（新しい知見は？最も訴えたいポイントは？）を決める

コアの知見をサポートする実験データを選ぶ

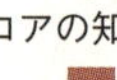

仮説に対する反論を否定する実験データを選ぶ

聞き手が理解しやすいデータ提示の順序を考える

余分な情報を削除する

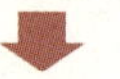

結果を理解しやすいレイアウト，デザインを考える

制限時間に収まるように原稿を準備し，暗記する（口頭発表では300〜330字/分，ポスター発表では1〜3分で概要を紹介）

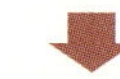

質疑応答を想定し，回答を準備する

図3・1 学会発表を準備する流れ

質疑応答では，質問者の関心，すなわち何が尋ねられているかを掴むことに集中し，簡潔な回答を目標にすると良い．日本語の特性とは相性が良くないが，“はい”，“いいえ”で回答できる質問については，まず結論を最初に述べることが望ましい．その後，必要と思われる情報を補足する．口頭発表では，時間制限や座長の判断によって質疑が中途で終わることもあるが，結論が最初に示されている場合は，中途であっても質問者は満足することが多い．研究室の日常的な議論の中で試行錯誤することや，指導者をはじめとした第三者に質疑応答について客観的に評価してもらうことは質疑応答の能力向上に役立つ．

第Ⅱ部 研究例──先達に学ぶ

第Ⅱ部“研究例──先達に学ぶ”は，薬学教育モデル・コアカリキュラムの“G 薬学研究”において“(1) 薬学における研究の位置づけ”，および“(3) 研究の実践”に掲げられた目標を達成するための具体的な参考事例集である．執筆をお願いした薬学の各研究分野を代表する先達には，研究に対する考えや読者へのメッセージも記載するよう依頼した．“薬学研究物語”としても楽しめる興味深い内容となっているので，自らの研究分野だけでなく，ぜひ全体を通して読んでいただきたい．薬学における広範な研究の魅力に気づき，研究に挑むチャレンジャーとしてのモチベーションが高まるはずである．

各事例を研究の参考とする際には，“G(1) 薬学における研究の位置づけ”の各到達目標のキーワードである“研究の目的・役割”，“自立性・独創性”，“観察眼”，“論理的思考”，“チャレンジ”などを意識しながら読むことを推奨する．つまり，“研究の目的・役割は何か？”，“自立性・独創性はどこに？”，“観察眼はどこで発揮されたか？”，“論理的思考のポイントは？”，“どのようなチャレンジが行われたか？”などのクエスチョンを念頭に置きながら読むことにより，到達目標を達成するための具体的な参考事例となるだろう．

第Ⅱ部を通読することにより，大学で学んでいる内容や個々の医薬品開発が，“薬学研究”の成果に基づいているということとともに，研究に取組んだ先達のヒューマンドラマであることも理解できるであろう．今日の薬学と医療は先達研究者の真摯な努力の賜物であり，今後の薬学と医療の発展には読者一人ひとりが“G(1) 一般目標：研究マインドをもって生涯にわたり医療に貢献する”ことが重要となる．

“G 薬学研究”の一般目標“薬学・医療の進歩と改善に資するために，研究を遂行する意欲と問題発見・解決能力を身につける”の達成に向けて，個々の事例が大いに参考になると確信している．

(中村明弘)

A. 序　論

研究例 1: 準備　研究者になるための準備

市川　厚

関連する SBO（本シリーズ他巻）

1. 研究倫理：1 薬学総論 I，第 10 章

第 II 部は，大学，大学院，職場を通して生涯にわたって実施する薬学研究について，どのように学習すれば良いか，研究者として活動するために必要な学習方法は何か，大学の薬学研究，製薬企業の創薬研究，臨床現場での臨床薬学研究はどのようにして課題が選定され，それがどのような方法で実施され，問題が生じた際にどのような工夫，改善がなされたのかなどについて具体例で知りたいなど，薬学研究を始めるにあたって大学生，大学院生が抱く幅広い研究に関わる疑問に役立つ情報を提供することを目的としている．

ところで，“薬学研究”や“研究者”の言葉を身近に感じるのは，薬学教育モデル・コアカリキュラムの“G 薬学研究”で研究室を選択する時期，大学院の学位論文を模索する時期，そして学部卒業や大学院修了後の就職を考慮する時期であろう．

昨今，6 年制薬剤師教育が充実・発展する中にあって，“薬学の研究と教育との関係は何か”，“薬学の実践研究とは何か”についての議論が盛んになっている．“教育”と“研究”の連携，すなわち研究者を育成するための教育の手だてはあるのか．現実は具体的な教材があるわけではなく，教育者の結果オーライが容認される領域となっている．一方で，近年の根拠に基づく医療（evidence-based medicine，EBM）や高精度医療（precision medicine）といった言葉で目指すべき医療の進展や医薬品創製のための基礎・応用・前臨床開発研究や臨床試験（治験），さらには医薬品の審査・承認などに携わる研究者の育成は緊急の課題であり，そのためには薬学教育において，研究者としての科学的素養，方法論，倫理感などを醸成する必要が強く求められている．

薬学卒業生が，薬学研究・創薬研究・臨床薬学研究において社会貢献するためには，“教育”現場の中で“研究・研究者”の理念や方法，あり方や位置づけを学修することが必要である．第 II 部では，まず序論（研究例 1：準備）として大学生・大学院生が配属先の研究室で研究者を目指すために学修すべき基本事項（“教育”）について記す．ついで，卒業後，研究者として薬学研究，創薬研究，臨床薬学研究などの道を志す際の道標として，薬学関連領域で実施された模範的研究（“研究”）の具体例（研究例 2〜28）をまとめた．

1・1　研究者になるための準備

(1) 科学を通じて真理を探求する意欲

科学は事実の普遍化であり，その究極に真理がある．真理は一つである．

(2) 研究を通じて人類の疾病治療や健康保持・増進に貢献する意欲

薬学研究は，疾病の機序，治療のための医薬品の創製とその適正使用に寄与する知識・技術を体系化する学問であり，社会に役立つ意欲が大事である．

(3) 実験は仮説を証明するためにする

研究テーマは自分の興味と意欲が湧くものを選ぶこと．関連する分野の研究を文献などで調べ，解決すべき課題（作業仮説）を考え，それを実験で証明することになる．仮説の良し悪しが，その後の価値を左右することになるので，テーマの設定は重要である．

(4) 実験方法の選択が鍵である

仮説を立てたならその証明に最適な実験方法を選択する．実験材料として何を用いるかの適切性は十分に検討する．また，実験に用いる技術，方法の原理をよく理解する．特に，キット試薬を用いる際には原報にある methods をよく調べる．実験結果に基づいて，実験技術や実験系の開発と導入を図る．なお，実験方法で自分たちに独特な系をもつと，他の研究者の追随を許さない研究ができるというプラ

イオリティーが与えられる．一方で，実験方法を改変する場合には，その目的と理由が必要である．

（5）実験を始める前にフローチャートを書き，実験の目的と流れを予測する

（6）実験結果の再現性は必須である

データの再現性は実験記録の取り方にすべて依存する．実験ノートは基本的には2冊作ること．1冊は実験するたびに日時，天候，実験の目的，実験データ，結果，結果の考察の順に記載する．もう1冊は，実験の際に実験台のうえで実験の進行に合わせて，起こったことのすべてを記載する．前者のノートは指導者の点検を受け，確認サイン（印）を貰うと（特許などの申請時に）役立つ．実験ノートは卒業時には教室に残し，教室で永久に保存する．再現性を議論できるのは，比較するデータが得られた実験条件が完全に同じである場合だけである．よって，実験条件には試薬の購入先，ロット番号，機器の種類と使用方法，サンプル調製時間，その測定に入るまでの時間帯や中断時間など微細なことも記録する必要がある．再現性を問う場合にはその条件を完全に模倣すること，また，実験は同じ条件下で最低2回以上繰返すこと．

（7）実験デザインの作成に最大の時間をかけること

実験デザインは結果を予測しながら組上げること．コントロール（対照群）として，ポジティブコントロールとネガティブコントロールを必ず入れること．1回の実験デザインで沢山の情報を得たいがために処理群数のみが増して，コントロールがない実験とならないようにデザインする．

（8）帰納と演繹

帰納と演繹（えんえき）は，科学研究の方法論として知られている．実験により得られた個々の結果（特殊な条件での事象）に基づいて一般的原理を導きだすことが帰納で，ついで，その普遍化した考えを推し広げて，一つ一つの事実を推論することが演繹である．この帰納と演繹の繰返しが試行錯誤の過程であり，その結果，自然の真理を見出すことができる．科学の営みはこの普遍的な事実を見出すことである．科学の応用はさまざまな分野での知識を，寄せ集めて得られるテクニックではなく，この普遍的事実を，個々の事象に適用し，その理解を深めることである．薬学は科学を基盤にして，関連する多用な専門領域の学問体系を統合して薬を理解する応用領域の学問であり，それゆえ大学では科学する能力を修得することが望まれる．

（9）実験結果の客観的な評価

実験は，いつも論文としてまとめることを意識し，よい雑誌に投稿するためにはどのようなデータが必要かを考えながら実験を進める．

（10）論文の読み方

関連分野の論文がよく掲載される雑誌は，全巻全号フォローする．関連論文は少なくともアブストラクトを読むようにする．論文を読むときには，イントロダクションを重視して読む．著者の研究への意欲を感じる．

（11）セミナー・研究成果発表

① 論文紹介の場合は，できるだけ多くの関連論文を読み，どのような質問にも対応できるようにする．
② 研究報告の場合は，研究目的，実験方法，実験結果，ディスカッションの順に，簡潔に報告する．なお，実験データとしては，成功のデータとともに失敗のデータも紹介することが必要である．また，聞き手のレベル（大学生，大学院生，教員）にあわせて説明することを心掛ける．
③ 聞き手は，どんな些細なことでも，わからないことは質問する．学会などでの質疑応答の練習になる．

B. 大学など公的機関における研究

研究例 2 大学および国立研究機関で研究者として歩んできた道を振り返って

西 島 正 弘

関連する SBO（本シリーズ他巻）

1. リン脂質・ホスホリパーゼ：4 生物系薬学 I，SBO 1, 5
2. 医薬品・医療機器：1 薬学総論 II，SBO 14
3. 臨床試験（治験）：1 薬学総論 II，SBO 15, 16
4. レギュラトリーサイエンス：1 薬学総論 II，SBO 24

2・1 は じ め に

薬学部の卒業生が研究職として働く職場には，大学や企業の研究所に加え，国公立の研究機関がある．筆者は，東京大学の薬学部と大学院を卒業した後，同大学で約 3 年間助手を務めてから，約 3 年間米国に留学し，帰国後に厚生労働省が所管する国立予防衛生研究所（現国立感染症研究所）と国立医薬品食品衛生研究所に勤務し，前者では約 30 年間研究員として研究を行い，後者では約 5 年間研究所長として勤務した．両研究所はともに国の保健医療行政を支えるきわめて重要な任務を担っており，その研究テーマは社会と密接に関係したものであり，薬学を学んだ者が従事する仕事として大いにやりがいのあるものである．以下，筆者が研究者として歩んできた道を紹介し，薬学を学ぶ学生が将来を考える一助にしていただきたい．

2・2 薬学部への進学と大学院における研究

筆者は，東京大学に入学したときはどこの学部に進むかを決めていなかったが，2 年生のときに薬学部の教授が学部の説明に来られて，薬学部では有機化学研究もあれば，生物学や物理化学の研究も行っており，まだどの方向に進むかを決めていない学生は薬学部に来なさいという話に惹かれて薬学部を選択することにした．

薬学部では微生物薬品化学研究室で卒業研究を行った．研究課題は，牛の心臓筋肉からカルジオリピンというリン脂質を精製することであった．当時は大学紛争が真っ只中であり，ときどき学内に入ることができず，実験も中断され，精製を何度かやり直すことになった．しかし，何とか精製を完成させて，ガスクロマトグラフィーによる脂肪酸分析やその他の化学分析による構造解析を行った．リン脂質を精製することとその構造解析を行った経験は，後述するように，後日大いに役立つことになった．

薬学部を卒業した後，大学院に進学し，引き続き微生物薬品化学研究室に在籍し，実際の研究は国立予防衛生研究所で行った．研究テーマは，抗酸菌である *Mycobacterium phlei* という菌から膜結合性のホスホリパーゼ A という酵素を精製することであった．この酵素の精製は，難渋を極め，大学院の修士課程と博士課程の 5 年間をほとんどこの研究に費やした．この間，細胞膜画分から酵素を可溶化するためにありとあらゆる界面活性剤を試したり，当時使い始められたばかりのタンパク質の分離機器をいろいろと試したりしたが，思いがけないことに，通常，タンパク質を不活化する SDS という界面活性剤により活性を保ったまま可溶化することに成功し，SDS ポリアクリルアミドゲル電気泳動によって何とか精製することができた．大学院の 5 年間は実に苦しい期間であったが，幸いにも，この研究は生化学分野では評価の高かった JBC という雑誌に採択され[1)]，5 年間の苦労が報われた思いであった．この 5 年間は大変に長く暗いトンネルであったが，今になってみると貴重な経験であったと思っている．若いときは，順風満帆であるよりも，むしろ苦難を経験し，努力してその壁を乗り越えることがより重要ではないかと思っている．

2・3 ウィスコンシン大学への留学

筆者は，幸いなことに，博士課程を修了後に国立予防衛生研究所（現国立感染症研究所）化学部に研究員として就職することができた．しかし，1 年ほどしたときに，化学部の部長であった野島庄七先生が東京大学薬学部の衛生化学・裁判化学研究室の教授になられたことで，筆者も東京大学に移り，助手として約3年間務めた．この間は，大腸菌の膜結合性ホスホリパーゼAの精製を学生とともに行った．

このように大学院に進学して以来，酵素の精製という研究をずっと続けてきたが，酵素の生物学的機能を明らかにするために遺伝学的手法を取入れたいと思い続けていた．そのような折に，大腸菌リン脂質の生合成と機能について遺伝生化学的研究を行っていたウィスコンシン大学のRaetz博士がポスドクを求めているとの情報を先輩からいただき，早速に応募したところ採用していただけることになった．Raetz博士のもとでは，ある種のリン脂質生合成が異常となった突然変異株を分離することをテーマとした．幸い比較的短時間のうちに目的の変異株を分離することに成功したが，同時にこの変異株に未知の脂質が蓄積することを突き止め，リピドXと名づけたこの脂質が内毒素のリピドA部分の生合成前駆物質であることを明らかにした[2]．この未知の脂質を精製し，化学的組成を決定するときに，学部学生のときにカルジオリピンを精製し，その化学的組成を解析した経験が大いに役立った．学部の卒業研究の大切さを強く感じた次第である．なお，リピドXの発見により，それまで正確な構造が不明であったリピドAの構造が解明され，そのことにより内毒素の受容体（TLR4）も同定され，自然免疫の研究が飛躍的に発展し，2011年にはこの領域からノーベル賞受賞者が誕生した．このようなわけで，リピドXの発見は筆者の誇れる研究の一つと思っている．約3年間の留学の最後の1年間は動物培養細胞を用いた遺伝生化学的研究を行い，帰国後はこのときに修得した技術を応用して研究を行い，国際的に評価される成果をあげることができた．

最近，国外で研究しようとする若い研究者が減少しているが，これが日本の研究力低下の一因になっていると言われている．留学は，新しい知識や技術を得ることはもちろんのこと，英語などの語学力を高めるため，国外の優れた研究者と知り合いになるためにも大変貴重な経験である．若いときに是非とも留学経験を積んでいただきたい．

2・4 国立研究機関での勤務

約3年間の留学の後，国立予防衛生研究所（現国立感染症研究所）で約30年間，研究員として勤務することになった．この研究所におけるミッションは，感染症を制圧し，国民の保健医療の向上を図る予防医学の立場から，広く感染症に関する研究を先導的・独創的かつ総合的に行い，国の保健医療行政の科学的根拠を明らかにし，またこれを支援することである．筆者は，さまざまな病原体の宿主となる細胞について，細胞膜の脂質の代謝と機能を中心に基礎的な研究を行った[3)~5)]．研究対象として，HIV，C型肝炎ウイルス，内毒素，プリオンなどを取上げたが，これらの研究は社会と深く関わるものであり，大いにやりがいのあるものであり，研究者として充実した生活を送ることができた．国や県が保健医療行政支援のために設置する研究所は，薬学を学んだものにとって，一つの魅力的な職場であることをお伝えしたい．

国立感染症研究所を60歳で定年退職した後，前職と同様に厚生労働省に所属する国立医薬品食品衛生研究所の所長として約5年間勤務した．この研究所は，医薬品，医療機器，食品のほか，生活環境中に存在する化学物質の人間への影響について，その品質，安全性および有効性を科学的に正しく評価するための試験・研究や調査（レギュラトリーサイエンス）を行うことを任務とする機関であり，その成果を科学技術行政，特に厚生行政に反映させることを使命としている．レギュラトリーサイエンスとは科学技術の所産を人間の生活に取入れる際に最も好ましい形に調整する科学であるが，この考えと名称は国立医薬品食品衛生研究所の名誉所長である内山充先生により考案されたものである．国立医薬品食品衛生研究所においては，法律に基づく検査または審査に必要な，科学的根拠に基づいた再現性のある標準的な公的試験法やガイドライン案の策定が行われ，薬学出身者が指導的な活躍をする職場となっており，研究員の半数以上を薬学出身者が占めている．薬学部を卒業する学生がチャレンジする職場の一つとして推薦したい．

2・5 終わりに

薬学は，薬を通して人の健康を支えるための応用科学であり，薬を創る研究（創薬）から薬をより安全かつ有効で使いやすいものに育てるための研究（育薬）までカバーし範囲がきわめて広い．創薬研究は基礎・探索研究と開発研究に大別でき，前者は生体機能の解明に基づき創薬ターゲットを設定し，薬となる可能性のある物質（シーズ）を探索する研究であり，後者は開発候補物質の有効性・安全性・薬物動態などを動物を用いて調べる非臨床開発研究とヒトを対象に検証する第Ⅰ相から第Ⅲ相にわたる臨床開発研究からなる．育薬研究は，薬が発売された後，広くその薬が使用される中で，副作用の有無などを調査し，開発の段階では予測できなかったことを明らかにする研究である．特定の患者に使用すると副作用が出ることがわかったり，より良い使用法がわかったり，他の疾患に有効であることが発見されたりすることがある．

筆者が主として関わった仕事は，これら創薬研究と育薬研究の両者に関わるもののうち，公的機関が行わなければならない部分である．大学では教員の自由発想で研究が行われるが，国や県が所管する研究所では，行政を支援するためのミッションに基づいた研究が行われる．公的研究機関を見学する機会を得て，その研究内容などを理解して将来の進路を考える一助にして頂きたい．

参 考 文 献

1) M. Nishijima, Y. Akamatsu, S. Nojima, 'Purification and properties of a membrane-bound phospholipase A1 from *Mycobacterium phlei*', *J. Biol. Chem.*, **249**, 5658-5669 (1974).
2) M. Nishijima, C. R. H. Raetz, 'Characterization of two membrane-associated glycolipids from an *Escherichia coli* mutant deficient in phosphatidylglycerol', *J. Biol. Chem.*, **256**, 10690-10696 (1981).
3) O. Kuge, M. Nishijima, Y. Akamatsu, 'Isolation of a somatic-cell mutant defective in phosphatidylserine biosythesis', *Proc. Natl. Acad. Sci. USA*, **82**, 1926-1930 (1985).
4) M.Nishijima, O. Kuge, K. Hanada, 'Mammalian cell mutants of membrane phospholipid biogenesis', *Trends in Cell Biol.*, **7**, 324-329 (1997).
5) K. Hanada, K. Kumagai, S. Yasuda, Y. Miura, M. Kawano, M. Fukasawa, M. Nishijima, 'Molecular machinery for non-vesicular trafficking of ceramide', *Nature* (Article), **426**, 803-809 (2003).

研究例3 薬が適正に使用される社会をつくる——実践，活動につなげるための研究

亀井美和子

関連する SBO（本シリーズ他巻）

1. 患者安全と薬害の防止：❶薬学総論Ⅰ，第5章
2. 医療倫理：❶薬学総論Ⅰ，第8章
3. 患者の権利：❶薬学総論Ⅰ，第9章
4. 人を対象とする研究倫理：❶薬学総論Ⅰ，SBO 39
5. ファーマシューティカルケア：❶薬学総論Ⅰ，SBO 10
6. 調剤業務：❼臨床薬学Ⅰ，第6，7章
7. 生物統計：❻医療薬学Ⅴ，第5章
8. 医薬分業：❶薬学総論Ⅱ，SBO 40

3・1 薬に関わる社会的課題を追求する

薬は病に苦しむ人々に多大な恩恵をもたらし，医療の質の向上にも大きく貢献している．社会からの期待が大きい一方で，期待された役割を果たすためには，適正に評価され，使用される必要がある．薬に対する期待は，医療の質向上という本質的な部分は変わらないが，具体的な課題は時代によって変化していく．たとえば近年においては，医薬品開発の透明性を巡る問題，安全性確保・適正使用を巡る問題，医薬品価格の設定を含めた医療費負担の問題，流通の問題など，具体的に解決しなければならない問題が山積しており，薬事制度のあり方，薬を取扱う者のあり方を追求する必要がある．社会における薬を巡る課題について，現状での問題点を把握し，あるべき姿とのギャップを埋めるためのモデルを構築し，それを実際に社会に適用して評価することが，社会薬学研究の目指す方向性であり，従来の医学・薬学の領域だけでなく，倫理学，法学，社会学，経済学などの幅広い視点から研究が行われている．ここで紹介する研究の実例は，そのなかの一部として捉えていただきたい．

3・2 問題点の把握（不適切な薬物療法の実態）[1)]

取組みのきっかけ

薬物治療は適正に行われた場合においても有害作用が発現する場合があるが，なかには多剤投与による薬剤間の相互作用や過量投与によるものなど未然に防ぐことが可能なケースが含まれている．1990年前後から，米国では入院患者の数パーセントから1割程度が薬物治療の指示の不遵守や有害事象の発現に起因したものであることが相次いで報告され，そのために要する入院や受診の費用の推計金額が膨大であることが指摘された．そして，このような不適切な薬物療法に起因する入院などの多くは，入院前に防げた可能性があり，外来での薬物治療をいかに適切に実施していくかが患者 QOL だけでなく医療費の面からも重要とされ，薬剤師の薬物治療への積極的な参加がより求められるようになってきた．

日本と海外とでは薬剤給付の仕組みや国民性などに違いがあるが，日本においても入院の一部は使用していた医薬品による副作用や服薬指導の不遵守など，外来での薬物治療で生じた問題が原因となっているものがあると思われる．そこで，日本においても同様の課題を抱えているのかの実態把握を試みた．

研究の手順

外来での薬物治療上の問題を原因とする入院の実態を把握するためには，入院後に蓄積された診療録からの情報だけでは限界があり，入院に至る経緯などを患者などから聞き取る必要がある．そこで，総合的な診療科をもつ地域の中核病院の協力を得て，その規模および研究協力者の人員などを勘案したデータ収集期間と方法を検討した．新規に入院するすべての患者に対して入院に至るまでの経過を薬剤師が面談時に記録し，その記録を基に薬物治療上の問題が関わっていると思われた症例を選定し，各症例について外来で的確なファーマシューティカルケアを提供できていれば，入院を防げたかどうかを検討した．なお，本研究は研究協力医療機関に設置された倫理審査委員会の承認を得たうえで実施した．

研究で明らかになったこと

1年間の全新規入院患者1551人分の面接記録に基づいて，外来での薬物治療上の問題が入院の原因

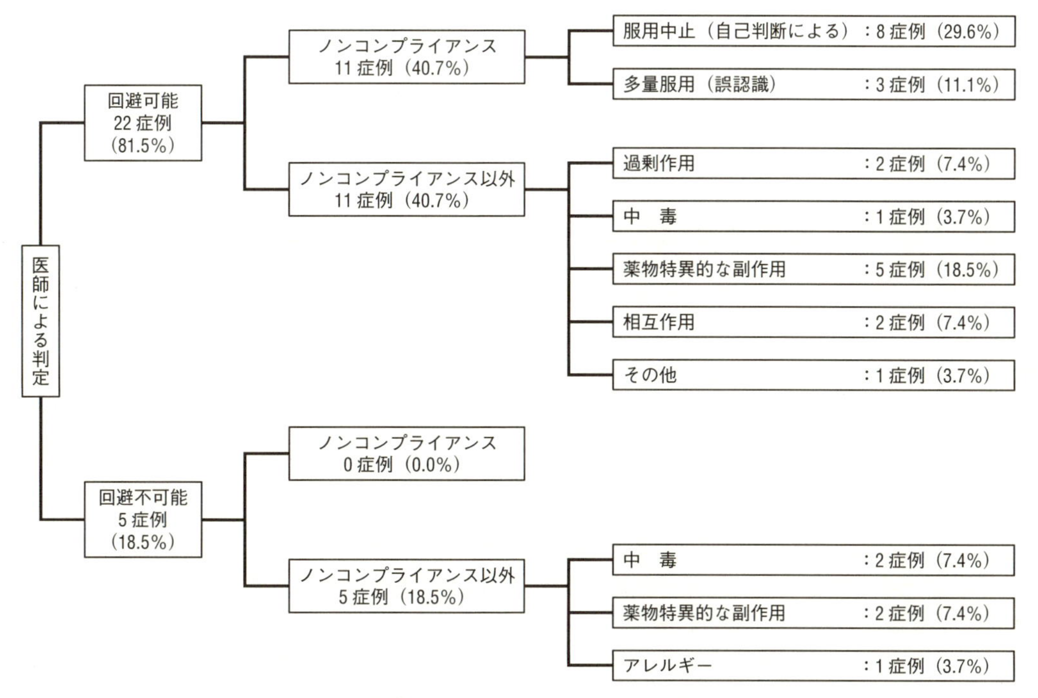

図 3・1　外来での薬物療法が入院に関わっていた 27 症例の原因別内訳

と思われた症例を抽出した結果，45 症例（約 2.9%）が抽出された．このうち 38 症例については治療にあたった主治医が，入院に薬が関わっている可能性が“高い”“考えられる”“低い”と判定した症例は 27 症例であり（図 3・1），そのうちの 22 例は入院する以前に薬剤師の積極的な介入があれば入院を回避できたと判断された．22 例の入院費用は合計約 600 万円であった．

この取組みから明らかになったことは，日本においても外来での薬物療法が原因で入院する人が一定の割合でおり，薬剤師が積極的に関わることで一部の入院を回避することができるということであった．

3・3　問題解決に向けた取組み（薬物療法を適正に行うための薬剤師の関わり方の検討）[2)〜4)]

国民の薬剤師業務に対する評価（現状の評価）

薬剤師には，薬剤師法第 24 条（処方箋中の疑義）において，“薬剤師は，処方箋中に疑わしい点があるときは，その処方せんを交付した医師，歯科医師または獣医師に問い合わせて，その疑わしい点を確かめた後でなければ，これによって調剤してはならない．”と定められており，医薬分業の意義の一つとされている．日本薬剤師会が公表した疑義照会等状況調査によると，薬局が受け付けた処方箋 100 枚のうち 2〜3 枚は疑義照会が行われ，その約 3 分の 2 は処方内容が変更される（表 3・1）．疑義は，

表 3・1　疑義照会等状況調査の結果（日本薬剤師会）

	疑義照会率	処方変更率
平成 10 年度	2.18%	63.90%
平成 12 年度	2.38%	66.30%
平成 14 年度	2.91%	52.90%
平成 17 年度	3.30%	59.20%
平成 22 年度	3.15%	68.90%
平成 25 年度	2.75%	76.50%
平成 27 年度	2.56%	74.88%

処方箋だけでなく，薬剤服用歴や患者インタビューから得た情報を基にして発見される場合も多い．2010 年度（平成 22 年度）の上記調査においては，処方変更が行われた処方箋を分析した結果，仮に処方変更が行われなかった場合に，健康被害があったと推測された処方箋が 20.4%，医師の意図した薬効が得られなかったと推測された処方箋が 26.8% 含まれていた．このように処方箋監査は，薬物療法

表 3・2　消費者の医薬分業に対する支払意思（WTP）

	人数〔人〕	中央値〔円〕	平均値〔円〕	標準偏差〔円〕
かかりつけ薬局をもっているか				
あ　り	53	300	395.0	348.1
な　し	116	100	254.2	285.2
医薬分業により医療費が高くなることを当然と思うか				
そう思う	25	500	506.5	358.1
どちらかといえばそう思う	33	200	311.3	283.6
どちらともいえない	42	150	293.4	329.9
どちらかといえばそうは思わない	19	200	294.7	312.6
そうは思わない	52	100	221.0	265.2
わからない	2	25	25.0	35.4
全　体	182	200	297.1	309.3

の適正化に欠かせない薬剤師の重要な役割である．

一方，医薬分業の定着に伴い，薬局が提供するサービスが医療費に見合っているかの議論が行われるようになってきた．そこで処方箋監査を通じて薬物療法の安全性を確保するという薬剤師業務の価値を，消費者の立場から評価することを試みた．シナリオを提示し，消費者の医薬分業に対する支払意思（WTP：willingness to pay）を調査したところ，一部負担金額の WTP は，中央値 200 円，平均値 297 円（標準偏差 309 円）であった（表 3・2）．この金額はかかりつけ薬局をもつ人は高く，医薬分業による負担増に理解があるほど高いことが示された．費用便益分析の結果，WTP の金額は，調剤報酬の当時の指導料に対する一部負担金額（115 円）よりも上回ったが，調剤基本料などを含めた医薬分業による負担増の金額（533 円）より下回った．この結果から，国民が医薬分業の意義を理解し，かかりつけ薬局をもつことが薬剤師業務の価値を高めると考えられたが，価値が高まったとしても現状の業務だけでは，便益が費用を上回らない可能性が示された．

あるべき姿に向けた取組み 1（薬剤交付後のモニタリング）

薬物療法の適正化において，薬剤師による処方箋監査は薬剤交付時の情報提供とともに有用であるが，前述の入院患者の実態からもわかるように，処方や情報が適正であっても，薬剤交付後に適正な治療となっていなければ意味がない．日本では 2002 年の療養担当規則改正により投与日数の制限が原則撤廃された後，投薬日数が長期化しており，服薬期間中の患者の状態の把握を医師だけでなく薬剤師もしにくい状況になっている．この間に，体調変化や誤服用による治療の質の低下や残薬増加などが助長される可能性があることから，服薬状況を把握したうえで投薬日数を設定することや投薬後のフォローアップの必要性が指摘されている．そこで，薬剤師が薬剤交付後に定期的に電話でモニタリングした場合と，そうでない場合とで，交付後のイベント発生の把握状況や有害事象への対応に違いがあるかを評価することを試みた．研究デザインは対照群をおく前向き研究であり，大学の倫理審査委員会の承認を得て実施した．首都圏の薬局 6 店舗の協力を得て，降圧薬が処方された 60〜74 歳の患者のうち電話をかけることなどを含めて研究参加に同意が得られた者を無作為に 2 群に分け，介入群については次の受診日までの間に月 1 回の電話でのモニタリングを行った．来局時には，対照群，介入群ともに治療支援と相談応需を行った．投薬後 4 カ月後までに収集した情報を項目別に集計したところ，対照群は来局時のみでは 1 人当たり 15.8 件の情報，介入群は来局時と電話時を合わせて 1 人当たり 27.3 件の情報を得ることができた．そのうち指導が必要であった件数は，対照群 3.0 件，介入群 7.6 件であり，得た情報の多くは治療上問題がないものであったが，なかには緊急性や重要性などの観点から迅速な対応が必要なものが含まれていた．たとえば，交付時に伝えた副作用症状を薬剤師が電話で再度伝えたことによって副作用発現に気づき，患者が処方医に連絡して服薬中止になった事例や，低血糖症状の発現が疑われた患者に薬剤師が電話時に指導した結果，患者が処方医に相談しインスリンの単位減量になった事例などがあった．このようなことから，薬剤交付後の薬剤師によるモニタリングは，来局時のみではカバーしきれない問題に対処するうえで有用であると考えられた．また，研究参加者の自記式アンケート調査結果からは，“治療への意欲が高まった”人が介入群の方が多いことが示された．

あるべき姿に向けた取組み 2（薬物治療管理）

2013年に改定された調剤指針では，“調剤の概念とは，薬剤師が専門性を活かして，診断に基づいて指示された薬物療法を患者に対して個別最適化を行い実施することをいう．また，患者に薬剤を交付した後も，その後の経過の観察や結果の確認を行い，薬物療法の評価と問題を把握し，医師や患者にその内容を伝達することまでを含む”としている．上述した投薬後のモニタリングは，現在の調剤指針においては，調剤に含まれていると捉えることができる．調剤の概念には，さらに薬物療法の個別最適化が記述されており，これについては，さらに薬剤師が積極的に処方設計に関わっていく必要がある．その取組みの一例として，共同薬物治療管理があげられる．これは医師と薬剤師がプロトコルに基づいて共同で薬物療法を行うものであり，処方設計や交付後のモニタリングに，より一層薬剤師が関与することで薬物療法の質を向上させるための取組みである．日本では，プロトコルに基づく薬物治療管理(protocol based pharmacotherapy management, PBPM）とよばれる取組みが行われはじめており，これによって薬物療法の有効性・安全性が向上したかを評価するための研究も行われるようになってきた．

3・4 研究から実践へ

このように，薬物療法の現状，薬剤師の関わり方の現状において，どのような問題があるかを認識し，そのうえで，薬物療法の適正化に対して薬剤師ができることを実践し，それが有用であるか，現実の業務として実行可能かどうかなどを評価し，有用であればより多くの薬剤師が実践していくような仕組みをつくることにつなげる．有用であるが実行可能性に課題があるのであれば，実行可能にするための教育や環境をつくるために活動する．研究だけで終わらせず，実践，活動することで，薬に関わるさまざまな問題解決を図ることが，社会的課題に取組む研究の意義である．

医薬品に対する人の考えはさまざまであり，時代によっても人々の考えは変わっていく．つまり，社会の変化は，薬や薬を取扱う者への要求にも影響する．その要求を受け止め，薬，薬局，薬剤師がどうあるべきなのかを検討し，社会のニーズを業務や制度の改善につなげることが求められている．薬学生，薬剤師としてさまざまな社会的課題に直面したときに，これを思い出して，研究に着手して欲しいと願う．

参考文献

1) M. Koinuma, T. Yamanashi, M. Kamei, M. Shiragami, ‘The realities and medical expense of hospitalization that originates in outpatient medicine treatment’, *YAKUGAKU ZASSHI*, **126**(**5**), 373–378 (2006).
2) 亀井美和子，伊藤里奈，白神誠，‘医薬分業下での薬局薬剤師によるファーマシューティカル・ケアの便益の測定’，医療薬学，**30**(**1**), 95–102 (2004).
3) N. Yamamoto, M. Nitta, M. Kamei, K. Hara, F. Watanabe, K. Akagawa, N. Kurata, ‘Community pharmacists provided telephone treatment support for patients who received long-term prescribed medication’, *Integrated Pharmacy Research and Practice*, **5**, 27–32 (2016).
4) F. Watanabe, K. Shinohara, A. Dobashi, K. Amagai, K. Hara, K. Kurata, H. Iizima, K. Shimakawa, M. Shimada, S. Abe, K. Takei, M. Kamei, ‘Assessment of assistance in smoking cessation therapy by pharmacies in collaboration with medical institutions – implementation of a collaborative drug therapy management protocol based on a written agreement between physicians and pharmacists –’, *YAKUGAKU ZASSHI*, **136**(**9**), 1243–1254 (2016).

研究例4　薬物の物性と活性発現

寺田　弘

関連するSBO（本シリーズ他巻）

1. 医薬品と生体分子の相互作用：3 化学系薬学 II，SBO 21
2. 医薬品の構造と物理化学的性質：3 化学系薬学 II，SBO 22
3. 分配係数：2 物理系薬学 II，SBO 11，6 医療薬学 VI，SBO 5
4. ATP：4 生物系薬学 I，SBO 37
5. 電子伝達系（酸化的リン酸化）：4 生物系薬学 I，SBO 40

4・1　薬物の活性発現プロセス

薬物の生物活性がどのような構造的特徴によってもたらされるのかを知ることは，活性発現の機構を知るためばかりでなく新薬開発にとっても重要である．最初に検討するのは化学構造の特徴である．どのような母体構造（母核）を基本として，どのような置換基が母核のどの位置に挿入されているのか，またその置換基は活性発現にとってどのような役割を果たしているかを考えるのが，最初のステップであろう．たとえば，非ステロイド性抗炎症薬（NSAID）の場合には，フェニル酢酸を基本にして，その誘導体から多くの市販 NSAID が開発されたのはよく知られたことである．タンパク質の立体構造解析の進歩によって，薬物が標的タンパク質のどの位置に，どのように結合しているか（ドッキング）を知ることが容易になった．しかし，それだけでは，薬効発現機構を知るには不十分である．

薬物の活性発現は，投与された薬物が標的部位にまで到達し（輸送），そこで標的タンパク質と特異的に結合した後に（相互作用），活性が発現する（活性発現）というプロセスから成り立っている．輸送過程は，代謝，排泄ばかりでなく，標的部位以外の細胞やタンパク質へのトラップなどが含まれ，これらを最小限に抑える必要がある．また，標的タンパク質への結合から，いかにして活性が発現されるのか．すなわち結合が，どのようにしてタンパク質の立体構造の変化を誘起するのかを知らないといけない．これらのプロセスを明らかにするうえで，薬物の物理化学的性質（物性）は，大きな役割を果たすに違いない．数多くの物性のなかで，とりわけ重要であると考えられているのは，薬物のサイズ（立体効果），疎水性と電子的な性質である．

4・2　定量的構造活性相関

これらの物性が生理活性にどの程度の役割を果たしているかを定量的に知るために開発されたのが定量的構造活性相関（quantitative structure-active relationships, QSAR）である．たとえば，種々の化合物の麻酔効果は，その油/水間の分配係数によって表される疎水性に依存して直線的に変化することは麻酔のリポイド説として有名である．この現象は，麻酔薬の分配係数が大きくなるにしたがって，神経組織の脂質部分に溶け込む割合が大きくなるために麻酔活性が発現しやすくなると解釈することができる．この場合，薬物の疎水性以外の物性はまったく麻酔活性に影響を与えていない．また，種々のエステルの加水分解は，化合物の電子求引性に依存して変化することも知られているが，この場合には，エステルの疎水性は加水分解に関与していない．これらの例は，ある活性に対して薬物の疎水性や電子的性質のみが関与していることを示す例である．

しかし，実際には複数の物性が薬効発現に関与している場合が多い．種々の物性の活性に対する寄与を定量的に評価する定量的構造活性相関法を開発したのは，Hansch と藤田（1964 年）である[1]．この方法は，Hansch–Fujita 法とよばれ，薬効解析ばかりでなく，計算機を駆使したドラッグデザインへの道を切り拓いた点でも大きな意義をもっている．

Hansch–Fujita 法では，一連の化合物（誘導体）の生物活性（biological response, BR）は，化合物（置換基）がもつ物性の関数として，次式のように示される．

$$\log BR = a \cdot \log P_{\mathrm{oct}} + \rho \cdot \log K_{\mathrm{a}} + \delta \cdot E_{\mathrm{s}} + (\text{定数})$$

疎水性パラメーターは，誘導体の 1-オクタノール/水系の分配係数 log P_{oct} か，置換基の疎水性置換基定数 π で，電子求引性は酸解離定数 log K_a や電子求引性置換基定数 σ が，また，立体効果は脂肪酸エステルの加水分解反応より求められた E_s の値などで表される場合が多い．それぞれのパラメーターの薬物活性に対する寄与は，係数 a，ρ，δ の値によって定量化される．この式は，一連の化合物群における生物活性の強度変化に対する種々の物性の寄与を分離し，定量化するものである[2),3)]．

4・3　薬物の物性はいかにして薬物活性に関わっているか：ATP 合成阻害剤の研究

これまで，薬物がもっている数多くの物性のなかで，薬効に影響を与えるいくつかの物性に関して解説してきた．このような物性がいかにして薬効発現に関与しているかの具体例を筆者の行ってきた研究例を基にして，次に紹介したい．対象となる薬物は，生体エネルギーの産生を阻害するアンカップラー（脱共役剤）である．

ATP 合成の機構とアンカップラー

われわれの生命活動は，ATP が ADP と無機のリン酸（Pi）に加水分解される際に発生するエネルギーでもって支えられている．そのために ATP は生命活動の共通通貨であるといわれている．ADP と Pi が存在しているミトコンドリア懸濁液に呼吸基質を添加すると，呼吸基質は酸化され，これに伴ってプロトン（H^+）と電子が発生する．電子は電子伝達系（呼吸鎖）における連続した酸化還元反応により末端部位まで移動し，そこで酸素を水に還元する．一方，プロトンはプロトンポンプによって，ミトコンドリア膜外に放出され，プロトンの電気化学的ポテンシャルがミトコンドリアの内相（マトリックス側）と外相（細胞質側）の間に形成される（図 4・1）．電子伝達系による基質の酸化反応と ADP の Pi によるリン酸化反応とが共役（カップリング）することによって ATP が合成されるので，ATP 合成反応は酸化的リン酸化反応とよばれる．この過程における酸素消費が細胞呼吸である．

ATP はどのような機構でミトコンドリアにおいて産生されるのかということは，1970 年代のライフサイエンス領域における最も重要な課題であり，いくつかの仮説を巡って激しい論争が繰り広げられていた．そのおもなものは，酵素反応と同様に，呼吸に伴いある化学的中間体（高エネルギー中間体）が形成されるというものであった（化学説）．一方，イギリスの Mitchell 博士は，ミトコンドリア内膜を介するプロトンの電気化学ポテンシャルが ATP 合成に必要なエネルギーをつくっているという化学浸透圧説を提唱し，結局この説の妥当性が認められ長い間の論争に終止符が打たれた．この功績により Mitchell 博士は 1978 年にノーベル化学賞を受賞したという経緯がある[4)]．

ATP 産生の機構を研究する際に活躍するのがその阻害剤である．呼吸基質存在下で ADP と Pi を投与すると呼吸（酸素の消費）が増大して ATP が産生される．いくつものタイプの ATP 合成阻害剤が知られているが，いずれの阻害剤もミトコンドリアにおける呼吸（酸素消費）を阻害する．たとえば，青酸カリ（シアン化カリウム）は電子伝達阻害剤であり，この作用によって呼吸は停止してしまう．しかし，ただ一つアンカップラー（脱共役剤）と称される阻害剤（電子伝達とリン酸化反応の共役

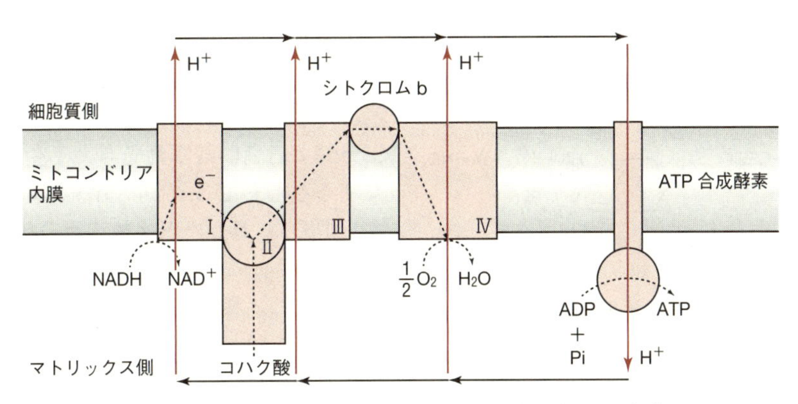

図 4・1　ミトコンドリア内膜における電子伝達と ATP 合成

反応を解除する）は，ミトコンドリアの呼吸活性を増大させるにもかかわらず，ATP 合成を阻害するという“奇妙な”阻害剤であり，アンカップラーの作用機構を明らかにすることは ATP 合成の機構解明にとって重要であると考えられていた．

アンカップラーの作用機構としては，二つのタイプが提唱されていた．その一つは，アンカップラーは ATP 合成に必須なある未知な成分と結合するという基本的に化学説に立脚したものであり，他の一つは，プロトンの電気化学的ポテンシャルを消失させるプロトン伝導体として作用するという化学浸透圧説に基づいた説である．前者においては，標的タンパク質を明らかにすることが必須であるのに反し，後者では特定の作用部位は必要でなく，いかにして ATP 合成の場であるプロトン不透過性のミトコンドリア内膜におけるプロトンの膜透過性を増大させるのかの機構を明らかにする必要があった．

強力なアンカップラー SF6847 の発見とその作用

アンカップラーなどの阻害剤のミトコンドリアの機能に対する作用を調べるには，ミトコンドリアの呼吸活性を調べるのが便利である．そのためには，密閉容器中のミトコンドリア懸濁液の溶存酸素濃度の変化を経時的に酸素電極によって検知するとよい．筆者らは，フェノール誘導体のアンカップリング活性を調べたところ，SF6847（3,5-ジ-*t*-ブチル-4-ヒドロキシベンジリデン-マロノニトリル，図 4・2）が 10 nmol/L オーダーで活性を示す世界最強のアンカップラーであることを見いだした．当時知られていた最強のアンカップラーはサリチルアニライド系の S-13（図 4・2）で，活性濃度は約 30 nmol/L であった．また，これらのアンカップラーはミトコンドリア膜のプロトン透過性を増大させることも見いだされた．

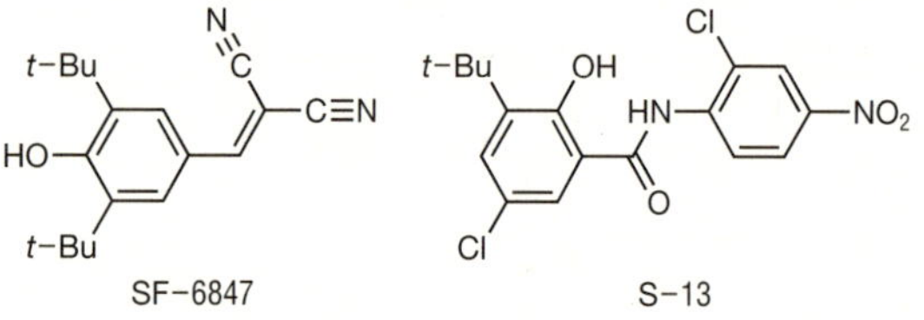

SF-6847　　S-13

図 4・2　強力なアンカップラー SF-6847 と S-13

SF6847 が作用発現に要するモル数を求めると，ミトコンドリア内膜に存在している電子伝達系のタンパク質成分や ATP 合成酵素（H^+-ATP アーゼ）のモル数の 1/20 であった．また，この化学量論的関係（ストイキオメトリー）は S-13 の場合には 1/5 であった．アンカップラーが ATP 合成に関与しているタンパク質に結合してアンカップリング活性を誘起するのであるならば，標的タンパク質 1 分子に対してアンカップラーは 1 分子以上必要であるので，ストイキオメトリーは 1 以上でないといけない．したがって，ストイキオメトリーが 1 以下である SF6847 や S-13 は，特定の標的タンパク質と結合することによって誘起するのではなく，プロトン伝導体として作用することによって ATP 合成を阻害することになる．すなわち，これらの事実は ATP の合成は化学説ではなく化学浸透圧説に基づいていることを示唆する重要なものであった．この結果は，強力な阻害剤が，生体内反応の機構を明らかにするうえで不可欠であるということを示す典型的な例であるといえる．

アンカップラーの物性の活性に対する寄与

では，どのようにしてアンカップラーはミトコンドリア膜のプロトン透過性を増大させるのであろうか．強力なアンカップラーの pK_a と同じように SF6847 の pK_a は 6.83 と 7 付近の弱酸であることは，アンカップリング活性を効率的に発現することと密接な関係があるに違いない．プロトン透過性を増大させる機構として有力なのは，アンカップラーアニオンがミトコンドリア膜の細胞質側でプロトンと結合して分子型になった後にミトコンドリア内相へと移動し，そこでプロトンを放出しアニオン型になったアンカップラーは細胞質側に移動して再びプロトンと結合するというシャトル型の機構である（図 4・4 参照）．

SF6847 は，極性のフェノール性 OH 基のパラ位に電子求引性のマロノニトリル基が，また OH 基の両隣（オルト位）に存在している *t*-Bu 基は，SF6847 に高い疎水性を与えて生体膜に溶けやすくするとともに SF6847 分子の OH 基またはアニオン型の O^- 基が水と接触するのを妨げる役割を果たしている．このような分子構造の特徴が，どのようにプロトン透過性を増大させる作用（アンカップリング活性発現）に寄与しているのかを理解する必要がある．

SF6847 は結晶中では図 4・2 の構造式に示すよ

うな平面構造をとっているが，溶液中ではどのような構造をとっているのであろうか．NMRスペクトルは原子核周辺の電子状態を反映しているので，置換基などの運動状態を知るには好都合である．SF6847が結晶中のように平面構造をとっているならば，ベンゼン環の2位と5位（図4・2に示すマロノニトリル基の隣接部位）のH原子の電子状態は異なっているので，^{1}H-NMRスペクトルでは，二つのシグナルを与えることになる．しかし，マロノニトリル基が回転しているならばこれらのプロトンの電子状態は同一になるので，2本のシグナルは融合して1本となるはずである．確かに，溶液中のSF6847は低温では2本のシグナルを与えるが，高温で測定すると1本のシグナルとなった．すなわち，マロノニトリル基はベンゼン環に対して回転していることがNMRの測定で明らかになった．NMRスペクトルの変化から，マロノニトリル基の回転運動を解析すると，アニオン型の25℃における回転数は分子型の回転数の10万分の1程度であることがわかった（図4・3）．したがって，アニオン型では分子型に比べて平面構造性が高くなるので，マロノニトリル基の電子求引性は分子型よりも増大し，その結果，フェノールアニオンO^-の電子を効率的に求引して電子を非局在化していることになる．この事実は，SF6847アニオンが疎水性の膜内でも安定に存在して，シャトル機構が有効に作動することを可能にしており，その結果SF6847は高いアンカプリング活性を発現することができるのである（図4・4）．

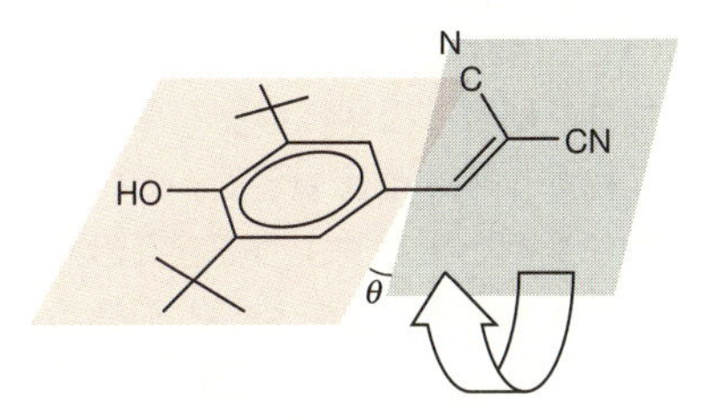

図4・3　SF6847の電子求引性マロノニトリル基の回転運動

興味深いことには，SF6847アニオンにおけるマロノニトリル基の回転数は，近傍にカチオンが存在していると分子型における回転数と同程度に増大してアニオンをO^-に局在化してカチオンと結合しやすくなることも明らかになった．このように，SF6847は周囲の環境に応じて電子構造を変化させる精巧な分子装置であることがわかる．*t*-Bu基の高い疎水性とフェノール性OH基やその酸解離型のO^-に対する遮蔽効果に加えて，環境変化に対応したマロノニトリル基の電子求引作用というSF6847に特有な物性が強力なアンカップリング活性を誘起するのである[5),6)]．

4・4　薬物物性の多様性とその作用

SF6847の強力なアンカップラー作用がその特徴的な分子構造と物性によって支えられていることが明らかになったが，SF6847などのアンカップラーは，アンカップリング以外の効果をも示すことが報告されるようになった．すなわち，SF6847

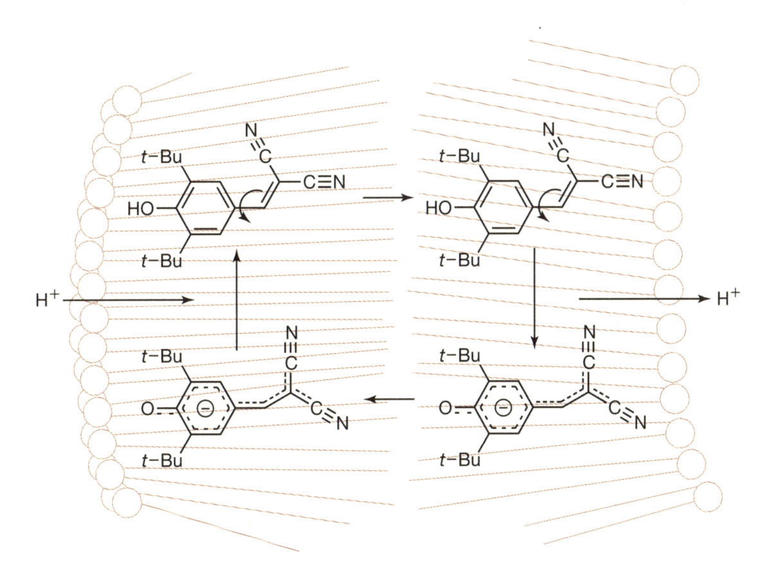

図4・4　プロトン不透過性膜におけるSF6847によるプロトン透過

はチルフォスチン9（tyrphostin 9）と称され，チロシンキナーゼ型の上皮成長因子受容体（EGF受容体）の強力な阻害剤であることが見いだされたのである．チルフォスチン9はEGF受容体に直接作用していると考えられているが，その一方ではミトコンドリアの膜構造に障害を与えATP合成を阻害してEGF受容体に影響を与える可能性も示されている．その作用濃度は数μmol/Lオーダーとアンカップリング活性濃度よりもはるかに高濃度であることや，アンカップラーそのものはミトコンドリア膜構造に影響を与えてプロトンの透過性を増大させるものではないことから，プロトン伝導体としての作用がEGF受容体の阻害活性を誘起しているものではないと思われる．

一方，注目しないといけないことは，アンカップリングというATP合成阻害作用と薬理効果との関係である．緩和な作用をもつアンカップラーであるニクロサミドはS-13の同族体であるサリチルアニライド系の薬物であるが，この化合物はアンカップリング活性に基づいて血糖値を低下させることが報告され，将来，糖尿病治療薬として有望であると期待されている．

4・5 終わりにかえて：物性研究の意義

化学構造と物性は薬物の性質を決定づける有効な情報であるにもかかわらず，これらの情報から薬物の生物活性を予測することは困難な場合が多く，“顔つきと仕草から性格を知ることができる”というようにはなっていないのが現状である．しかし，数ある構造特性のなかから対象とする薬物に特徴的な性質をうまく引き出すことによって，活性発現の機構を知る手がかりを得ることができる．本章で紹介したSF6847の構造は，酸解離基（フェノール性OH基），高い疎水性（*t*-Bu基）と強い電子求引性基（マロノニトリル基）でもって特徴づけられるが，これらの性質のみからでは，なぜSF6847が強力なアンカップラーとなりうるのかを理解することはできない．そのカギはマロノニトリル基の環境に応じた回転運動にあることはすでに述べたが，この回転運動はSF6847の“異常な”pK_aの値から推測することができるのである．

すなわち，SF6847のかさ高い*t*-Bu基はプロトンがフェノール性OH基から解離することを妨げる作用があるにもかかわらず，SF6847のpK_aは6.83と*t*-Bu基をHに置換した同族体のpK_aの値（=7.25）と比べると小さく，約3倍程度強い酸となっている．このような予想外の値はマロノニトリル基の電子求引性に原因があるはずで，そのためにマロノニトリル基の動的構造をNMRで調べたという経緯がある．このように，化合物がもっているユニークな性質に注目することによって，生物活性発現における物性の役割を知ることができる．薬物の物性を研究する際には，多様な視点からユニークな物性を見いだす能力を養う必要がある．知識から知恵への変換である．

複雑なことには，ある特定の物性は薬物がもつ複数の生物活性にとってすべて同一に必要であるとは限らないことである．SF6847の場合には，チロシンキナーゼの阻害活性にはアンカップリング活性発現とは異なった物性が重要な役割を果たしている可能性がある．興福寺の阿修羅像を思い起こしていただきたい．三面六臂の阿修羅は三つの顔と6本の手をもっている．阿修羅は，どのような場面で，どの顔で相手と対峙し，どの手を使って対処しようとするのであろうか．同様のことが薬物の生物活性発現においても適用される．

薬物の物性を研究する際に銘記しないといけないことは，薬物が作用する環境下で，それぞれの物性がどのような役割を果たすようになるのかを多面的に解析する力をもつようになることである，体内の状況に応じてどのような構造的特徴がどのような役割を果たしているかを明らかにすることは，薬物の薬理作用と副作用発現の機構を理解するうえばかりでなく新薬創製にとっても意義あることである．

薬物の作用と物性に関する詳細なデータベースは金久實京都大学教授らの開発されたKEGG（Kyoto Encyclopedia of Genes and Genomics）が有用であり，両者の詳細な関係に関しては，参考文献7を参照して頂きたい．

参考文献

1) 藤田稔夫，“構造活性相関とともに”，ファルマシア，**44**，117-119 (2008)．
2) C. Hansch, A. Leo 著，江崎俊之訳，“定量的構造活性相関　Hansch法の基礎と応用”，地人書館 (1995)．
3) “薬の顔　構造活性相関の話”，日本薬剤師会編，薬事日報社 (1999)．
4) “新ミトコンドリア学”，内海耕慥，井上正康編，共立出版 (2001)．

5) 寺田弘，“アンカップラーの作用機構”，生化学，**51**, 211-232 (1979).
6) H. Terada, 'The interaction of highly active uncouplers with mitochondria', *Biochim. Biophys. Acta*, **639**, 225-242 (1981).
7) 寺田弘，“薬の効き方・効かせ方――その仕組みから先進技術DDSまで（東京理科大学・坊ちゃん選書）”，オーム社 (2009).

研究例5　大学での医薬品開発研究 ── 創薬と医薬品の画期的合成法の開発

柴﨑正勝

関連するSBO（本シリーズ他巻）

1. キラリティーと光学活性：3 化学系薬学Ⅰ，SBO 11
2. アルケン：3 化学系薬学Ⅰ，第5章
3. ディールス・アルダー反応：3 化学系薬学Ⅰ，SBO 23
4. エイコサノイド：4 生物系薬学Ⅱ，SBO 31
5. 血液凝固・線溶系：4 生物系薬学Ⅱ，SBO 38
6. タミフル：6 医療薬学Ⅳ，SBO 16

5・1　1980年頃までの薬学有機化学研究の中心課題

筆者が30代の頃，薬学部における有機化学研究の中心は，天然物の全合成に関するものであった．もちろん天然物を全合成するために新しい反応，新しい反応剤の研究も活発に行われていた．30年経った現在でも研究の方向性がそれほど大きく変わったとは思わないが，天然物全合成の研究上の比率は今よりは明らかに高かった．研究者は年齢とともに，研究の目標が自然に変わって行くものであるが，30代の筆者は次節に記すような考えを強くもっていた．

5・2　薬学有機化学研究への新しい方向性の提案

天然物は多くの場合，その生物活性機能を調べることは一応可能である．ただし天然から得られる量の関係で，十分に生物活性を調べることができない場合が多い．そのため効率的な天然物の合成研究，すなわち立体化学などを高い選択性で制御した合成

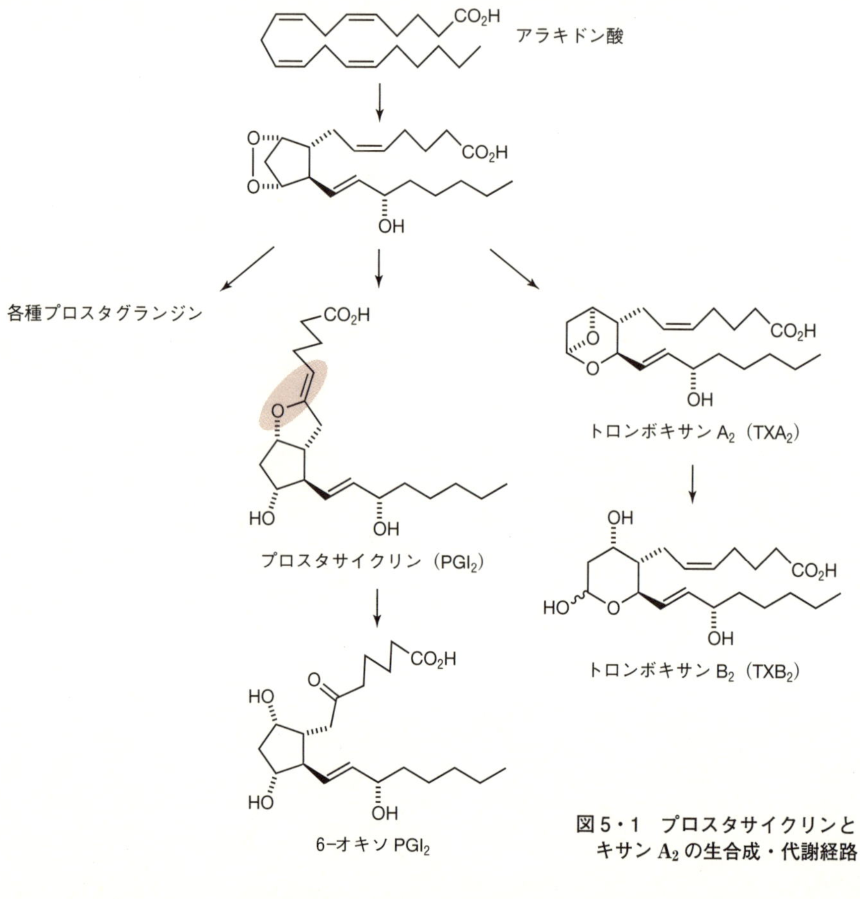

図5・1　プロスタサイクリンとトロンボキサン A_2 の生合成・代謝経路

法の開発研究は現在でも重要な研究課題である．筆者は生物活性を調べることがまったく不可能である天然物誘導体（非天然物）の合成に興味をもった．非天然物を合成の標的分子とした場合でも高い効率の合成を目指すならば，必然的に反応や反応剤の開発も必要になる．さらにその非天然物の生物活性を世界で初めて調べることができる点が最も特徴的である．すなわち，天然物の合成研究より重要なのではと考えたわけである．米国留学から帰国し，39歳で北海道大学薬学部の教授に就任するまでの筆者の中心的研究課題であった．研究対象は生体内の生理活性物質に焦点を絞った．ノーベル生理学・医学賞に輝いたプロスタグランジンである．われわれの体の中ではアラキドン酸を出発原料としてさまざまなプロスタグランジンが生合成され重要な機能を担っている．そのなかで1975年頃通常のプロスタグランジンとは構造を異にする大変興味深いエイコサノイドが発見された．プロスタサイクリン（PGI_2）とトロンボキサンA_2（TXA_2）である．図5・1にそれらの生合成・代謝経路をまとめる．

生理作用の検討の結果からわかったことは，プロスタサイクリンは血小板の凝集を阻止する最強物質であり，一方，トロンボキサンA_2は血小板の凝集を促進する最強物質という驚くべき事実であった．血小板の凝集が引き金となる重大な病気の原因が分子レベルで明らかとなったわけである．プロスタサイクリンとトロンボキサンA_2のバランスが取れている場合はわれわれの体は正常であるが，そのバランスが崩れたとき重大な病気がひき起こされる．二つの生体内微量生理活性物質を医薬開発の候補に考えたときにはさまざまな方法論が考えられる．ここではプロスタサイクリンを取上げて議論したい．

プロスタサイクリンを化学合成し，医薬として使用することは可能であろうか．答えは否である．プロスタサイクリンはH_2O中半減期5分で加水分解され，生物活性を失う．また，大きな血圧降下作用をもっている．このことを考えるなら，化学的に安定で，かつ高い血小板の凝集阻止作用をもち，血圧降下作用が低下した物質の創製が医薬品の開発に繋がる可能性が高い．生物学的等配性という考えがあり，分子を設計するとき有効なことが多い．たとえば，OをSやCH_2にかえても生物活性に大きな影響を与えないという考えである．プロスタサイクリンの加水分解はエノールエーテルの部分（図5・1の網掛け部分）で起こる．分子デザインであるが，もし酸素原子（O）をメチレン（CH_2）に置き換えた化合物が合成できるなら，有機化学の常識から加水分解は起こりえないと予想され，生物学的等配性から生物活性も期待できる．化学合成の結果，エキソサイクリックオレフィンの立体化学は生物活性にきわめて重要であり，カルバサイクリンのみを合成する必要があることがわかった（図5・2）．

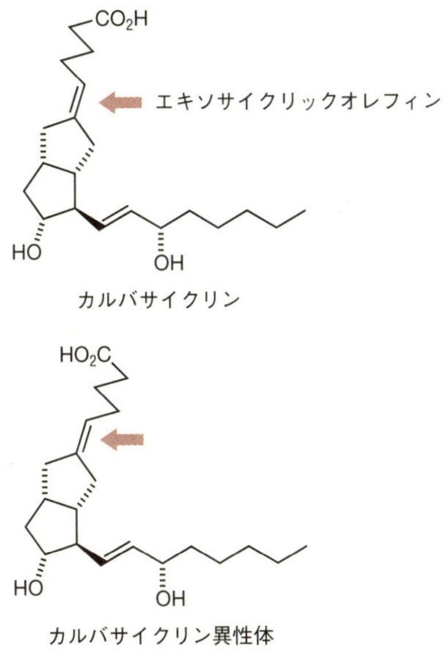

エキソサイクリックオレフィン

カルバサイクリン

カルバサイクリン異性体

図5・2　カルバサイクリンとその異性体

カルバサイクリン異性体からカルバサイクリンを分離することはきわめて困難であり，カルバサイク

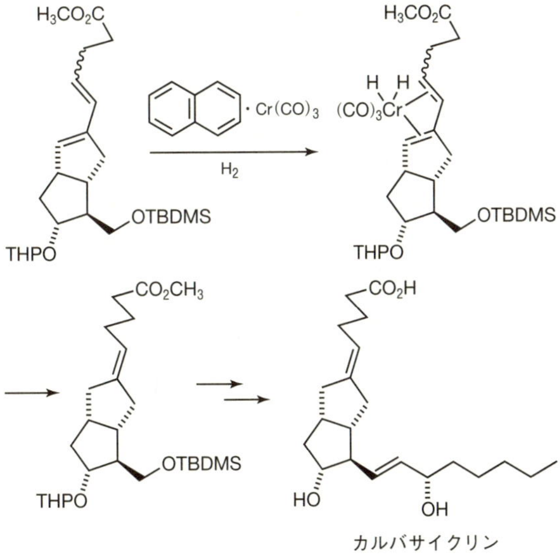

カルバサイクリン

図5・3　カルバサイクリンの合成

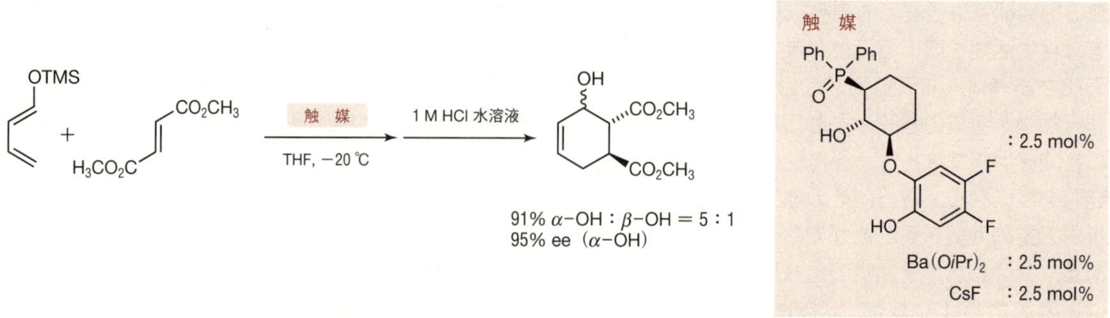

触媒
THF, −20 ℃
1 M HCl 水溶液
91% α-OH : β-OH = 5 : 1
95% ee (α-OH)
触媒 : 2.5 mol%
$Ba(OiPr)_2$: 2.5 mol%
CsF : 2.5 mol%

図5・4 触媒的不斉ディールス・アルダー型反応

リンのみを100%の立体選択性で化学合成しなければならない．生物活性であるが，カルバサイクリンの血小板凝集阻止作用はプロスタサイクリンの約20分の1，血圧降下作用はもっと低下しており，生物活性の分離ができたことになる．カルバサイクリンという基本骨格が合成でき，生物活性も期待がもてることがわかった．さらなる構造修飾を施すには，カルバサイクリンの画期的合成法を開発する必要があった．詳細な合成法の説明はスペースの関係で省略するが，ナフタレン・$Cr(CO)_3$ 触媒を活用する100%立体選択的1,4-還元で本問題を解決した[1]（図5・3）．

このような創薬基礎研究をベースとして，現在ではカルバサイクリン誘導体が医薬として使用されている．

5・3 不斉触媒と医薬品合成

40歳の頃からであろうか，筆者は不斉触媒を活用する炭素−炭素結合生成反応に多大な興味をもつようになった．以来30年近く，その分野の研究，さらにはそれらの触媒を活用する医薬をはじめとする生物活性物質の合成を研究の中心課題としている．ここではインフルエンザの特効薬の一つであるタミフル（一般名: オセルタミビルリン酸塩）の純化学的合成（触媒的不斉合成）について概説する．タミフルはRoche社によりトウシキミ（八角）の成分，シキミ酸から工業的に合成されている．シキミ酸は植物成分であり，天候などの問題により生産量に影響を受ける可能性が高い．石油原料を出発物質として効率の高い純化学的合成を実現し，世界的に供給できる体制を整えておくことがきわめて重要である．

2006年頃より筆者らの研究室をはじめ世界の数多くの研究室で多大な合成研究が行われた．タミフルには左手物質と右手物質に相当する光学異性体が存在するから，必然的にキラリティーを制御した合成法が求められる．そのために，不斉合成，特に触媒的不斉合成を鍵工程として用いる方法，安価な光学活性酒石酸を出発原料とする方法，同様に安価な光学活性グルタミン酸を出発原料として活用する方法などが検討された．ここでは最も数多くの検討がなされた触媒的不斉合成法のうち，筆者らのグループで達成した触媒的不斉ディールス・アルダー型反応を鍵工程とした方法について紹介する．まず，図5・4に触媒的不斉ディールス・アルダー型反応について記す．この工程によりタミフルのキラリティーの制御が達成されている．ヒドロキシ基がα形の生成物とβ形の生成物の比率は5 : 1であるが，α形生成物は95% ee（97.5 : 2.5）でキ

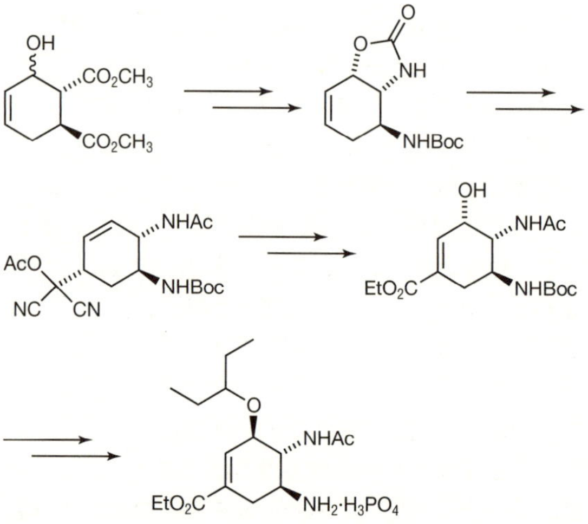

タミフル

図5・5 タミフルの純化学的合成

ラリティーが制御されている．

本化合物を重要合成中間体として図5・5に記すごとく，タミフルの純化学的合成が達成された[2]．

5・4　これからの話をしよう

これまで議論してきたように，医薬品およびその関連化合物の化学合成は，キラリティー制御を含め，筆者が大学院生時代とは比較にならない程進歩してきている．しかし，人類の目標からするとまだまだの状況である．たとえば，タミフルの純化学的合成法を考えた場合，タミフル1000 kgを化学合成するとき，いかばかりの共生成物（廃棄物）が出るであろうか．この値は読者の想像を絶するほどである．私の夢は廃棄物を出さない医薬品の化学合成の実現である．これが可能になるにはどれほどの時間が必要であるかはまったくわからない．さらには膨大な量が必要となる反応溶媒をなくしたいし，反応のためのエネルギーを極力抑えるべく，室温ですべて進行する化学反応を開発したい．

医薬品を化学合成するプロセスで地球環境に大きな負の効果をもたらすことは，これからは絶対に避けなければならない．また，比較的近い将来，人類は月や火星に進出せざるをえないであろうから，そのときには閉じられた空間を少しでも汚す生産活動は許されるはずもないと考えるべきである．

5・5　偉大なる先人

薬学で有機化学を学び，薬学で教育，研究にエネルギーを注いだ筆者が強烈な印象をもった論文がある．論文の責任者は，複雑な天然有機化合物の合成研究でノーベル化学賞を受賞し，存命であればWoodward-Hoffmann則で，二つ目のノーベル化学賞が確実であったWoodward博士である．1979年に米国化学会誌に発表された論文[3)~5)]である．当時はペニシリン，セファロスポリンなどの抗生物質研究がきわめて活発に行われていた時代である．図5・6に示すペネム化合物はβ-ラクタムの構造活性相関からすると確実に強力な抗菌作用が期待されていた物質である．

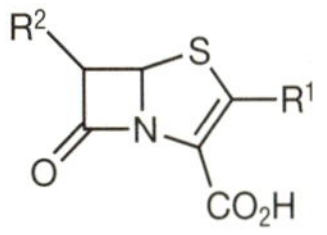

図5・6　ペネム化合物

Woodward博士らが合成に成功するまでは，地球上に存在しない化合物であり，化学合成に成功したとしても安定に存在するか否か誰もわからなかった．いかにして合成に成功したのであろうか．現在では比較的多く活用されている反応であるが，Woodward博士らは分子内ウィッティッヒ反応という反応を用いることにより，世界初の化学合成に成功した．成功した化合物は地球上で安定であり，抗菌力実験から予想どおりの活性を示した．今の時代にでもこの論文を読んで“素晴らしい”と感じない人はいないであろう．是非一読してほしい．この研究成果をベースに世界中の製薬会社の研究者がさまざまな化合物を開発し，人類の健康に多大な貢献をしたのは有名な科学ストーリーである．

参考文献

1) M. Shibasaki, M. Sodeoka, Y. Ogawa, *J. Org. Chem.*, **49**, 4096 (1984).
2) K. Yamatsugu, L. Yin, S. Kamijo, Y. Kimura, M. Kanai, M. Shibasaki, *Angew. Chem. Int. Ed.*, **48**, 1070 (2009).
3) M. Lang, K. Prasad, W. Holick, J. Costeli, I. Ernest, R. B. Woodward, *J. Am. Chem. Soc.*, **101**, 6296 (1979).
4) I. Ernest, J. Costeli, R. B. Woodward, *J. Am. Chem. Soc.*, **101**, 6301 (1979).
5) H. R. Pfaendler, J. Costeli, R. B. Woodward, *J. Am. Chem. Soc.*, **101**, 6306 (1979).

研究例 6 人とのつながりが結実して誕生した新薬 ── 冬虫夏草を起源とする多発性硬化症治療薬フィンゴリモド

藤 多 哲 朗，高 須 清 誠

関連する SBO（本シリーズ他巻）

1. 免疫抑制薬：6 医療薬学Ⅱ，SBO 5, 17
2. 自己免疫疾患（多発性硬化症など）：4 生物系薬学Ⅲ，SBO 15，6 医療薬学Ⅱ，SBO 10
3. 免疫反応：4 生物系薬学Ⅲ，SBO 2, 7, 10
4. スフィンゴシン：3 化学系薬学Ⅲ，SBO 14，4 生物系薬学Ⅰ，SBO 5
5. 官能基：3 化学系薬学Ⅰ，SBO 31
6. キラリティー：3 化学系薬学Ⅰ，SBO 12, 14
7. プロドラッグ：3 化学系薬学Ⅱ，SBO 23，6 医療薬学Ⅵ，SBO 17，6 医療薬学Ⅶ，SBO 26, 27

6・1 はじめに

太古から人間は，病気にかかったとき自然にあるものを材料として薬としてきた．植物や動物の臓器，キノコやカビなどの微生物それ自体を治療に用いることもあれば，それらを加工した（干したり，煎じたり，エキスにした）ものを用いることもある．現在でも，東洋医学として代表的な生薬，漢方薬の利用はその延長線上にある．昔の人間は，それがなぜ病気に効くのかというような科学的に詳しいことがわかっていなくても，数々の経験と知恵を積み重ねて薬を獲得してきた．19 世紀頃から西洋を中心に近代化学が発展し，薬草などに含まれる化学成分（天然化合物）が活性の本体であることがわかるようになり，有効成分である化合物を単離精製したものを医薬品として用いるようになった．また，時を同じくして有機化学・合成化学も発展し，天然化合物を起源に合成した医薬品も多く生まれてきた．今日では多数の医薬品がさまざまな疾病の治療に使用されている．

さて，植物や微生物などはなぜ，人間の病気に効果を示す有機化合物をつくり出すのだろうか．ホルモンなどの内因性物質のように生物がその作用を目的に生産している化合物もあるが，多くの天然物医薬品は基原生物が何の目的でその化合物（二次代謝産物）を生産しているかよくわからないような謎のものもたくさんある．面白いことに，それがその植物・微生物とはまったく無関係な人間の病気に効くのである．また，天然化合物の構造は非常に多様で，分子量の小さなものも大きなものもある．きわめて単純な構造の化合物もあれば，三次元構造や置換パターンがきわめて複雑なものもある．天然化合物を創薬研究に利用するとなると，多種多様な分子とアッセイするべき病気の組合わせは無限になる．薬学領域の多くの天然物化学研究者は，自然界に存在する天然化合物を発見し，その構造や物性を明らかにしたうえで，それが病原菌や生体にどのように作用するかを調べる．また，必要に応じて化学合成により天然化合物を改良する．このように，天然化合物から医薬品としての可能性を引き出していくことが研究者としての大きなロマンの一つである．その過程では，昼夜を忘れて実験に没頭して試行錯誤を繰返して研究がブラッシュアップされることもあれば，ふとした思いつき（セレンディピティー）で重要な局面を打開できることもある．また，さまざまな人とのつながり（共同研究）を重ねて，夢と情熱を共有し成功に行きつくこともある．

本章では，筆者の一人（藤多）が 54 歳当時に発想して始めた研究を基に 25 年後に多発性硬化症の新薬として承認されたフィンゴリモド塩酸塩の誕生秘話について述べる．日本の薬学関係の大学人が生薬から発想し実用の薬になった例は，日本の薬学の祖とされる長井長義先生のエフェドリン以来のことでないかと思われる．医薬品創製に携わった者として，患者とともに幸運に恵まれたことに感謝している[1]．

6・2 免疫抑制薬の研究のきっかけ

筆者（藤多）の父親は京都の岡崎で仁生堂という名の薬局を経営し，戦時中・戦後の食糧難を予期してか栄養補給薬を自分の手で作っていた．これは厚生省（当時）の許可も得てエンザイマという商品名で売っていた．子供の頃からそのような父親の姿を見て手伝いをしていたこともあり，薬学や創薬に対して親近感をもっていた．京都大学医学部薬学科（当時）を卒業後，昭和 28 年に大学院生として刈米達夫教授（当時の肩書をあらわす．以下同様）の生薬学教室に入り延命草などを対象とした天然物化学の研究を始めた．その成果として薬用成分であるエンメインの化学構造を決定した．これは久保田尚志教授（大阪市立大学理学部），岡本敏彦教授（東京大学薬学部），上尾庄次郎教授（京都大学薬学部）らとの共同研究の成果であり，久保田先生が代表者としてIUPAC（国際純正・応用化学連合）の国際学会で発表された．天然物研究者として駆け出しの筆者にとって，大変印象的な研究者同士のつながりであった．昭和34年に京都府立医科大学で生化学教室の能勢善嗣教授の助手となり，昭和38年に京都大学化学研究所の藤田榮一教授のもとで助教授を務めた．生合成の研究も行ったが，延命草の成分に関わる天然物化学を中心に研究を続けた．

昭和48年に教授として徳島大学薬学部に移り，ヤマハッカやヒキオコシに含まれるジテルペンの成分研究を始めるとともに，当時助手であった高石喜久博士とともにシイタケ栽培に大きな被害を与える木材腐朽菌 *Trichoderma polysporum* に含まれるシイタケ成長阻害原因物質の探索も行った．これは，その後の冬虫夏草に含まれる免疫抑制活性物質の研究にきっかけを与えるものだった*．また，菊栽培農家を困らせていた菊の葉汁による接触性皮膚炎の原因物質の研究もきっかけとなっている．このアレルギー疾患も細胞性免疫反応の一つであり，生体移植の際に起こる拒絶反応と原理的に似ている．この研究は農村医学の臨床医・坂東玲芳先生からもちかけられたものであり，彼は自分の病院の一室を動物実験用に改装してまで原因探索の研究を行っていた．患者の悩みを解決したいという坂東先生の強い熱意に敬服するとともに，医療を志向した医薬開発研究は薬学研究者のミッションであると強く思った．

昭和60年7月に井上博之教授の定年を受けて京都大学薬学部薬用植物化学講座に学期途中で異動することとなった．新天地での研究テーマをどうするかは悩みの種であった．京都と前任地徳島の間を何度も往復したが，完成したばかりの大鳴門橋をマイカーに荷物を積んで渡りながら，“よし，冬虫夏草をやってみよう”と思った．冬虫夏草について造詣が深かったわけでもなかった．“冬虫夏草の免疫抑制成分の研究”をテーマに設定したのは，その周辺を化学的に研究していた者の直感と勘であった．強いて言えば，コウモリガ科の幼虫にフユムシナツクサタケという昆虫寄生菌が侵入後，1年間共生し子実体を発生させるという記述を読んで，菌が寄生している間も子実体が現れるまで幼虫は生きていることから，菌は昆虫の免疫様機能を抑制しているかも知れないと想像したからである．

6・3 冬虫夏草から免疫抑制作用物質の発見

冬虫夏草は，古来より中国・ネパールで薬用・食用として珍重されており，高麗人参とともに高級な漢方の薬膳料理として一部の貴族階級の人々に賞用されてきた．漢方の冬虫夏草は，昆虫寄生菌であるフユムシナツクサタケ（*Cordyceps sinensis*）の子実体とその宿主であるコウモリガ科の幼虫を乾燥したものである．寄生菌に感染しても幼虫の外観は同じ形をして生きているが，春から夏にかけて幼虫体内で菌糸が増殖して夏になるとツクシのような形をした子実体が地面から生えてくる．出現するのはだいたい6月上旬の1週間に限られており，そのことからも珍重されている．冬は虫の形，夏は草の形をもつので，まさに“冬虫夏草”である（図6・

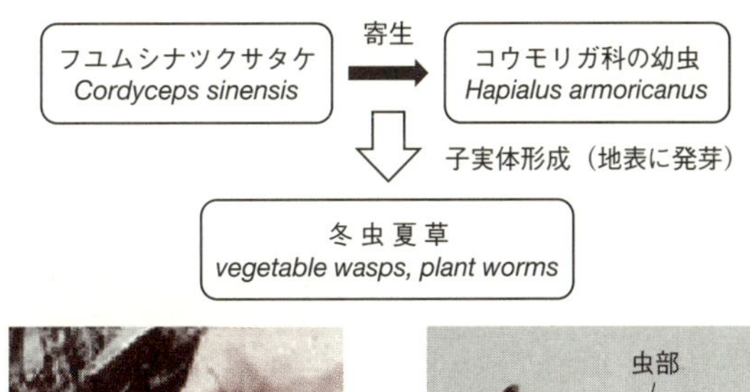

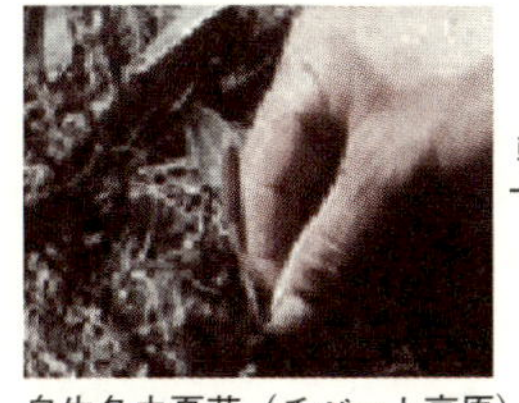

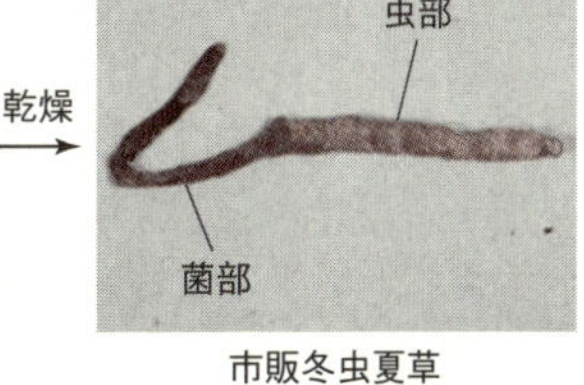

自生冬虫夏草（チベット高原）　　市販冬虫夏草

図6・1 冬虫夏草（1994年6月8日，高石清和近畿大学名誉教授撮影）

---

* 研究当時，シクロスポリンAの生産菌の学名も，筆者らが研究していた木材腐朽菌と同じ *T. polysporum* とされていた（後日，分類学上の見地から *Tolypocladium inflatum* に変更された）．筆者らは *T. polysporum* からトリコスポリドという二次代謝産物を発見したが，これは昆虫寄生菌が生産する化合物（イサリイン）と非常に似た構造をもっていた．これらは，免疫抑制薬研究と冬虫夏草に関心をもつきっかけとなった．

1）．なお，日本では，薬用冬虫夏草に加えて，昆虫に寄生するキノコ類（菌類）を広く冬虫夏草とよんでいる．

京都大学（京大）に異動してすぐの頃，台糖株式会社（現 三井製糖）から研究員として派遣されていた遠山良介博士が教授室にやってきて，これからの研究テーマを相談にきた．“冬虫夏草をやろうと思っている”と言うと，渡りに船で“台糖はスエヒロタケから抗がん活性をもつ多糖，シゾフィランを培養生産しており，菌培養が得意領域なので全面的に協力できます”と答えてくれた．あとは免疫抑制活性の評価をどうするかであった．私と遠山博士で免疫に興味をもってくれる企業・研究所を探した結果，吉富製薬株式会社（現 田辺三菱製薬）がこのドン・キホーテ的テーマに興味を示してくれた．当時の吉富製薬には，京大での先輩の萩原孝亮博士が副社長を務められており，免疫研究に力を入れようと新進気鋭の千葉健治博士らと体制を整えていた．こうして昭和 61 年（1986 年）4 月に，京大・藤多グループが“研究指導，活性物質の構造決定，誘導化，合成”，台糖グループが“培養，活性物質の単離”，さらに吉富グループが“免疫抑制活性評価”という役割分担で，共同研究が本格的に始まった（図 6・2）．

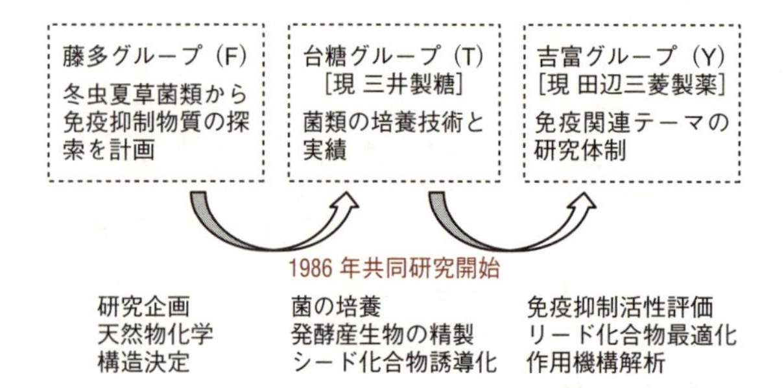

図 6・2　本研究の共同研究体制

フユムシナツクサタケをはじめ入手可能な昆虫寄生菌およびそれらの培養エキスをもとに免疫抑制活性を検討した．その結果，台湾ツクツクボウシの幼虫に寄生するツクツクボウシタケ *C. sinclairii* の不完全世代 *Isaria sinclairii* の培養液から，免疫抑制薬シクロスポリンの約 4 倍の免疫抑制活性を示す化合物 ISP-Ⅰ（***1***）を見つけることができた．単離物質の構造決定や初期の誘導体合成は，当時助手であった井上謙一郎博士および大学院生，学部生の協力により進められた．ISP-Ⅰの化学構造を解析した結果，残念ながらミリオシン（myriocin）とよばれる既知化合物であった[2]．それはアミノ酸セリンの α 位とステアリン酸のカルボキシル基が結合した基本構造をもち，スフィンゴシン（構造は図 6・6 を参照）の推定生合成中間体とよく似た構造をしている（図 6・3）．一方，幸運なことに，***1*** が抗真

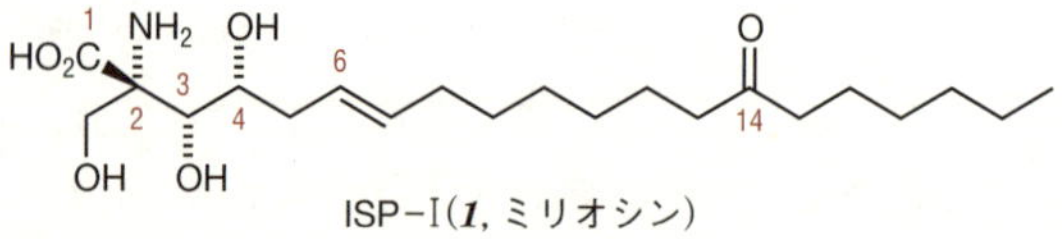

ISP-Ⅰ(***1***, ミリオシン)

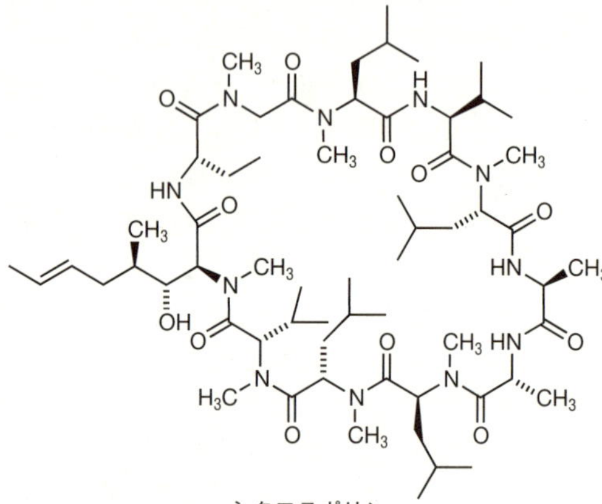

シクロスポリン

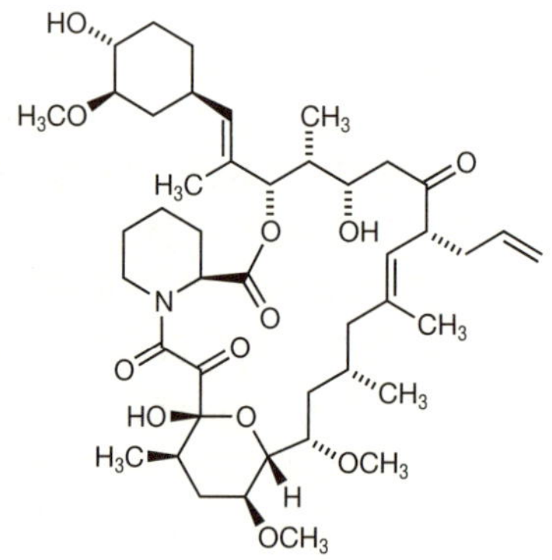

タクロリムス（FK506）

図 6・3　ISP-Ⅰ（*1*），シクロスポリン，タクロリムスの化学構造

菌活性を示すことは報告されていたものの，免疫抑制活性を示すことについては報告されていなかった．共同研究グループでの協議の結果，ISP-Ⅰの化学構造が簡単で従来の免疫抑制薬であるシクロスポリンやタクロリムス（FK506）とまったく異なること，ならびにそれらと免疫抑制の作用機構が異なることが示唆されたことから，ISP-Ⅰをヒット化合物と設定してさらなる創薬研究を推進すること

を決めた.

6・4 共同研究による化合物の変遷

医薬品の創製の一般的な道のりは，まず種となるヒット化合物を見つけ，さらに誘導体などの合成による構造展開を行い，リード化合物を経て医薬品候補を創出していく．まず，ISP-Ⅰに含まれる官能基のうち活性発現に必須な部位を検索するため，変換可能なISP-Ⅰ誘導体を調製し免疫抑制活性を調べた．誘導した化合物**2**は活性が向上し，14位のケトカルボニル基は活性発現に重要ではないことがわかった．また，*I. sincclairii*以外にISP-Ⅰの生産菌として知られていた*Mycelia sterilia*の大量培養エキスからISP-Ⅰの類縁天然化合物であるミセステリシンA–G（mycestericin A–G）を単離することにも成功していた．その構造活性相関から

表6・1　ISP-Ⅰおよびその類似化合物の *in vitro* での免疫抑制活性と化学構造

化学構造式	化合物名	免疫抑制活性単位[†]〔nmol/L〕
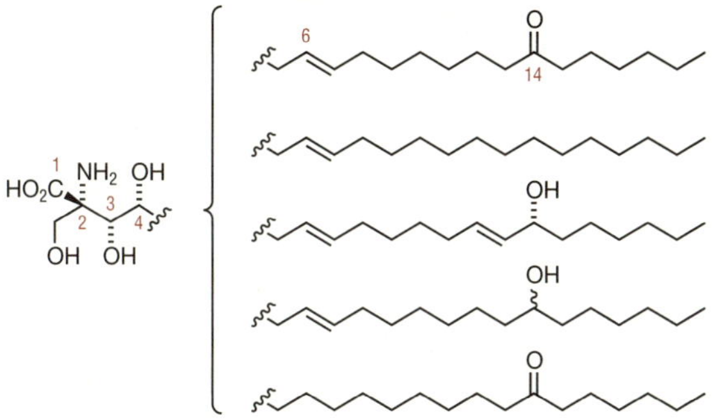	ISP-Ⅰ（***1***）	8.0
	化合物***2***	0.70
	ミセステリシンA	8.9
	ミセステリシンB	2.5
	ミセステリシンC	6.2
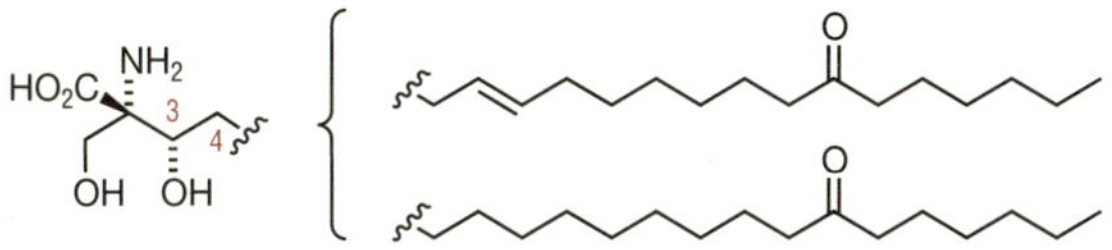	ミセステリシンD	16
	ミセステリシンE	120
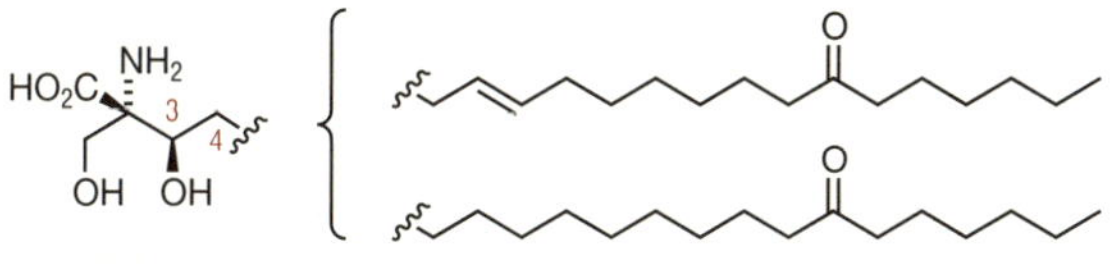	ミセステリシンF	13
	ミセステリシンG	370
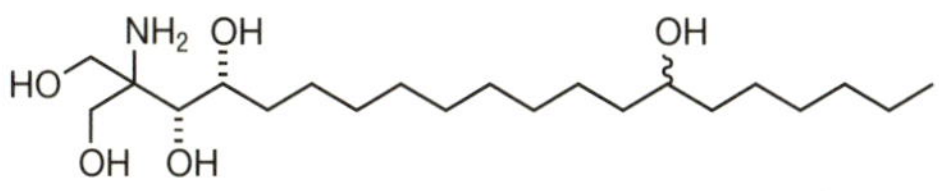	化合物***3***	4.7
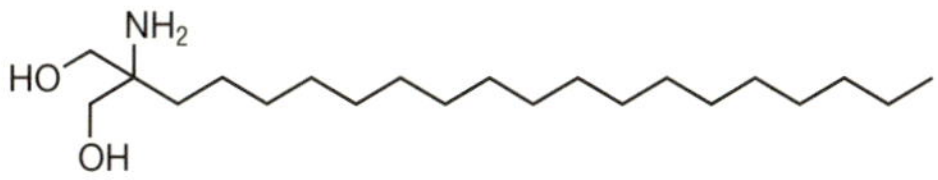	ISP-Ⅰ-36（***4***）	12
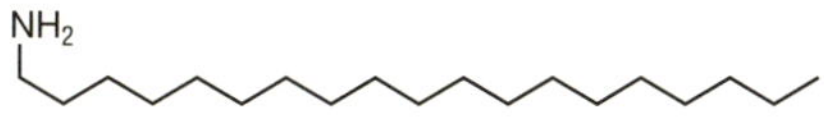	ステアリルアミン（***5***）	>10000
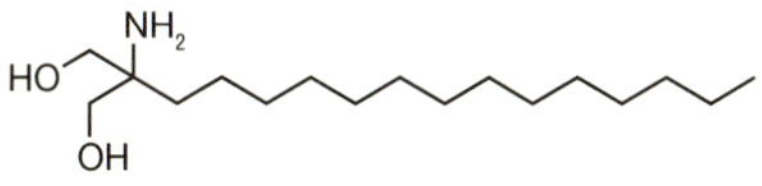	ISP-Ⅰ-55（***6***）	2.9
	シクロスポリンA	14

† MLR（マウス混合リンパ球反応）試験での IC_{50} を免疫抑制活性の指標とした.

ISP-Ⅰの3位および4位のヒドロキシ基や6位の二重結合も活性発現には重要でないという情報が得られた（表6・1）．

創薬研究では知的財産権を確保する必要があるため，特許公開前の論文発表や学会発表に特段の配慮をする必要がある．そのため，構造展開などは台糖グループの佐々木重夫博士らに委ねるようになり，さらに研究が進むと吉富グループも合成に積極的に参加するようになった．ISP-Ⅰには塩基性のアミノ基と酸性のカルボキシ基があり，さらに脂溶性が高いアルキル基がついており，有機溶媒にも水にも難溶性であった．そのような物性をもつ化合物はよほど顕著な効果を示さない限り医薬品にならないといわれており，筆者らは大きな難問の前に立っていた．医薬化学の先入観にとらわれず，とにかく変換できる部分構造を誘導してみようと提案した．その過程で佐々木博士らが合成した1位カルボキシ基の還元誘導体 ***3***（14位も同時に還元されている）は，すばらしい重大な発見をもたらした．酸性のカルボキシ基が中性のヒドロキシメチル基に変換されたことから分子全体は塩基性（アミン）となり，この塩酸塩は水に溶けやすくなった．また，2位の不斉中心が消失し，化学合成による供給が容易になると思われた．これら二つの改善は予想通りであった．ところで，一般にカルボキシ基などは酵素や受容体との相互作用部位として強く働くことが多く，それを除去した化合物 ***3*** の免疫抑制活性には期待していなかった．しかし，驚くことにISP-Ⅰとほぼ同等の免疫抑制活性を示すという予想外の結果になった．後々明らかになったことだが，ISP-Ⅰから化合物 ***3*** に化学構造が変わることによって作用機構も変わっていたことにも驚いた（後述）．このような予想外のボーナスというのは実験科学ではしばしば出会うことであり，失敗を恐れずにさまざまなチャレンジをすること，一般的常識にとらわれず気持ちを自由にすることが大事であると思う．

次に，3，4，14位のヒドロキシ基を除去し二重結合を還元することで構造を単純化した化合物 ***4***（ISP-Ⅰ-36）を合成し活性評価したところ，免疫抑制活性はISP-Ⅰに比べて少し弱くなる程度であった．一方，極限まで構造を単純化させたステアリルアミン（***5***）はまったく抑制活性を示さなかったことから，2位に置換した二つのヒドロキシメチル基は活性発現に重要であることが明らかになった．これらの結果から炭素数18の側鎖をもつ化合物 ***4*** をリード化合物と設定して，さらなる構造展開を行うこととした．アルキル鎖の長さと免疫抑制活性の相関を調べた結果，炭素数14の化合物 ***6***（ISP-Ⅰ-55）は *in vitro*（マウス混合リンパ球反応試験）においても *in vivo*（ラット同種皮膚移植試験）においても良好な活性を示すことがわかった．さらに構造展開を進めた結果，炭素鎖の中にベンゼン環を挿入した化合物 ***7*** が最も強い免疫抑制活性を示した（図6・4）．化合物 ***7*** の塩酸塩は毒性も低く経口投与も可能であったことから，構造最適化での最終化合物 ***7*** にFTY720というコードネームをつけ，自己免疫疾患治療薬の臨床試験候補化合物と設定した[3]．なお，FTY720の名前は関係した三つの共同研究チームにちなんでおり，Fは藤多グループ（京大薬），Tは台糖，Yは吉富製薬から採用している．すなわち，三つの独立したグループが協力することで創薬への情熱と努力が結実し，この化合物が創製されたということを，FTY720という名前が物語っている．

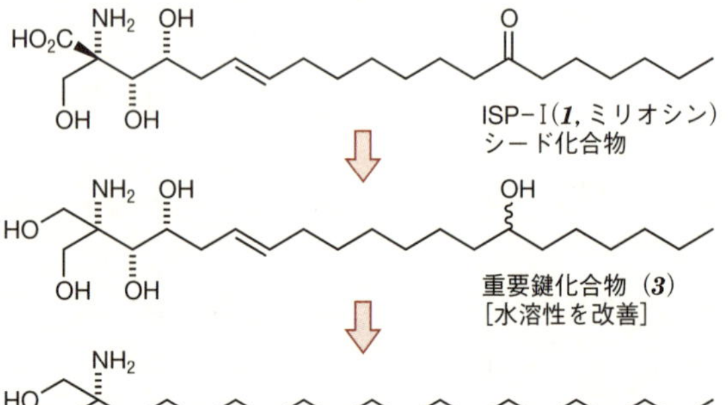

図6・4　フィンゴリモドが創製されるまでの化合物の経緯

以下は，臨床候補化合物となったFTY720が筆者らの研究グループの手を離れたあとの話で直接研究した成果ではないが，FTY720の創薬研究におけるアナザーストーリーを紹介する．

6・5　作用機序の不思議と謎解き

臓器移植治療を成功させるかどうかは，宿主と臓器供与者（ドナー）間の免疫拒絶反応をいかに抑えるかである．移植された臓器は，宿主のリンパ球によって異物と認識され，活性化された細胞傷害性T細胞（CTL）の攻撃・拒絶を受ける．CTLの産生命令は，ヘルパーT細胞において情報伝達物質サイトカインの一種であるインターロイキン-2（IL-2）によって伝えられる．シクロスポリンとタクロリムスの両者は，ヘルパーT細胞でIL-2が生合成されることを抑えIL-2を枯渇させる．その結果CTLの増殖が抑制され，移植臓器への攻撃が抑えられ拒絶反応が軽減する．

ISP-ⅠやFTY720は，長鎖アミノアルコールであるスフィンゴシンと類似した構造をしている．スフィンゴシンは脂肪酸や糖，リン酸と結合した誘導体をつくり，それらは微生物，植物，動物の組織，特に細胞膜に広く分布している．たとえば，スフィンゴシンと脂肪酸のアミドであるセラミドは皮膚の保湿成分として重要な役割を果たしている．当時の京大薬学部の同僚であった生物化学講座の川嵜敏祐教授と小堤保則助教授が，本研究の起点となったISP-Ⅰ（***1***）がスフィンゴシン生合成の初期段階を阻害することを明らかにした[4]（図6・5）．スフィンゴシンはセリンとパルミトイルCoAを出発物質としてセラミドを経由して生合成されるが，ISP-Ⅰはセリン・パルミトイルCoAトランスフェラーゼ（SPT）を阻害しセラミド合成の第一段階を抑制する．セラミドはアポトーシスを制御する物質であり，免疫とも関係することが知られている．

一方，興味深いことにFTY720は，それまでの免疫抑制薬ともISP-Ⅰともまったく異なる機構で免疫抑制作用を示すことが明らかになった．スフィンゴシンがスフィンゴシンキナーゼによってリン酸化されるとスフィンゴシン1-リン酸（S1P）となる．T細胞の細胞膜上には$S1P_1$受容体*というGタンパク質共役型受容体があるが，S1Pと結合すると細胞内にシグナル伝達を起こし免疫抑制作用などを発現する．FTY720は$S1P_1$受容体のアゴニスト作用（作動薬）を示すことが，2002年にMerckの研究者によって報告された．スフィンゴシンと類似構造をもつFTY720は，スフィンゴシンキナーゼによってリン酸化されFTY720-Pに変化する．FTY720-Pが$S1P_1$受容体と作用すると，$S1P_1$受容体が細胞表面から細胞内部に移行し，その後分解される．細胞表面から$S1P_1$受容体を失っ

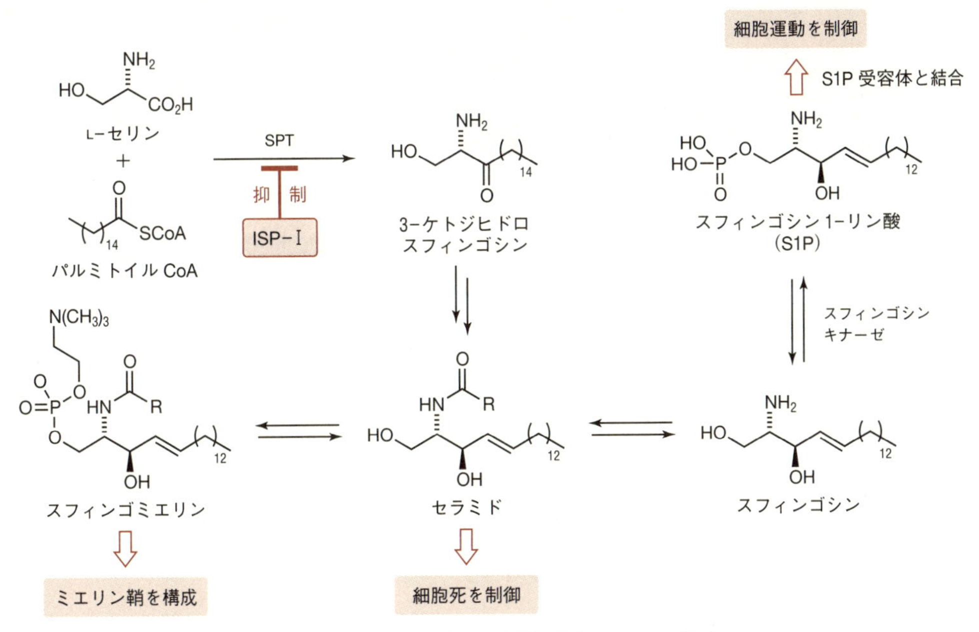

図6・5　スフィンゴシン代謝経路とISP-Ⅰの作用

* S1P受容体には$S1P_1$～$S1P_5$の5種のサブタイプが知られている．

た T 細胞は体内に内在する S1P の濃度変化を関知できなくなり，リンパ節から血管への T 細胞の移行（ホーミング，帰巣性）が阻害される（機能的アンタゴニスト）．すなわち，T 細胞の体内移動が妨げられるので T 細胞が移植臓器を攻撃することがなくなり，免疫反応が抑えられることになる（図 6・6）．この作用機構による免疫抑制作用は，FTY720 が見つかるまでまったく知られておらず，FTY720 があったからこそこれらの生体内反応が新たに発見されたともいえる．端的に言えば，化合物の発見がそれまで知られていなかった生命現象を理解するための鍵となった好例である[5]．

ところで，生体内で実際に免疫抑制活性を示す本体の化合物（代謝活性物）は FTY720-P であることがわかった．すなわち，FTY720 はプロドラッグである．FTY720 は不斉炭素をもたないが，末端の二つのヒドロキシ基のどちらかがリン酸化されると不斉炭素が現れる．研究の結果，リン酸化されて生じる FTY720-P は *S* 配置をもつことが明らかになっている．

6・6　そしてフィンゴリモドへ，さらなる展開

吉富製薬の後継である田辺三菱製薬は，日本国内での臨床開発実施が困難であったことからスイスに本拠地を置く Novartis International AG にライセンスアウトし，腎移植の拒絶反応を抑制する薬としての開発が進められた．しかし，既存の医薬品を上回る臨床的有用性を証明することが難しかったため，多発性硬化症治療薬としての開発に切り替えられた．多発性硬化症は，脳，脊髄，視神経など，中枢神経の髄鞘が傷つき，四肢の運動機能の低下・消失，視力障害などの多様な神経症状が生じる自己免疫疾患の一つである．多発性硬化症の臨床経過は，再燃寛解型*，一次進行型，二次進行型に大別される．発症初期の多くは再燃寛解型で，再燃と寛解を繰返しながら慢性型（二次進行型）に移行し，進行に伴い障害が非可逆的となり予後不良となる．したがって，現在の多発性硬化症治療の目標は，再燃を防ぐことに置かれている．

FTY720 塩酸塩は臨床試験で有望な結果をだしたことから，その最中にフィンゴリモド（fingolimod）

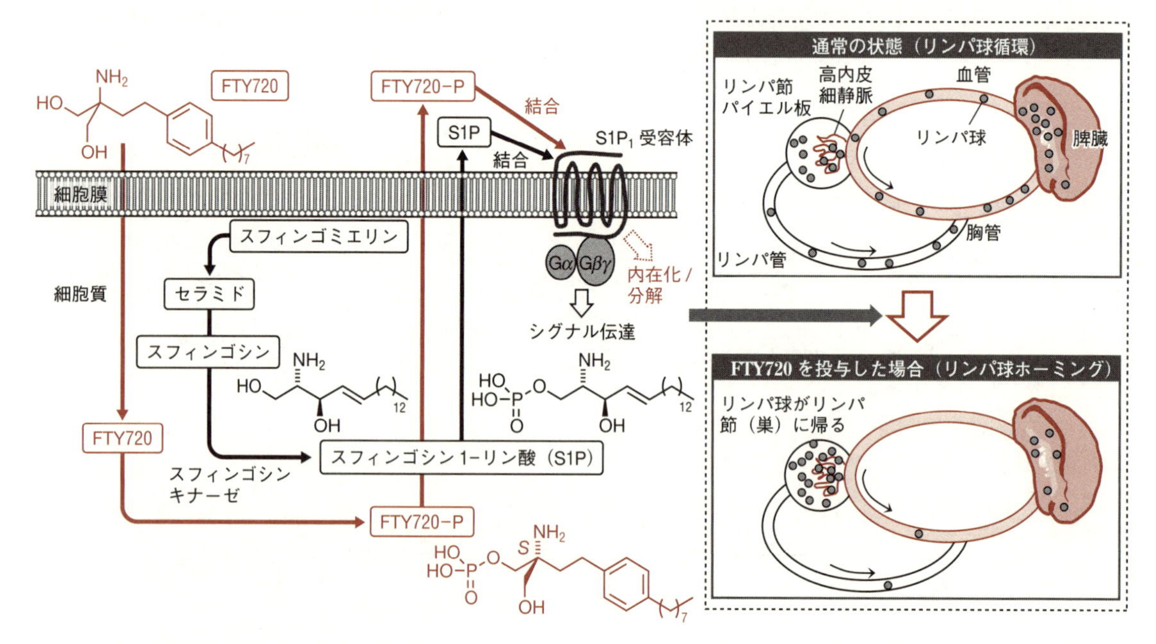

図 6・6　T 細胞中における FTY720 のスフィンゴシンキナーゼによるリン酸化と $S1P_1$ 受容体への作用と，FTY720 投与におけるリンパ球循環の変化（ホーミング現象）

＊ 再発と再燃の違い：いったん治癒（根治）した後に，同じ病気にかかることを“再発”とよぶ．一方，治療により病気の症状が抑えられ安定した状態（表面上治癒された状態）になった後に，症状が再度悪化することを“再燃”とよぶ．多発性硬化症では再燃のことを再発と表現することがしばしば見受けられるが，一般的に自己免疫異常が根治されることはまれなので本章では“再燃”とよぶこととする．

塩酸塩という一般名がつけられた．FTY720 塩酸塩の第Ⅲ相試験では，1272 例の再燃寛解型の患者に対し，1 日 1 回のフィンゴリモド塩酸塩（0.5 mg）の経口投与で，年間再燃回数を 0.40 回（プラセボ群）から 0.18 回に低下させることが示された．また，多発性硬化症の既存薬であったインターフェロン β-1a 注射剤と直接比較した臨床試験でも優れた再燃抑制効果が認められた．シビアな臨床試験をクリアした結果，国内では 2011 年に多発性硬化症の治療薬として“イムセラ®/ジレニア® 0.5 mg カプセル”という商品名で発売されるに至った．海外では，2010 年にロシアおよび米国で，2011 年には欧州，オーストラリア，カナダなどの 50 以上の国と地域で発売されている．

基礎研究においても FTY720 は医薬品としての可能性が広がりつつある．京都大学定年退官後に移った摂南大学薬学部において，病態医科学研究室の河野武幸教授との共同研究を始めた．自己免疫疾患である重症筋無力症および 1 型糖尿病の治療薬としての有用性についてモデル動物を用いて調べたところ，FTY720 の予防投与で重症筋無力症および 1 型糖尿病の発症を完全に抑制することがわかった．治療投与でも，重症筋無力症マウスは全例寛解し，1 型糖尿病では有意な延命効果が観察された．理想的な自己免疫疾患治療薬の作用は，過剰に反応している自己に対する攻撃を抑制し，最終的には完全寛解（免疫抑制薬が不要になる状態）にあると考えられる．FTY720 の病態動物に対する投与実験はその理想に近づく結果を示したと考えられる．

6・7　夢をもって種をまき，みんなで協力して育てて，大きな実りを得る

何事をするにしても，何かしらの目標がないと虚無な時間ばかりが過ぎてしまう．学生の皆さんにとっては，勉強や研究は時として辛くて苦しいときもあるだろう．若いうちは悩むことも多いだろうが，なんでもよいので夢を見るべきだと思う．結果がすぐわかるような短期的な夢でもよいが，できれば長期的なビッグドリームの方が望ましいと思う．自分が楽しくなるような夢，人を楽しくさせるような夢がいいだろう．創薬研究に興味をもつ学生のなかには，人々が苦しんでいる病気を治せる革新的な新薬の開発を心に秘めている人もいるだろう．ぜひとも，その夢を大事にしてもらいたい．その夢をどんどん広げて，そして深くしていってほしい．そして，そのための行動をちょっとずつでも起こしてほしい．そして，意志を貫いてほしいと思う．その努力の過程には，失敗の連続の日々もあるかもしれない．しかし，ふとした直感的ひらめきや，ちょっとした成功に時に出会うこともある．それらが積み重なっていけば，夢にちょっとずつ近づいていける．たくさんの失敗の連続の中でもその小さな成功があったときに，それを楽しめる楽観的な気持ちをもつことが大事である．思いのままに行かない試行錯誤の経験は，成功の肥料であることは間違いない．

ところで，京のいろはかるたの中に“まかぬ種は生えぬ”という札がある．あえて説明するまでもないと思うが，何の努力もしなければよい結果を期待しても無駄であるという意味である．普段の生活や人生にも通じることだが，口で言っているだけでは仕方なくて実際に始めてみないと何も得られない．また，何かを始めたとしても，適当にやりっぱなししているだけでは，よい結果になる可能性も低いままだろう．学問や研究においても，種をまくこと，育てていくこと，収穫することが大事である．本研究では，“種まき”は冬虫夏草から免疫抑制薬というふとした直感的発想とそれに至るまでの研究経緯，“育成”は ISP-Ⅰ の発見から FTY720（フィンゴリモド）塩酸塩への創製にあたり，“収穫”は多発性硬化症治療薬“イムセラ®/ジレニア®”としての上市ならびにそれ以降に相当するだろう．しかし，注意しなければならないことは，それらをすべて一人でできたわけではない．種まきから収穫までには，本文で名前をあげた方をはじめ，紙面の都合上あげることができなかった多くの人々の協力があってこその成果である．夢を実現するためには何も一人だけでやる必要はない．同じ夢を共有できる仲間を見つけて共同して行うことができれば，一人でまいた種であってもより実りが大きくなることもある．特に，今後の創薬研究では，薬学研究者だけでなく，さまざまな分野の研究者や市井の人々との協同は特に重要になってくるだろう．

最後に，天然物・生薬起源の物質を難病に対する創薬に結びつけることができたことは，薬学研究者として，特に天然物の研究をしていた者にとって，この上ない喜びであった．末筆ではあるが，本研究に関わった京都大学薬学部，摂南大学薬学部，吉富製薬株式会社（現田辺三菱製薬株式会社），台糖株

式会社（現三井製糖株式会社）の研究者，ならびに多くの関係者の皆様に感謝したい．

藤多哲朗元京都大学教授は，本稿脱稿後の 2017 年 1 月 1 日に逝去されました．本書の完成を楽しみにされていましたが，ここに謹んで哀悼の意をささげるとともに，先生のご業績が日本の薬学教育の新たな礎になることを祈念いたします（高須清誠）．

参考文献

1) 藤多哲朗，河野武幸，‘フィンゴリモド（FTY720）の開発と将来展望’，医学のあゆみ，**251**, 191-196 (2014).

2) T. Fujita, K. Inoue, S. Yamamoto, T. Ikumoto, S. Sasaki, R. Toyama, K. Chiba, Y. Hoshino, T. Okumoto, ‘Fungal metabolites. Part 11. A potent immunosuppressive activity found in *Isaria sinclairii* metabolite’, *J. Antibotics*, **57**, 208-215 (1994).

3) M. Kiuchi, K. Adachi, T. Kohara, M. Minoguchi, T. Harano, Y. Aoki, T. Mishina, M. Arita, N. Nakao, M. Ohtsuki, Y. Hoshino, K. Teshima, K. Chiba, S. Sasaki, T. Fujita, ‘Synthesis and immunosuppressive activity of 2-substituted 2-aminopropane-1,3-diols and 2-aminoethanols’, *J. Med. Chem.*, **43**, 2946-2961 (2000).

4) Y. Miyake, T. Kozutsumi, S. Nakamura, T. Fujita, T. Kawasaki, ‘Serine palmitoultransferase is the primary target of a sphingosine-like immunosuppressant, ISP-I/myriocin’, *Biochem. Biophys. Res. Commun.*, **211**, 396-403 (1995).

5) K. Chiba, Y. Yanagawa, Y. Masubuchi, H. Kataoka, T. Kawaguchi, M. Ohtsuki, Y. Hoshino, ‘FTY720, a novel immunosuppressant, induces sequestration of circulating mature lymphocytes by acceleration of lymphocytehoming in rats. Ⅰ. FTY720 selectively decreases the number of circulating mature lymphocytes by acceleration of lymphocytehoming’, *J. Immunol.*, **160**, 5037-5044 (1998).

研究例 7　原子・電子レベルで現象を理解し，分子の自在構築によって薬を科学する

内山真伸

関連する SBO（本シリーズ他巻）

1. 芳香族化合物：3 化学系薬学 I，第 6 章
2. クロスカップリング：3 化学系薬学 I，SBO 33

7・1　薬学にあって医学にないもの

化学の最大の特徴は，従来にはなかった新物質を自らの手で設計し，創造できることにある．だから，“化学”は今も昔も創薬研究の中心だ．しかしそれだけではない．“化学で考えること”は薬学にとって大変重要である．薬は化学物質だから調剤や投薬には当然，化学的な専門知識が必須となる．生体内の現象も化学反応の組合わせで起こっている．薬効発現機構はもちろんのこと，吸収・分布・代謝・排泄，どれをとっても化学である．薬学にあって医学にないもの…それは“化学”である．化学を学べることは薬学の大きな特長である．

筆者らの研究室では，化学研究を通して薬学に貢献したいと考えている．“実験化学”に“理論計算”を組合わせることを特徴として，分子を“生み出す・活用する・理解する”ことについて研究している．本章では，一大学研究室からの新たな化学への挑戦とその意外な（？）“きっかけ・偶然・執念・発見・展開”について紹介する．

7・2　見る・知る：物質の性質・現象を分子・原子・電子といった“化学の言葉”として理解する

“きっかけ”は単純なことだった．東北大学薬学部の助手として 2 年目の春，ある“新反応[1]”を発見した．“偶然”から始まったこの研究も，一般性を確認し，一流誌にも採択された．しかし，不思議と少しだけ“もの足りなさ”が残った．なぜか？化学の特徴は“新物質・機能を自分の手で創り出せること”と同時に“綺麗な理論によって現象を合理的に説明できること”であるはずだ！そう，それまでの筆者らの研究には後半部分が完全に欠落していたのである．そこから，“分子を見る”，“機能を探る”，“動きを捉える”ための化学に取組み始めた．これが“理論計算”を始めた“きっかけ”である．当時薬学部では理論計算を用いた研究は珍しく，他学部や海外の先生のところに押し掛けて行き，教えて頂いた．研究には行動力も大事である！少しずつできることが増えていく自分に小さな幸せが訪れた．まずは理論研究から二つ紹介しよう．

複雑分子の動きを理解する —— 危ない瞬間のスローモーションは本当だった！

交通事故など“危ない！”と感じた瞬間には，視覚の処理能力が通常よりも高まるそうである．短時間に通常よりも多くの情報を得て，危険を回避できる可能性を高めるためと考えられている．化学反応の場合，フェムト（1000 兆分の 1）秒という超短時間に起こることが多く，実(験的観)測はきわめて困難である．そこで筆者らは，計算化学を用いて分子の動きのスナップショットを再現し，化学反応の“理論解析”に取組んでいる（図 7・1）．触媒反応・連続反応・多成分反応など“多数の基質が”，“複数の反応点が”一挙に構築される反応は，複雑さゆえ機構解明が大きく立ち後れている分野であった．スナップショットを組合わせてスローモーションのように見ることで，化学反応への理解が一段と深まり，“見えなかったもの”が見えるようになってきた．複雑な生体反応に理論計算が適用できる時代もすぐそこである．生体内現象が“化学の言葉”で理解できる日もそう遠くないかもしれない．

分子の機能を理解する —— 木を見て森も見る！

理論計算は，詳細（原子・電子）を見るのも得意であるが，全体を眺めることにも長けている．カーボンナノチューブの部分構造（CPP，図 7・2）はベンゼン環がパラ位で繋がった環構造をしているが，最近の筆者らの理論研究によって，すべてのベンゼン環が p 軌道を出し合って全体で芳香族性をつくる“面内芳香族（in-plane aromaticity）”というユニークな連携を取合っていることが明らかに

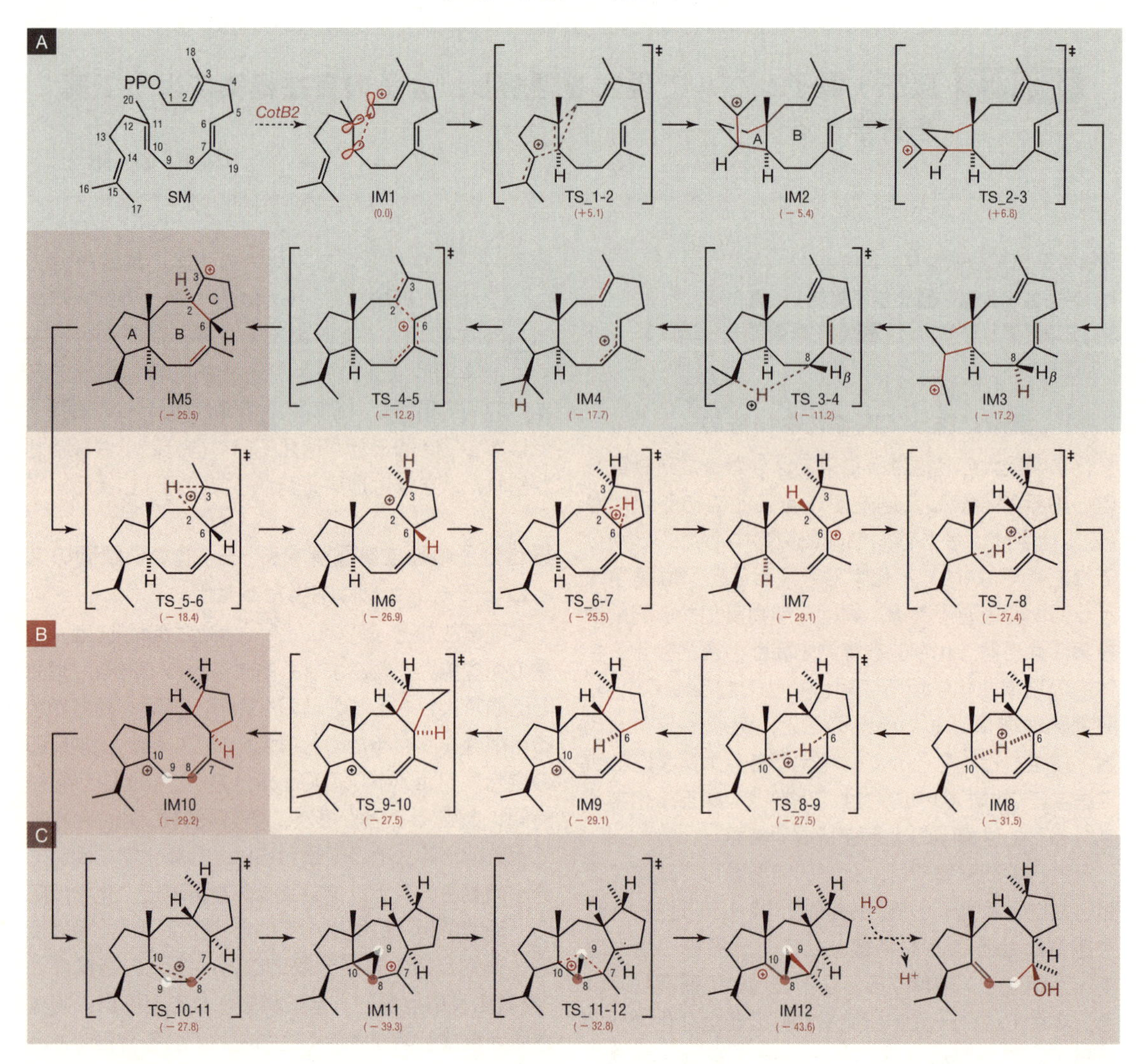

図7・1　理論計算（M062X/6-31G＊＊）によって全貌が明らかになった13段階におよぶテルペンの生合成経路（A：環骨格形成過程，B：長距離カチオン移動過程，C：炭素転位過程）[2]

なった．そうわかると，なぜかベンゼン環が手を取合って円陣を組んでいるようにも見える．人も分子も集まれば“サークル”活動が始まる！ 化学研究では，“視点”が新しくなればまったく未知であった現象や機能が見えてきたりする．だから，“木も林も森も見る”ことが大切である．

7・3　創る：原子どうしの結合を自在に操る技を開発する

理論と実験の融合は，新反応開発にも有効である[4]．理論計算によってのみ“観測可能な”遷移状態は，分子変換に決定的な役割を果たすからだ．次は反応開発の“秘話（？）”から二つ紹介しよう．

遷移金属を必要としないクロスカップリング反応

“走り高跳び”の Fosbury 選手をご存じだろうか．当時主流であった“ベリーロール”が得意ではなかった彼は平凡な選手の一人だった．しかし，他人（ひと）は他人（ひと），彼は得意であった“挟み跳び”にこだわり猛練習を続けた．そんなある日，“偶然”に“背面跳び”なる新発見をしたのである．彼は言った“世界を変えようと思ったわけではない．走り高跳びを続けたかっただけなんだ”．素敵である！ 彼の名を取り，背面跳びは Fosbury Flop とよばれているそうだ（直訳の backward jump より Google 検索で多くヒットする！）．独創的な技を手に入れた彼は，つぎつぎと記録を塗り

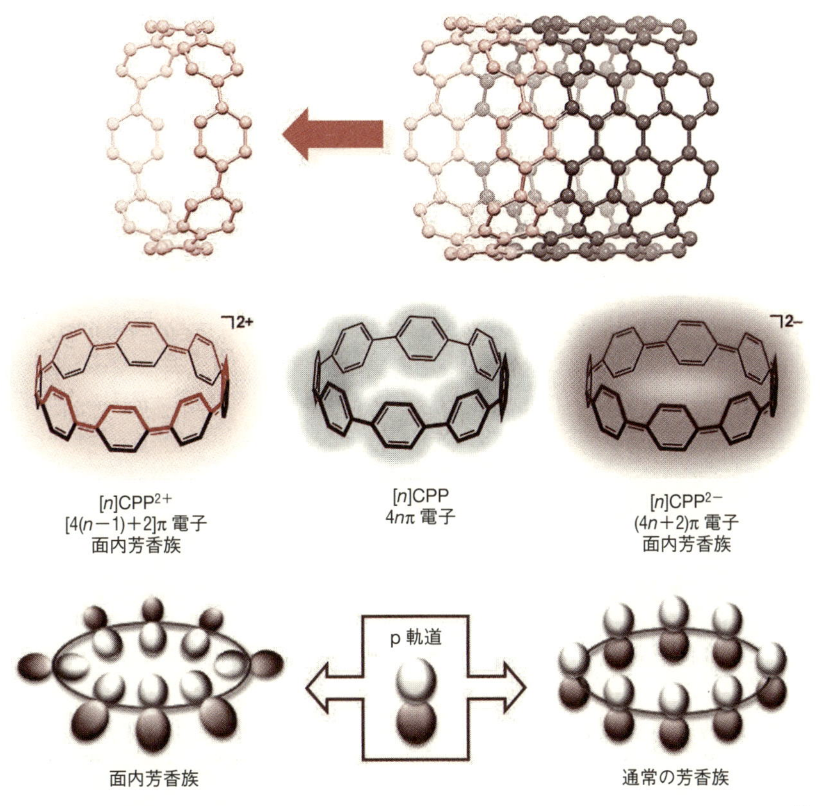

図7・2　ユニークな芳香族性が明らかとなったカーボンナノチューブの部分構造（CPP）[3]

替えていく．そしてメキシコオリンピックの金メダリストに輝くのである．研究にもこんな偶然はつきものだ．筆者らは，有機ハロゲン化物の“金属化反応”を長年研究していたが，アルミニウム反応剤はまったくの“劣等生”だった[5]．しかし，こだわりは時に“Fosbury Flop”のような幸運をもたらす．猛（？）実験を続けているうちに“偶然”にクロスカップリング反応が進行することを“発見”した[6]（図7・3）．遷移金属も加えていないのにクロスカップリングが進行したのである．現在，理論計算を用いて“なぜ？”を解明している．どんな世界でも“あきらめない気持ち！”は大切である．

芳香環をオルト位で連結させる

そして，たまには“執念”が実ることもある．2000年から数年にわたり，“アライン（Aryne,

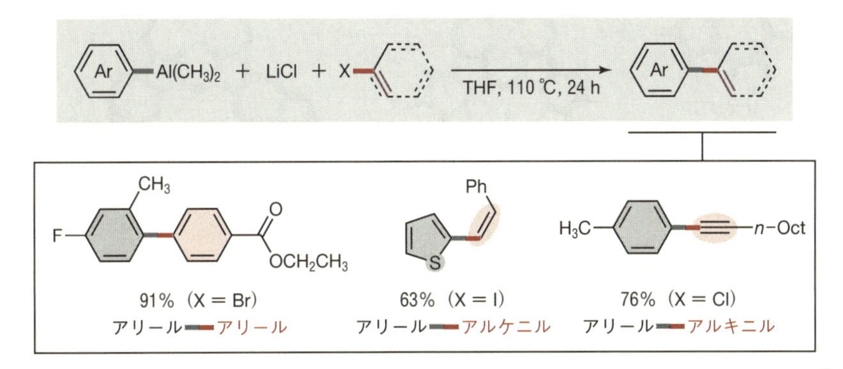

図7・3　有機アルミニウム反応剤による遷移金属非存在下におけるクロスカップリング反応[6]

図7・4）の発生法”について研究をしていた[7]．多様な置換基の導入法も確立し，合成化学への応用にも成功した．しかし，アラインの重合だけは何をやってもうまくいかなかった．“アライン発見から100年の月日を経て誰も重合を達成していない．仕方ない．”といったん研究を中断することにした．しかし，あきらめてはいなかった．この“執念”が実を結び，10年後初のアライン重合に成功した[8]．らせん状に三次元に拡がるポリアセチレンの新たな機能に期待である．だから研究はやめられない！

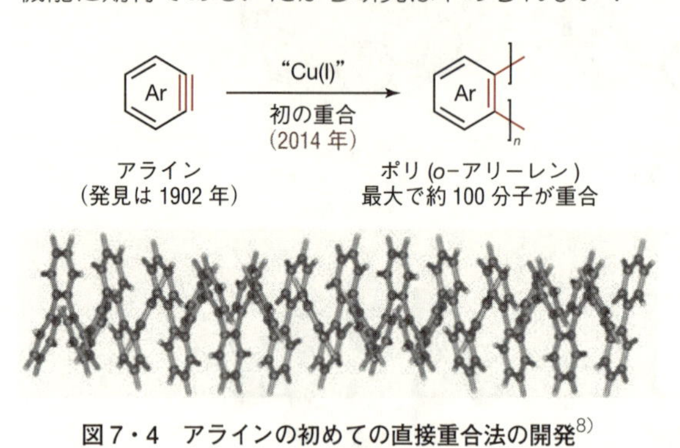

図7・4 アラインの初めての直接重合法の開発[8]

7・4 産む：機能ある物質をつくりだす

分子の形だけでなく，機能という息吹を与えることも化学研究の醍醐味である．ここでも“実験と理論”の融合が力を発揮する．本節では“近赤外光を利活用するための分子戦略”に関する筆者らの挑戦について紹介する．“近赤外光”とは，“可視光”と“赤外光”の間の領域の光をさし，ほとんどの物質と相互作用せず，たいていの物質を透過する．夕焼けが赤いのもこのためである．この性質を利用して，生体深部の診断や光線力学療法などへの応用が期待されている．しかし，ほとんどの物質を透過する“近赤外光”を活用するための“分子”をどうやって手に入れるかが大きな大きな課題であった．

フタロシアニン（図7・5）は，四つのイソインドリンユニットが連結した対称性の高い大環状π共役分子で，“可視光”を操れる安定分子として，コピー機のトナー，CD-R用色素，新幹線の塗料など幅広い分野で古くより利用されてきた．以下に紹介するのは，フタロシアニンの安定性を保ちながら，光の領域を可視から近赤外へとシフトさせる挑戦である．

どんな置換基を導入するか —— 子守唄の記憶

分子の吸収波長を長波長化する手段として，ベンゼン環などを連結させてπ共役を伸長する方法がよく用いられる．実際，フタロシアニンのベンゼン環部位をナフタレン環とした“ナフタロシアニン”では，吸収光の長波長化を実現している．しかし，ナフタロシアニンは電子が豊富すぎるため，酸化に弱く，安定性に問題があった．

そこで，筆者らは“アズレン”に着目した．アズレンは，ナフタレンの構造異性体だが，5員環と7員環で構成されており，それぞれが（6π）芳香族性を獲得するために負（5員環），正（7員環）に分極している．正に帯電した7員環部分から縮環させることでπ共役の“伸長”と“安定化”を同時に獲得することが理論計算によって予想できた（図7・5）．合成化学を駆使して，この分子を合成し，

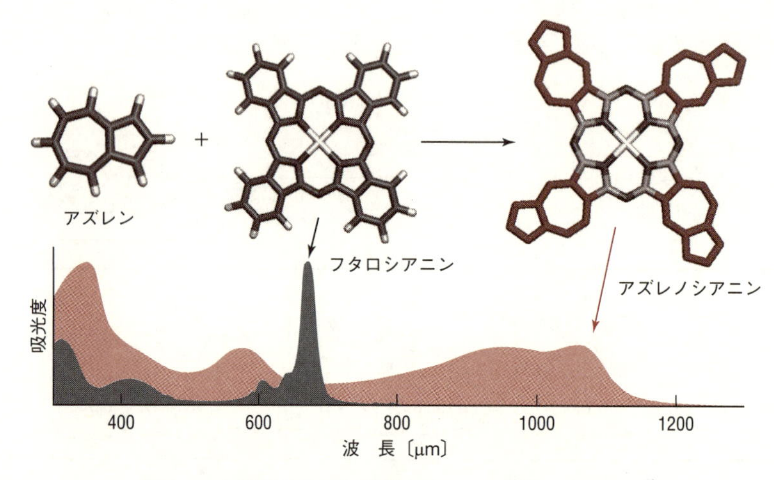

図7・5 置換基として何を選ぶか —— アズレノシアニン[9]

“アズレノシアニン”と名づけた．こうして安定な近赤外色素の開発に成功した．（実は“きっかけ”は，母校の東北大学で以前よりアズレンの研究が盛んで，授業でよくこの話を聞き耳に焼きついていたからである）今は無味乾燥に思える（？）授業内容でも将来のアイデアに繋がるかも知れないから侮れない！

分子をどう並べるか —— 自然に学ぶ

分子は，集合化させると機能が大きく変化することがある．たとえば“光合成の光捕集アンテナ”や“色彩豊かな花の色”は，分子が集合化することによる分子間相互作用が重要な役割を演じている．光捕集アンテナ（図7・6左）では，分子がわずかに重なりながら風車のように集合化している．何かありそうである！ これを“模倣”してみたくなった．そこで，二つのフタロシアニンを“わずかにずらして”重ねたラダー型フタロシアニン（図7・6右）をデザインし，合成してみた．すると，より長波長の光を吸収できることがわかった[10]．自然界でもこうした仕組みによってさまざまな領域の光を吸収する仕組みを創りだしているのかもしれない．やはり自然はすごい！面白い！いつも見ている風景にも新たな科学が潜んでいるかもしれない！？

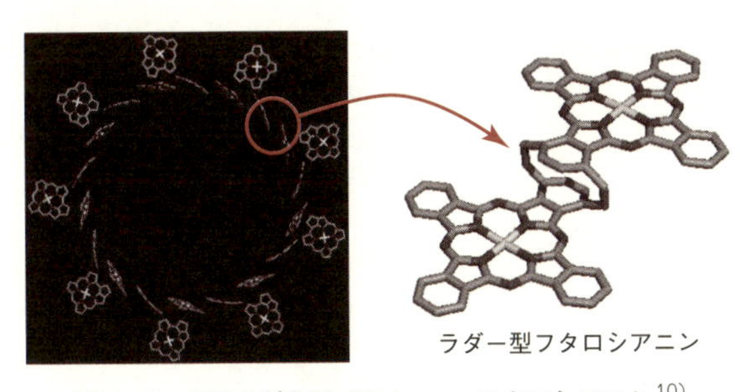

図7・6　分子をどう並べるか —— フタロシアニン[10]

芳香族性の制御 —— 実験→理論→例外→混沌→！

“実験”が蓄積すると，それを合理的に説明しようと“理論”が提唱される．そして，その理論によってまた実験が行われる．しかし，ごくまれに“例外”が現れ，そこで“混沌”が生まれる．しかし，そのときこそ大きなブレイクスルーのチャンスかもしれない．これまで芳香族性は構成するｐ軌道の数〔6πとか(4*n*+2)πとか〕で判断されてきた．しかし，フタロシアニンのイソインドリンユニットが他の芳香環によって置き換わった誘導体は，同数（18個）のｐ軌道が並んでいるものの，芳香族性を示さない“ヘミポルフィラジン（図7・7）”，“ベンジフタロシアニン（図7・8）”として

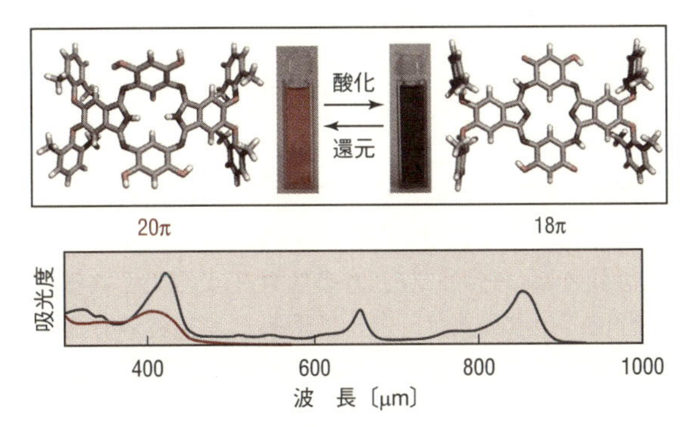

図7・7　芳香族性を酸化還元で制御する —— ヘミポルフィラジン[11]

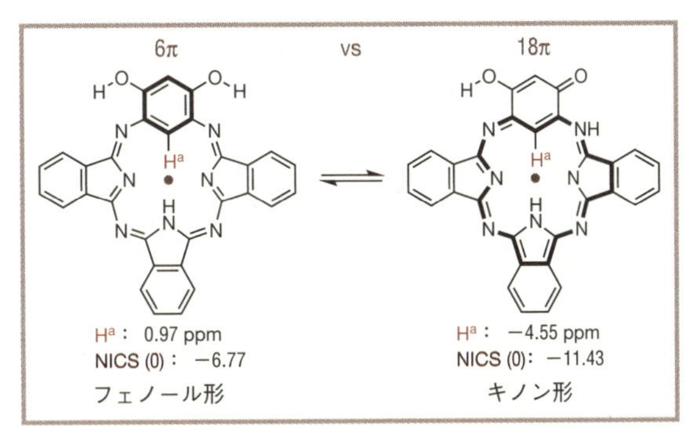

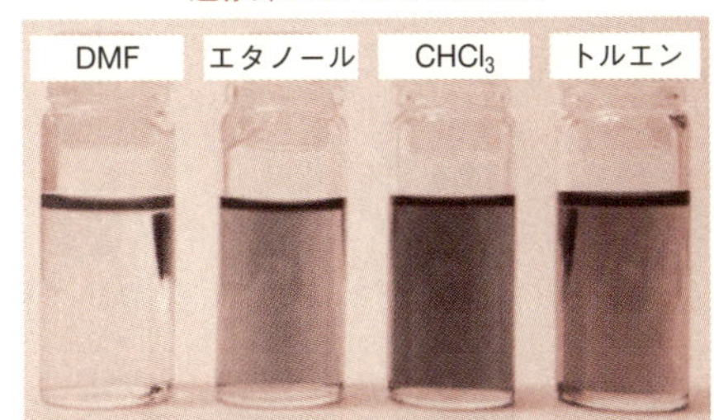

図7・8　芳香族性を互変異性で制御する —— ベンジフタロシアニン[12]

知られてきた．筆者らは，これら分子が芳香族性を示したり，示さなかったりする理由を理論解析によって突き止めた．“個”（の芳香族性）を優先するのか，「分子全体」（の芳香族性）のために“個”を犠牲にするのか，そのバランスが鍵であった．“個”か“組織”か．人間社会みたいである．謎が解けると，すぐに新分子や機能を創り出せるのが化学の面

白いところだ．この“！（ひらめき）”から，外部刺激（酸化還元，図7・7）や溶媒の極性（図7・8）などによって“芳香族性”ならびに“近赤外吸収特性”がスイッチする分子の創製へと“展開”に成功した．これらの分子は外部環境を認識して，近赤外光と相互作用できるため，新たな診断や治療に期待されている．

7・5 おわりに

診断，創薬，治療からエネルギー，材料まで生命科学・物質科学には，“手に取出せないもの”，“目には見えないもの”などが多数存在する．これらをいかに“化学の言葉”として理解し，物質や機能を合理的にデザインするかが化学研究にとても重要である．経験と実測を得意とする“実験化学”に，予測性を持った“理論計算”が加わると，薬学研究に新たな世界が広がる．本章では当研究室の悪戦苦闘の歴史を紐解き，“実験と理論の融合”によって“見えてきたもの”を紹介した．理論計算によって得られる三次元構造や立体電子構造は実験化学者の直感を刺激し，また理論予測により思いがけない未知の構造や機能に出会うこともある．これまで理論化学者に限られてきた理論計算を実験化学に融合することは新たな可能性に満ちている．

最後に，本研究は，筆者が理化学研究所に赴任した2006年頃から開始したものである．本成果は，多くの研究室スタッフ，学生，共同研究者の皆様との努力の結晶であり，ここに深謝いたします．

参考文献

1）反応開発：M. Uchiyama *et al.*, *J. Am. Chem. Soc.*, **119**, 11425 (1997).
その後の理論解析：M. Uchiyama *et al.*, *J. Am. Chem. Soc.*, **126**, 10897, (2004).
2）H. Sato, K. Teramoto, Y. Masumoto, N. Tezuka, K. Sakai, S. Ueda, Y. Totsuka, T. Shinada, M. Nishiyama, C. Wang, T. Kuzuyama, M. Uchiyama, *Sci. Rep.*, **5**, 18471 (2015).
3）N. Toriumi, A. Muranaka, E. Kayahara, S. Yamago, M. Uchiyama, *J. Am. Chem. Soc.*, **137**, 82 (2015).
4）当研究室の最近の例：M. Uchiyama *et al.*, *J. Am. Chem. Soc.*, **135**, 18730 (2013); M. Uchiyama *et al.*, *J. Am. Chem. Soc.*, **136**, 8532, (2014); M. Uchiyama *et al.*, *Nat. Commu.*, **7**, 12937 (2016) など．
5）M. Uchiyama *et al.*, *J. Am. Chem. Soc.*, **126**, 11526 (2004); M. Uchiyama *et al.*, *J. Am. Chem. Soc.*, **129**, 1921 (2007) など．
6）H. Minami, T. Saito, C. Wang, M. Uchiyama, *Angew. Chem. Int. Ed.*, **54**, 4665 (2015).
7）M. Uchiyama *et al.*, *J. Am. Chem. Soc.*, **124**, 8514 (2002); M. Uchiyama *et al.*, *J. Am. Chem. Soc.*, **130**, 472 (2008) など．
8）Y. Mizukoshi, K. Mikami, M. Uchiyama, *J. Am. Chem. Soc.*, **137**, 74 (2015).
9）A. Muranaka, M. Yonehara, M. Uchiyama, *J. Am. Chem. Soc.*, **132**, 7844 (2010).
10）Y. Asano, A. Muranaka, A. Fukasawa, T. Hatano, M. Uchiyama, N. Kobayashi, *J. Am. Chem. Soc.*, **129**, 4516 (2007).
11）A. Muranaka, S. Ohira, D. Hashizume, H. Koshino, F. Kyotani, M. Hirayama, M. Uchiyama, *J. Am. Chem. Soc.*, **134**, 190 (2012).
12）N. Toriumi, A. Muranaka, K. Hirano, K. Yoshida, D. Hashizume, M. Uchiyama, *Angew. Chem. Int. Ed.*, **53**, 7814 (2014).

研究例8 “急がば回れ”の精神 —— プロスタノイド受容体に関する研究

市川　厚，杉本幸彦

関連する SBO（本シリーズ他巻）

1. プロスタノイド（PGE_2 など）：4 生物系薬学 II，SBO 31
2. cAMP：4 生物系薬学 I，SBO 54
3. 受容体：6 医療薬学 I，SBO 4
4. G タンパク質共役型受容体：4 生物系薬学 I，SBO 52
5. 細胞膜：4 生物系薬学 I，SBO 1
6. 遺伝子工学技術：4 生物系薬学 I，SBO 35
7. 炎症：4 生物系薬学 III，SBO 13
8. 体温調節：4 生物系薬学 II，SBO 37

8・1 がん化マスト細胞 P-815 との出会いとプロスタノイド受容体研究

筆者らがプロスタノイド受容体に関する研究を始めた当時（1980 年頃），プロスタノイド*については，アラキドン酸を基質として，シクロオキシゲナーゼ（COX）と細胞ごとに発現するプロスタグランジン（PG）産生酵素の働きによって 4 種類の PG（PGD_2，PGE_2，$PGF_{2\alpha}$，PGI_2）とトロンボキサン（TX）産生酵素によって TXA_2 が産生されることや，産生されると速やかに細胞外に放出され多彩な生理・病態作用を発揮すること，ならびに，アスピリンに代表される非ステロイド性抗炎症薬（NSAID）は COX を阻害することなどがわかっていた．しかし，プロスタノイドの作用機構，特に細胞膜受容体やシグナル伝達に関しての情報は乏しかった．

そのような時代にあって，プロスタノイド受容体研究を始めた動機は，炎症に重要なマスト細胞のヒスタミン分泌の研究にあった．市川は大学院時代にホルモン作用を研究していた関係で，1971 年にノーベル賞を授賞した Earl Sutherland 博士が発見した受容体刺激で生成する細胞内セカンドメッセンジャー，cAMP の多様な作用に注目していた．そこで，マスト細胞の免疫刺激によるヒスタミン分泌も cAMP で制御されているのではと考え，ラットのマスト細胞と細胞膜透過性 cAMP のジブチリル cAMP を用いて実験を始めた．しかし，ラット腹腔マスト細胞の精製は難しいうえにわずかの細胞しか回収できず cAMP 誘導体の合成実験も困難であった．細胞の問題は，当時の講座主任富田謙吉教授の紹介で，日本になかったマウスがん化マスト細胞（mastocytoma P-815）を作成者 E. Potter（米 NCI 研究所）から直接輸入できることになり解決できたが，税関で担がんマウスの通過に大変苦労し，当時の国立がんセンター所長のお世話になった．特記すべきことは，この細胞を導入したことが，筆者らの研究室にオリジナルな研究リソースを持ち込み，その後のプロスタノイド受容体研究に幸運をもたらすこととなったことである．ところで，マウス P-815 細胞は SCF（stem cell factor）という増殖因子の受容体である c-kit リガンドに変異があるため，恒常的な細胞増殖能をもち，マスト細胞でのホルモン様物質の探索に適していた．生理活性物質を既存のタンパク質・ペプチドから検索したが期待する効果が得られず，研究の進展が行き詰まったときに，偶然，研究室に居た企業研究員が PGE_2 生合成酵素の研究をしていて，脂質の生理活性を炎症細胞で調べたら面白いという話をした．半信半疑で，P-815 細胞に PGE_2 を作用させると，高い cAMP 産生能と受容体結合活性があり，PGE_2 受容体（後に EP4 と判明）が多く発現していることがわかった．そこで，数百匹のマウスに P-815 細胞を移植し多量の P-815 細胞を回収し，PGE_2 受容体タンパク質の精製を始めた．しかし，3 年かけても部分精製しかできず，当時の技術では膜タンパクの精製は難しいと痛感した．

8・2 がん化マスト細胞と組換え DNA 技術

悩んでいた頃，プロスタノイド受容体研究における最大のランドマークとなる研究成果が発表された．1989 年，成宮周先生（京都大学医学部）が，

---

* プロスタノイドはプロスタグランジンとトロンボキサンを合わせていう．ともに，細胞膜リン脂質からホスホリパーゼ A_2 によって遊離したアラキドン酸にシクロオキシゲナーゼが作用して生合成される．構造上の特徴は，プロスタグランジンは 5 員環骨格を，トロンボキサンは酸素を含む 6 員環骨格をもち，二重結合を二つもつ．

TXA_2 受容体 TP の特異的作動薬 S-145 をアフィニティーカラムとして，ヒト血小板から TP 受容体を精製し[1]，1990 年にはヒト TP 受容体の cDNA を単離した．興味深いことに，TP 受容体はロドプシンと同様，7 回膜貫通型の G タンパク質共役型受容体（GPCR）であり，比較的コンパクトな構造を取ること，ロドプシンにおける発色団レチナールの結合部位とされている第 7 膜貫通領域内の Lys 残基の位置に Arg 残基をもち，プロスタノイドの α-カルボン酸と相互作用する可能性，さらに TP を含め PGE_2 や PGI_2 に対する受容体は，GPCR のなかでサブファミリーを形成している可能性が高いことなどが報告された．成宮らが TP 受容体の cDNA 単離に成功したという情報を得て，医学部と隣り合わせの薬学部キャンパスに居る筆者らは驚きとともに，PG 受容体研究の戦略を再考することにした．すなわち，P-815 細胞は，TP 受容体を発現しないが PGE_2 受容体や PGI_2 受容体を豊富に発現するため（図 8・1），他の PG 受容体 cDNA を単離するソースとして最適な細胞であると考え，P-815 細胞を用いた第二の PG 受容体 cDNA のクローン化を成宮らと共同で進めることとなった．当時の講座主任，富田謙吉教授は，あまり普及していなかった組替え DNA 実験は，近い将来，必ず研究に必須の技術になると考え，スタッフの一人を米国 Khorana 研に留学させ，組換え DNA 実験の技術を研究室に導入していた．PG 受容体 cDNA ハンティングは，それまでの生化学的な受容体精製とはまったく異なる分子生物学的なアプローチである．幸運なことに，当時大学院生であった杉本は組換え DNA 研究を行っており，ちょうど論文をまとめたところだったので，急遽 PG 受容体 cDNA のクローン化を進めることになった．今思えば，P-815 細胞というオリジナルな細胞と，先駆的に導入した組換え DNA 実験の技術とその技術を習熟した人材がその後の幸運を呼び込んだといえる．

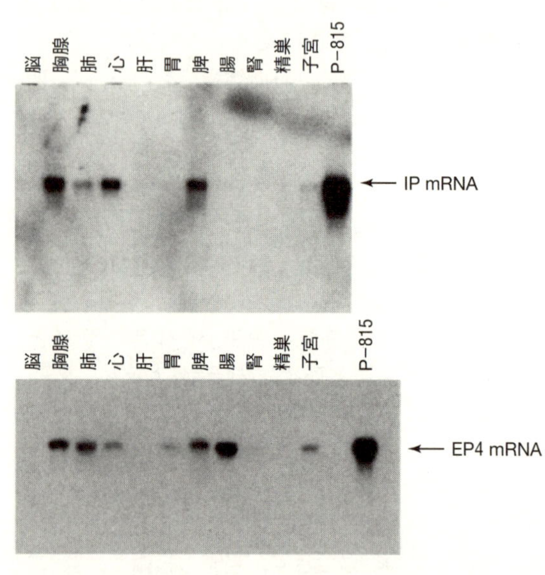

図 8・1 マウスがん化マスト細胞（mastocytoma P-815）における IP 受容体と EP4 受容体のノザンブロット解析
両受容体は P-815 細胞に豊富に発現する．

8・3 プロスタノイド受容体は GPCR サブファミリーを形成する

筆者らは成宮らと研究の進め方を討論した．前述のように，TP 受容体は，第 7 膜貫通領域内に Arg 残基をもち，これがロドプシンの発色団である脂質レチナール結合部位の Lys 残基と相同な位置にある（図 8・2）ことから，脂質受容体は互いに似通った構造をとるのではないかと予測した．当時は GPCR の一次構造解読が花盛りの時代で，他のサブファミリー内でどのドメインが保存されているのか，を参考にして，第二の PG 受容体ハンティングを開始した．方法としては，アミノ酸配列，ひいては DNA 塩基配列も似ているだろうと予測して，(1) すでにクローン化されたヒト TP 受容体 cDNA の全長あるいは部分配列をプローブとしてハイブリダイゼーション条件を緩めた（low stringency）条件下でクロスハイブリダイゼーションによって第二の PG 受容体 cDNA を単離する方法，あるいは，(2) 他の GPCR サブファミリー内でのアミノ酸（塩基）配列の保存状況を参考に，予想保存領域 2 箇所の間を縮重（degenerate）プライマーで増幅する PCR 法が考えられた．方法 (1) は考える要素は少ないものの，cDNA ライブラリー作成やファージの取回しに 1 カ月程度の時間を要し，またハイブリダイゼーション条件をどこまで緩くすればよいのかなど，時間と熟練を要する方法であった．これに対して PCR を用いる方法は，プライマーデザインに創意工夫を要するものの，ライブラリー作成の必要がなく，PCR 増幅から配列解読まで 1 週間程度でこなせるため，迅速で簡潔な方法であった．そこでまずは PCR を用いて，第二の PG 受容体 cDNA の増幅を試みたが，予想保存領域をどこに設定しても上手く行かなかった．そこで，まずは手堅く，マウスのTP受容体cDNAを単離することにした．マウス肺のcDNAから，PCR法によってマウスTP受容体cDNAの第3から第6膜貫通領域までの部分配列を単離した．この部分配列を元に，マウス肺のcDNAライブラリーをスクリーニングしてマウスTP受容体cDNAの全長配列を単離した．この際，どうせハイブリダイゼーションするなら，ということで，方法(1)のクロスハイブリダイゼーションを平行して試みた．すなわち，マウスTP受容体の部分配列プローブを用いて，通常は65℃や68℃といった高温条件下で行うところを，温度を少し下げることで厳しさを緩めた（56℃や54℃の）条件下でハイブリダイゼーションしたところ，RI標識されたプローブで光り方が明らかに異なる（標識プローブが弱く結合した）クローンが単離された．得られたクローンにはマウスTP受容体と似ているが，明らかに配列の異なるものが2種類含まれていた．これらが後に同定されるEP1受容体とEP3受容体の部分配列であった[2]．結果的に，クロスハイブリダイゼーションが功を奏したのである．またEP3の全長cDNAをがん化マスト細胞株P-815のcDNAライブラリーから単離する際に，意外な副産物が生まれた．EP3受容体には，C末端鎖のみ異なる3種類（マウス）のアイソフォームが存在したのである[3]（後述）．一方，EP3受容体の第1から第4膜貫通領域までの部分配列をプローブとして，P-815のcDNAライブラリーからクロスハイブリダイゼーションによりEP4受容体を単離できた．TP，EP1，EP3，EP4という4種類の受容体cDNAが単離されたことで，プロスタノイド受容体サブファミリー内のどの領域が保存されているのかの経験則が得られ，これらの保存領域を狙って，方法(2)，つまり縮重プライ

```
                                                   I                                      II
mEP2                           MDNFLNDSKLMEDCKSRQWLLSGESP-AISSVMFSA-GVLGNLIALALLARRWRGDTGCSAGSRTSISLFHVLVT   73
mDP                                    MNESYRCQTSTWVERGSSA-TMGAVLFGA-GLLGNLLALVLLARSGLGSCRPGPLHPPP-SVFYVLVC   65
mIP    MKMMASDGHPGPPSVTPGSPLSAGGREWQGMAGGCWNITYVQDSVGP-ATSTLMFVA-GVVGNGLALGIL------GARRRSH-PS--A-FAVLVT   84
mEP4    MAEVGGTIPRSNRELQRCVLLTTTIMSIPGVNASFSSTPERLN-SPVTIPAVMFIF-GVVGNLVAIVVL------CKSRKEQKET--T-FYTLVC   84
mEP3α                         MASMWAPEHSAEAHSNLS-STTDDCGSVSV-AFPITMMVT-GFVGNALAM-LLVSRSY--RRRESKRKK----FLLCIG   70
mEP1              MSPCGLNLSLADEAATCATPRLPNTSVVLPTGDNGTSP-ALPI-FSMTLGAVSNVLALALLAQVAGRMRRRRSAA----T-FLLFVA   80
mFP                           MSMNSSKQPVSPAAGLIANTTCQTENRLSV-FFSI-IFMTVGILSNSLAIAILMKAYQRF-RQKSKA----S-FLLLAS   71
mTP                           MWPNGTSLGACFRPVNIT--LQERRAIASP-WFAA-SFCALGLGSNLLALSVLAGA-----RPGAGPRS--S-FLALLC   67

                                      III                                       IV
mEP2   ELVLTDLLGTCLISPV-VLASYSRNQTLVALAPES--HACTYFAFTMTFFSLATMLMLFAMALERYLSIGYPYFYRRHLSR-RGGLAVLPVIYGAS  165
mDP    GLTVTDLLGKCLISPM-VLAAYAQNQSLKELLPASGNQLCETFAFLMSFFGLASTLQLLAMAVECWLSLGHPFFYQRHVTL-RRGVLVAPVVAAFC  159
mIP    GLAVTDLLGTCFLSPA-VFVAY--G-LAHGGT-M----LCDTFDFAMTFFDLASTLILFAMAVERCLALSHPYLYAQLDGP-PCARFALPSIYAFC  177
mEP4   GLAVTDLLGTLLVSPV-TIATYMKG-QWPGDQ-A----LCDYSTFILLFFGLSGLSIICAMSIERYLAINHAYFYSHYVDK-RLAGLTLFAIYASN  172
mEP3α  WLALTDLVGQLLTSPV-VILVYLSQRRWEQLDP-SGR-LCTFFGLTMTVFGLSSLLVASAMAVERALAIRAPHWYASHMKT-R-ATPVLLGVWLSV  161
mEP1   SLLAIDLAGHVIPGAL-VLRLYTAGRA-PAGG-A-----CHFLGGCMVFFGLCPLLLGCGMAVERCVGVTQPLIHAARVSVAR-ARLALAVLAAMA  167
mFP    GLVITDFFGHLINGGIAVFV-YASDKDWIRFD-QSNI-LCSIFGISMVFSGLCPLFLGSAMAIERCIGVTNPIFHSTKITSKH-VKMILSGVCMFA  163
mTP    GLVLTDFLGLLVTGAI-VASQHAALLDWRATDP-SCR-LCYFMGVAMVFFGLCPLLLGAAMASERFVGITRPFSRPTATSR-R-AWATVGLVWVAA  158

                                        V
mEP2   LLFCSLPLLNYGEY-VQYCPGTWCFIRHGR-------------TAYLQLYATMLLLIVAVLACNISVIL-NLIRMHRRSRRSRCGLSGSSLR---  243
mDP    LAFCALPFAGFGKF-VQYCPGTWCFIQMIHKERS------FSVIGFSVLYSSLMALLVLATVVCNLGAMY-NLYDMHRRHRHYPHRCSRDRAQ---  244
mIP    CLFCSLPLLGLGEHQ-QYCPGSWCFIRM-R--SAP------GGCAFSLAYASLMALLVTSIFFCNGSVTL-SLYHMYRQQRRHHGSFVP-------  255
mEP4   VLFCALPNMGLGRSERQY-PGTWCFIDWTT--NVT------AYAAFSYMYAGFSSFLILATVLCN-VLVCGALLRMHRQFMRRTSLGTEQHHAAAA  258
mEP3α  LAFALLPVLGVGRYSVQW-PGTWCFISTGPAGNETDPAREPGSVAFASAFACLGLLALVVTFACN-LATIKALVSR-------------------  235
mEP1   LAVALLPLVHVGRYELQY-PGTWCFISLGPRG------GWR-QALLAGLFAGLGLAALLAALVCNTLSGL-ALLRA-RWRRRRSRRFRKTAGPDDR  253
mFP    VFVAVLPILGHRDYQIQA-SRTWCFYNTEHIE------DWE-DRFYLLFFSFLGLLALGVSFSCNAVTGV-TLLRV-KF--RSQ-----------  235
mTP    GALGLLPLLGLGRYSVQY-PGSWCFLTLGT---------QRGDVVFGLIFALLGSASVGLSLLLNTVSVA-TL----------------------  220

                                                 VI                                         VII
mEP2   --------------------------GPGSRRRGERTSMAEETDHLI-LL-AIMTITFAICSLPFTIFAYMDETSSL------------KEKW-DL  298
mDP    ---------------------------SGSDYRHGSLHPLEELDHFV-LL-ALMTVLFTMCSLPLIYRAYYGAFKLENKAEG--D----SE---DL  302
mIP    ----------------------------------TSRAREDEVYHLI-LL-ALMTVIMAVCSLPLMIRGFTQAIAPDS-----------REMG-DL  303
mEP4   AAVASVACRGHAGASPALQRLSDF-----RRRRSFRRIAGAEIQMVI-LLIATS-LVVLICSIPLVVRVFINQLYQPNVV---KDIS----RNPDL  340
mEP3α  -------CRAKAAVSQS----------------SAQWGRI-TTETAIQLM-GIM-CVLSVCWSPLLIMMLKMIFNQMSVEQCKTQMGKEKECNSFL  305
mEP1   RRWGSRGPRLASASSASSITSATATLRSSRGGGSARRVHAHDVEMVGQLV-GIM-VVSCICWSPLLVLVV-LAIGGWNSNSL--Q----RPL--FL  338
mFP    ---------------------------------QHRQGRSHHLEMIIQLL-AIM-CVSCVCWSPFLVTMANIAINGNNSPVTC-------E--TTL  287
mTP    -------CRVYHT----------------R--EATQRPRDCEVEMMVQLV-GIM-VVATVCWMPLLVFIMQTLLQTPPVMSFSGQLLRATEHQ-LL  288

          *
mEP2   RALRFLSVNSIIDPWVFAILRPPVLRL-MRSVLCCRTSLRTQEAQQTSCSTQSSASKQTDLCGQL                              362
mDP    QALRFLSVISIVDPWIFIIFRTSVFRM-LFHKVFTRPLIYRNWSSHSQQSNVESTL                                      357
mIP    LAFRFNAFNPILDPWVFILFRKAVFQR-LKFWLCCLCARSVHGDLQAPLSRPASGRRDPPAPTSLQAKEGSWVPLSSWGTGQVA(30)       416
mEP4   QAIRIASVNPILDPWIYILLRKTVLSKAIEKIKCLFCRIGGSGRDSSAQHCSESRRTSSAMSGHSRSFLARELKEISSTSQTL(90)        513
mEP3α  IAVRLASLNQILDPWVYLLLRKILLRK-FCQIRDHTNYASSSTSLPCPGSSALMWSDQLER                                 365
mEP1   -AVRLASWNQILDPWVYILLRQAMLRQ-LLRLLPLRVSAKGGPTELGLTKSAWEASSLRSSRHSGFSHL                          405
mFP    FALRMATWNQILDPWVYILLRKAVLRN-LYKLASRCCGVNIISLHIWELSSIKNSLKVAAISESPAAEKESQQASSEAGL              366
mTP    IYLRVATWNQILDPWVYILFRRSVLRR-LHPRFSSQLQAVSLRRPPAQAMLSGP                                        341
```

図8・2　8種類のマウス・プロスタノイド受容体の一次構造の比較　＊の位置がロドプシンではLys残基であり，発色団であるレチナールと相互作用すると予測されていた．プロスタノイド受容体では，この位置にArg残基が完全に保存されている．

マーを用いたPCRによって，IP，FP，DPが芋づる式に単離できた．唯一，EP2受容体のcDNAクローン単離は，米国グループに先を越されたが，すぐにマウスEP2のcDNAをクローン化し，後述の受容体ノックアウトマウス作成に進んだ．

PGE_2の4種類の受容体サブタイプcDNAを単離したことで，各受容体の発現細胞を用いた特異的アゴニスト・アンタゴニストの開発が可能となった．小野薬品工業と協同し，各受容体発現細胞を用いたスクリーニングが展開され，各EP受容体に選択的なアゴニスト・アンタゴニストが開発された．これによって，とくに*in vivo*におけるPGE_2作用がどの受容体サブタイプを介して発揮されるのか，解析することが可能となり，PGE_2受容体分野の研究を飛躍的に推進させることとなった．

8・4　副産物として得られたEP3受容体アイソフォーム――GPCRにおけるC末端の働き

上述のように，EP3受容体cDNAクローン化の過程で，筆者らはEP3受容体には，N末端から第7膜貫通領域までは共通だが，C末端配列だけが異なる複数のアイソフォームが存在することを見出した．アイソフォームの数は，マウスで3種類，ウシで4種類，ヒトでは6種類にものぼり（図8・3），発現する臓器，組織，細胞によって発現比が異なっていた．その後，細胞に発現させたEP3受容体各アイソフォームの解析により，EP3受容体

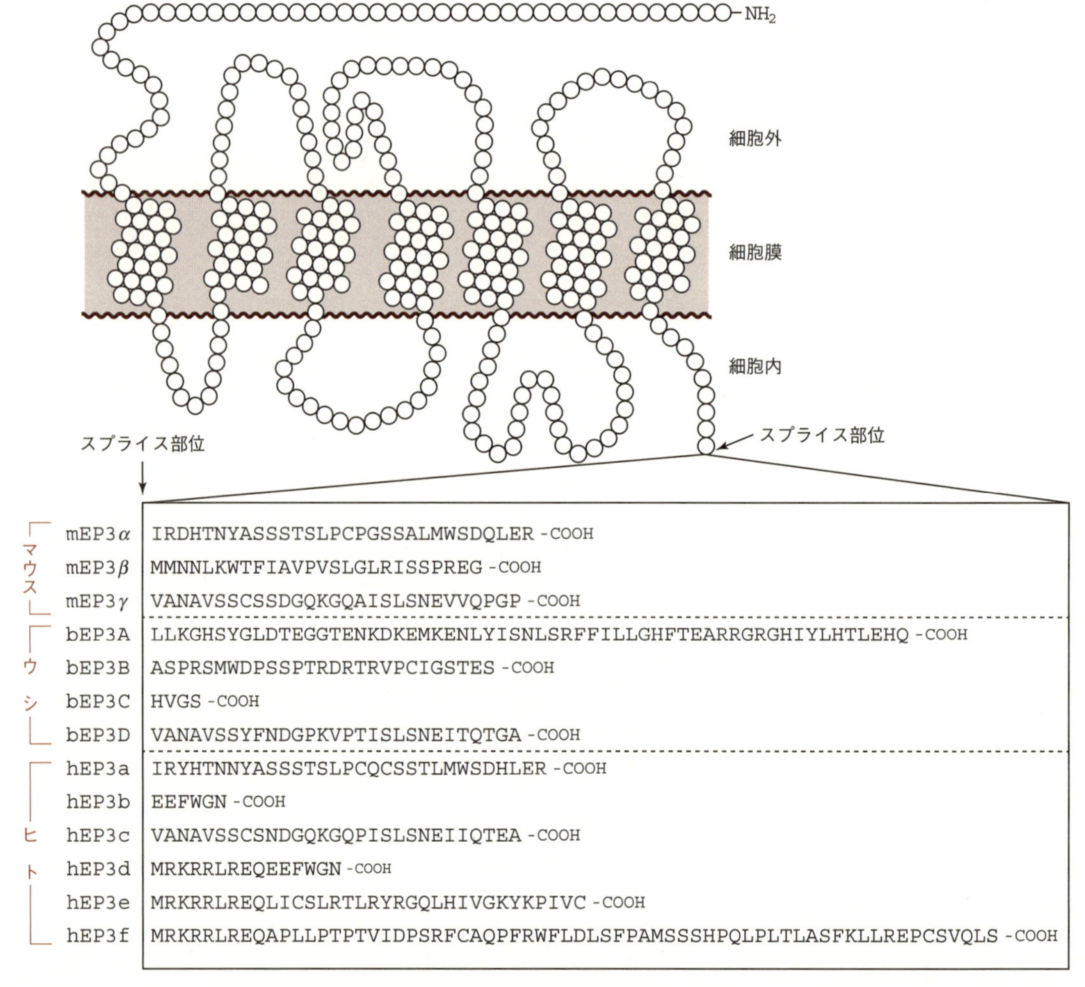

図8・3　マウス，ウシ，ヒトのEP3受容体に存在するC末端鎖のみ異なるアイソフォームの存在　マウスには3種類のEP3アイソフォーム（mEP3），ウシには4種類のEP3アイソフォーム（bEP3），ヒトには6種類のEP3アイソフォーム（hEP3）が存在し，この多様性がEP3受容体の多様な細胞作用発現メカニズムの一因である．

のC末端の違いは，Gタンパク質の活性化効率，脱感作の応答性，Gタンパク質の選択性，そして恒常活性の抑制に重要な役割を果たすことが示された[4]．こうした分子の多様性は，薬理学的な解析からは予想できなかったことであり，PGE_2の多彩な生理作用の一翼を担っているものと考えられた．またこれら一連の解析は，GPCR構造におけるC末端の働きを考えるうえで重要な基礎知見となり，多くの分野に影響を与えることとなった．

8・5　8種類の受容体欠損マウスを用いた各受容体の生理的意義の解析

アスピリンに代表されるNSAIDは，解熱・鎮痛・抗炎症作用を発揮する．これはつまり，生体内で生合成されたPGが発熱・発痛・炎症惹起の各作用を示すためである．しかしながら，これらPGの病態作用にはどの受容体が関与するのか不明であった．この点にアプローチするため，筆者らは成宮らとともに，8種類のプロスタノイド受容体の欠損マウス作成を試みた．当時はまだ全ゲノム配列の解読前で，各受容体のゲノム配列を解読しながら，組換えベクターを構築した．およそ2年の歳月を費やし，各受容体の欠損マウスがつぎつぎと生まれてくることとなった．そして，これら変異マウスを用いた解析により，プロスタノイドによるさまざまな生理・病態作用に関わる受容体の同定に成功した（表8・1）[5),6)]．本稿では，PG受容体欠損マウスの表現型解析の一例として，次節に4種類のEP欠損マウスを用いた発熱応答の解析結果を示す．

8・6　発熱はEP3受容体を介して発揮される

発熱は，一種の警告反応であり，免疫系を介して中枢性にひき起こされる全身性応答である．菌体成分であるリポ多糖（LPS）や炎症を惹起する化学物質などの働きによって，マクロファージが活性化され，種々のサイトカイン（IL-1β，IL-6など）を放出する．これらが血液循環を介して視床下部に作用して，PGE_2産生が亢進する．PGE_2は，体温中枢に作用し，セットポイントを上昇させることで，自律神経系を賦活化し，全身性に発熱が惹起される．このように発熱に関与するPGE_2は，視床下部のごく一部においてのみ働くものと考えられる．実際，末梢にPGE_2を投与しても発熱はひき起こされないが，上述の視床下部のごく一部に投与することで発熱反応が惹起される．しかし，発熱反応に本当にPGE_2が必須であるのかという点について決定的な証拠がなかった．また，発熱にはPGE_2受容体のどのEPサブタイプが関与するのかについ

表8・1　受容体欠損マウスから明らかとなったプロスタノイドの生理機能

リガンド	受容体	欠損マウスから推察されたプロスタノイド機能
PGD_2	DP	卵白アルブミン誘発性アレルギー性喘息の増悪
		皮膚マスト細胞の成熟
PGE_2	EP1	温熱性痛覚過敏の惹起
	EP2	排卵・受精促進
		Apc変異大腸がんにおける腫瘍発生
		ナイーブT細胞からTh1/Th17への分化促進
		炎症性大腸がん発生・進展
	EP3	リポ多糖誘導性発熱応答
		卵白アルブミン誘発性アレルギー性喘息の抑制
		アラキドン酸誘導性浮腫の惹起
	EP4	動脈管の閉鎖促進
		デキストラン硫酸誘発性潰瘍性大腸炎の抑制
		接触皮膚炎におけるランゲルハンス細胞遊走促進
		接触皮膚炎・実験的自己免疫性脳脊髄炎の減弱
$PGF_{2\alpha}$	FP	黄体退縮による分娩遂行
		ブレオマイシン誘導性肺繊維症の惹起
PGI_2	IP	カラゲニン誘導性浮腫
		酢酸誘導性疼痛の惹起
		温熱性痛覚過敏の惹起
		関節炎の増悪
TXA_2	TP	T細胞-樹状細胞の相互作用の抑制，接触皮膚炎減弱

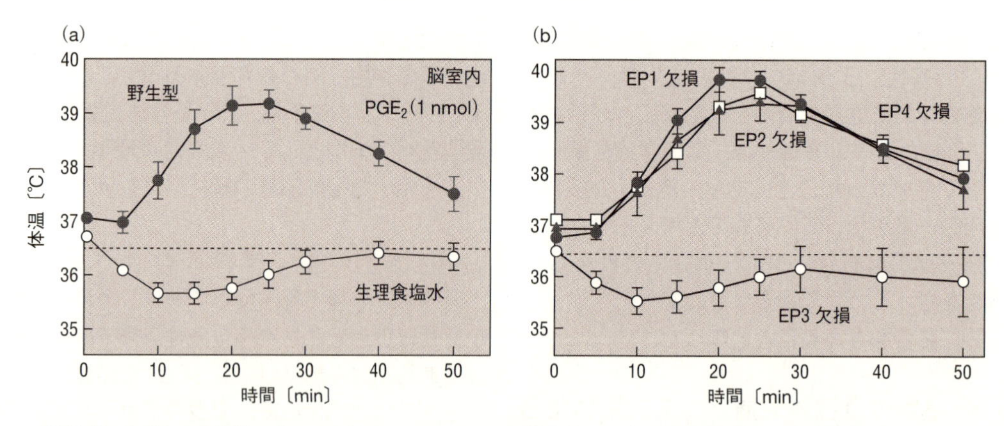

図 8・4 野生型および各 EP 欠損マウスにおける PGE_2 による発熱反応 (a) 野生型マウスの脳室内に PGE_2 (1 nmol) を投与すると一過性の発熱がひき起こされる. (b) EP1, EP2, EP4 の各受容体欠損マウスは野生型と同様の発熱を示すが, EP3 受容体欠損マウスはまったく発熱を示さないことから, PGE_2 による発熱は EP3 受容体を介することが判明する.

ても不明であった. そこで 4 種類の EP 欠損マウスを用いて PGE_2 や内因性・外因性発熱物質による発熱機構を解析した[7]. PGE_2 を野生型マウスの脳室内に投与すると約 2.5 ℃の一過性の発熱反応を認める (図 8・4). この反応は, EP1, EP2, EP4 の各欠損マウスでは野生型と同様に観察されたが, EP3 欠損マウスではまったくみられなかった. したがって, PGE_2 による発熱反応は EP3 受容体を介して発揮されるものと考えられた. それでは, この EP3 欠損マウスは, どのような刺激に対しても発熱反応を示さないのであろうか? 発熱性サイトカインである IL-1β は末梢あるいは脳室内のいずれに投与しても発熱反応を惹起する. また, LPS の末梢投与によりマクロファージを活性化すると発熱反応がひき起こされるが, これは実際の感染に最も近い状態であり, IL-1β を含む複数のサイトカインを介するものと考えられる. しかし, EP3 欠損マウスはいずれの刺激に対しても発熱を示さなかった. したがって, LPS 刺激によっていかなる内因性発熱物質が産生されても, 最終的には PGE_2 に変換され, EP3 受容体へと伝達され, 発熱をひき起こすことがわかった.

8・7 "急がば回れ" の精神の幸運

研究を振り返ると, 炎症と cAMP ⇒ マスト細胞 ⇒ がん化マスト細胞 ⇒ cAMP と PGE_2 ⇒ プロスタノイド受容体 cDNA ⇒ 遺伝子ノックアウト ⇒ 病態解析と展開してきた. 一連の研究の流れにおいて, "窮すれば通ず" というきわどい場面も数々あった. そのたびごとに乗り越えられたのは, 経験と技術と適切なヒントと協力をしてくれた研究者仲間のお陰である. これから研究を始める諸君には, 多くの経験を重ねるとともに相談できる研究者仲間を沢山にもつことを勧める. さらに, PG 受容体 8 種類の cDNA 単離成功の幸運は, P-815 細胞との巡り合わせに加え, クロスハイブリダイゼーションに用いたマウス TP 受容体の部分配列 (第 3 から第 6 膜貫通領域) には, PG 受容体間で高度に保存された細胞外第二ループ (第 4-第 5 膜貫通領域の間) が含まれていたこと, また, TP 受容体の全長配列を単離するときに, どうせならクロスハイブリダイゼーションも並行してやってみよう, と余分の実験を行ったことであった. 蓋を開けてみれば, 当初は技術と時間を要すると敬遠した方法がブレイクスルーとなった. このように, 研究では往々にして "急がば回れ" のアプローチが幸運をもたらすことがある.

参 考 文 献

1) F. Ushikubi, M. Nakajima, M. Hirata, M. Ohkuma, M. Fujiwara, S. Narumiya, 'Purification of the thromboxane A2/prostaglandin H2 receptor from human blood platelets', *J. Biol. Chem.*, **264**, 16496-16501 (1989).
2) Y. Sugimoto, T. Namba, A. Honda, Y. Hayashi, M. Negishi, A. Ichikawa, S. Narumiya. 'Cloning and expression of a cDNA for mouse prostagalandin E receptor EP3 subtype' *J. Biol. Chem.*, **267**, 6463-6466 (1992).
3) Y. Sugimoto, M. Negishi, Y. Hayashi, T. Namba, A. Honda, M. Hirata, S. Narumiya, A. Ichikawa, 'Two

isoforms of the EP3 receptor with different carboxyl-terminal domains. Identification of ligand binding properties and different coupling properties with G proteins', *J. Biol. Chem.*, **268**, 2712–2718 (1993).
4) T. Namba, Y. Sugimoto, M. Negishi, S. Narumiya, A. Ichikawa. 'Alternative splicing of C-terminal tail of prostaglandin E receptor EP3 subtype determine G protein specificity', *Nature*, **363**, 166–170 (1993).
5) A. Ichikawa, Y. Sugimoto, S. Tanaka, 'Molecular biology of histidine decarboxylase and prostaglandin receptors', *Proc. Jpn. Acad., Ser. B, Phys. Biol. Sci.*, **86**, 848–886 (2010).
6) Y. Sugimoto, S. Narumiya, A. Ichikawa, 'Distribution and function of prostanoid receptors: studies from knockout mice', *Prog. Lipid Res.*, **39**, 289–314 (2000).
7) F. Ushikubi, E. Segi, Y. Suginoto, T. Murata, T. Matsuoka, H. Hizaki, K. Tsuboi, M. Katsuyama, A. Ichikawa, S. Narumiya, 'Impaired febrile response in mice lacking prostaglandin E receptor EP3 subtype', *Nature*, **395**, 281–284 (1998).

研究例9 脂質は奥が深い

井上圭三

関連するSBO（本シリーズ他巻）

1. 脂　質：4 生物系薬学Ⅰ，SBO 5
2. 細胞膜：4 生物系薬学Ⅰ，SBO 1
3. 細胞小器官：4 生物系薬学Ⅰ，SBO 3
4. エンドサイトーシス：4 生物系薬学Ⅰ，SBO 2
5. 疎水性相互作用：2 物理系薬学Ⅰ，SBO 10
6. 抗体の作製：4 生物系薬学Ⅲ，SBO 20

われわれの体に存在する脂質は原則的には水に溶けない．したがって，一つ一つの分子が分散して水溶液中に存在できず，巨大な集合体として存在する．生物はこのような脂質をエネルギーの貯蔵庫として，また，膜の機能や細胞の構造維持に役立てているが，一方でその扱いに苦労している．研究しようとする際も有機溶媒で分散させるなどの工夫が必要で，その瞬間生物体の原型を大きく損ない，元をたどれないなどまことに厄介である．分子生物学の進歩が頂点を極めつつある現在でもDNA配列に基づく情報だけからでは脂質は構造的にもまた機能的にも解明が困難な分子である．近年さまざまな創意工夫や技術の進歩もあって急速に新たな解明が進んでいる．

このような特性ゆえに，さまざまな病気の要因に脂質やその代謝産物が絡むケースが多い．医薬品が標的に到達するにはさまざまなバリアーがあるが，脂質の寄与が大きく，構造を考える際に疎水性を無視できないのが一般である．薬学として，脂質をターゲットとして研究する意義は大きい．

9・1 薬学と脂質

ちょっと考えただけでも，コレステロールと動脈硬化の関連，LDLなどの血中リポタンパク質と疾患，メタボリックシンドローム，脂質の栄養素としての価値，中性脂肪と疾患，ω-3脂肪酸の効能，トランス脂肪酸の毒性，脂質の酸化と疾患，プロスタグランジンなどのメディエーター（脂質性オータコイド）の作用と動態，皮膚セラミドの保湿効果，などなど身近な生理的あるいは病理的現象に脂質そのものが重要な役割を担っていることがわかる．脂質のうち，リン脂質，糖脂質，トリグリセリドなどの中性脂質はいずれも脂肪酸を含有し，一方，コレステロール，ビタミンA，D，Eなどはそれ自体疎水性低分子化合物である．脂質の種類は脂肪酸鎖を考えなければそれほど多くはないが，脂肪酸鎖まで考え分子種となると一気に5000を超える．最近の質量分析などの進歩で分子種ごとに固有の機能を発現していることも明らかになりつつある．これらの脂質分子が代謝酵素とそれをしかるべき箇所へ運び収めるタンパク質によって制御されていると考えるといかに奥深いか想像されよう．

生活者の健康維持に，病気の治療に，必須の知識の基になるのが脂質生化学である．医療人であり健康支援者である薬剤師として生涯にわたって学習すべき題材である．

9・2 流行していて華やかな領域の研究テーマが良いわけではない

筆者が大学院生として研究に足を踏み入れたのは，50年以上昔である．当時ようやく生物の構成成分の分析が進む一方で成分の代謝回転が意識されるようになり始めていた．核酸についての化学的分析は進んでいたが，機能の解明には至っていなかった．ワトソン・クリックモデルが発表されて間もないころであったのでこの領域は賑やかで今日のセントラルドグマであるDNAから始まり，mRNA，リボソーム，タンパク質に至る経路が解明されつつあって，まさに分子生物学の黎明期（れいめいき）であった．こういう領域の研究に皆が憧れるのは当然で，筆者自身惹かれるものがあったし，その領域で研究している人を羨ましくも思ったこともあった．

ただし，このような華やかな分野は競争が著しく激しい．苦心して問題点を一つクリアした矢先に，狙っていた結果を先に発表されてしまうなどのケースは日常茶飯事ということにもなる．もちろんこのような華やかな分野に果敢に挑戦し，華々しい成果をあげる場合もあるので“やめといたら”と言っているわけではない．現時点で流行していて華々しい成果のため世の中的にも注目度が高いテーマに憧れ，“スマートな手法で扱いやすいターゲットを”などという短絡的な考えはろくな結果にならないと肝に銘じるべきである．熾烈な競争に打ち勝つ覚悟が必要である．

9・3　カルジオリピンの合成から免疫化学へ —— 当面の目標を真摯に追求しながらサイドワークに挑戦

筆者は大学院修士課程で“リン脂質の一種であるカルジオリピンを化学的に合成して，構造を確かめる”というテーマを頂いた．類似化合物を複数合成することができたが肝心のカルジオリピンそのものの合成の完成には4年の月日を要した．この間にそれまでになかったTLC技術をはじめ脂質の分離分析，物性の把握などにはかなり習熟したつもりである．脂肪酸鎖が結合した途端に合成品の融点が明確でなくなり，温度を上げていくと固体から2段階で液体になる現象に出くわし，すっきりしないので困った記憶がある．この中間体こそが“液晶”であったわけである．

今でこそカルジオリピンは動物細胞では主としてミトコンドリアに局在し機能していることがわかっているが，当時は動物では心筋に多いが結核菌などにも存在すること以外に，なぜか梅毒の患者にこの脂質と反応する抗体らしきものが出現するという現象が知られていた．梅毒の血清診断にカルジオリピンが広く使用されていたが，不思議なことにカルジオリピンにレシチン（ホスファチジルコリン，PC）とコレステロールを加えて作成する混合物がこの“抗体”と反応するうえで必要とされていた（図9・1）．確かに合成したカルジオリピン類似体も，

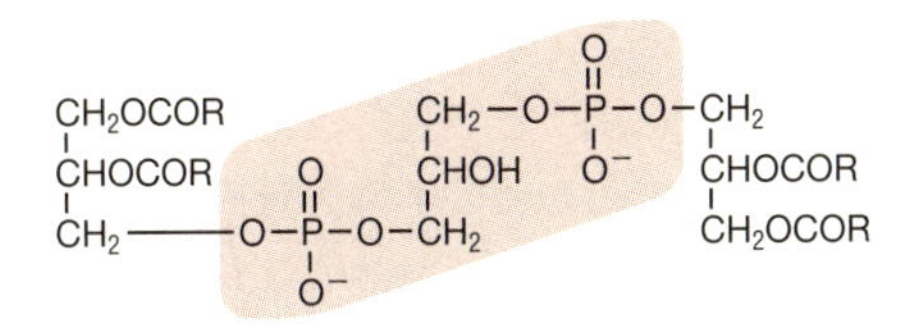

図9・1　カルジオリピンの化学構造とエピトープ　網掛け部分はこの研究で明らかにした抗体と結合するうえで重要な構造（エピトープ）．R＝長鎖アルキル基．

レシチンとコレステロールを加えなければ“抗体”と反応しなかった．なぜ，“混合物”とすることが必要なのか？ 梅毒菌，スピロヘータに感染するとカルジオリピンと反応する“抗体”が出現するのか？ 悩んだものである．前者の疑問は後のリポソーム研究につながっていくが，後者に関してはいまだに明確な答えはない．

9・4　カルジオリピン複合体に対する抗体ができた —— 免疫原性の追求へ

このときの教訓．ボスに与えられたテーマは真摯に追求する．そのうえで余暇を見つけて道草をしてみる．本務を真摯に追求しそれなりの成果を出していれば，ボスは道草に目をつぶってくれるか，応援してくれるはず（ボスにもよるか？）．結果として何かにぶつかるとそれがサイドワークとして認知されることになる．

当時ABO血液型の発見者として知られるLandsteinerの免疫化学論が注目を集めていた．抗原はハプテンとキャリアーがあって初めて免疫原性を発揮できる（抗体をつくれる）とする説である．抗体の認識部位はハプテンが担うが抗体をつくるためにはハプテン部分以外にキャリアーが必須とする理論である．今日ではB細胞とヘルパーT細胞の共同作用で抗体が産生されるという原理に直結する重要な理論である．

カルジオリピンを免疫化学的に研究するには患者血清では供給を含めて心もとない．なんとか抗体ができないものか考えた．カルジオリピンを共有結合でタンパク質に結合させる？ 待てよ．カルジオリピン，レシチン，コレステロール複合体しか抗体と目に見える反応をしない現象をどう考えるか？ いっそ複合体にタンパク質を物理的に結合させたらどうか？ など考えを巡らせた．

幸い，隣の研究室ではRNAの分離分析をメチル化アルブミン（MBSA）を基材としたカラムクロマトグラフィーを用いて検討していた．MBSAとは血清アルブミンにHCl存在下メタノールと反応させてできる塩基性かつ疎水性の人工タンパク質である．このタンパク質とカルジオリピン複合体を混ぜたところ，カルジオリピンの負電荷とMBSAの正電荷の結合に加えて疎水結合も寄与して凝集物ができた．これを集めてウサギに静脈注射したところ見事に抗体ができた．飛び上がるほど嬉しかった．抗体をつくる能力，免疫原性にもカルジオリピン以外に少なくともレシチンは必要であることもわかり，ますます複合体の本体を知りたくなった[1]．

9・5 恵まれた留学先

大変神経質で少し変わり者というもっぱらの評判ではあったが，レシチン，コレステロールを補助脂質とした糖脂質抗原の研究者として知られていたRapport教授のもとにポスドクとして滞在した．補助脂質の研究は進まなかったが，細胞膜上の脂質抗原と抗体が反応すると血中の補体成分が活性化され膜が崩壊する現象を目の当たりにし，何となく細胞膜上の抗原，レシチン，コレステロール複合体上の抗原のイメージが重なることとなった．偶然リポソームを生体膜に擬した研究を始めていたKinsky教授の研究室に2年後に移ることになっていたのも幸いであった．

リポソームは英国のBangham教授がちょうどこの頃，レシチンなどのリン脂質を水溶液に懸濁し，電子顕微鏡で観察すると閉じた膜状になっているという現象として見つけたものである．リン脂質やコレステロールは確かに細胞膜に多い成分ではあるが脂質二分子モデルは当時主流ではなく，リポソームが膜モデルとしてもてはやされるのはずっと後になってからである．

9・6 リポソームの膜研究材料としての有効性

レシチンとコレステロールそして脂質抗原からなる複合体はリポソームそのものであった．リポソームを脂質二分子膜からなる閉鎖小胞と定義すると，カルジオリピンを含む脂質混合物をリポソームとよぶのは正確ではないかもしれないが，今風に考えると“のようなものである”と私はこの時点で確信し興奮した．J. Molecular Biologyに掲載されたBanghamの論文はなかなか難解であったし，閉鎖小胞であることを有効利用などとはまったく思いつきもしなかった．リポソーム膜上で抗原抗体反応をトリガーとして膜崩壊につながる補体の一連の反応を起こさせようという試み，さらにはそれを実証するために膜の崩壊を内包したマーカーの遊離を測定するというKinsky教授の発想には正直脱帽した．

生体膜が脂質二分子膜を基本とするという考えはSinger-Nicolsonモデル以来一般的になったが，当時は諸説が入り乱れていた．しかし，実際にリポソームに脂質抗原を組込み，抗体と補体を反応させると，生体膜で起こるのとまったく同じ反応が起こる（抗原-抗体結合に続いて補体のカスケード反応が惹起され最終的に透過性の変化，膜崩壊が起こる）という現象に遭遇し[2]，二分子膜が生体膜にあると確信した次第である．

9・7 小胞としてのリポソームの活用

リポソームは脂質二分子膜が閉じた小胞であるので，小胞内に二分子膜を透過できない物質を閉じ込めることができる．抗悪性腫瘍薬（抗がん剤）などを封入し，できるだけがん細胞などの標的組織細胞に特異的に薬剤を送達するなどの工夫は1970年に始まり，紆余曲折を経てようやく近年医薬品として世に出回るようになったのは喜ばしいことである．私自身このような試みをすべく，科学研究費（科研費）の申請を何度か試みたが，当時は問題にもされなかった．このようなギャップ，タイムラグは世の常であるが，慧眼の審査，評価委員の目に留まれば幸いしたかもしれない．しかし，審査をしてきた立場からすれば実績などを重視しがちで萌芽的研究の発掘は実は本当に難しいのである．科研費などの申請がすぐに採用されなくてもめげないことが大切と申し上げておきたい．

赤血球の溶血現象をはじめとして細胞膜の障害は毒素，サポニンなどの植物成分，抗生物質などの薬剤，ウイルス，界面活性剤，活性酸素などさまざまな物質で起こる．その標的を同定し，膜の障害に至るプロセスを解析するうえでリポソームは時に有効であり論文は稼いだが，詳細は割愛する．

9・8 膜における脂質の動態 —— バブルのような研究はするな？

指導教員であった水野伝一先生，野島庄七先生からオリジナリティーの重要性はいやになるほど叩き込まれた．真にオリジナリティー豊かな研究とは世界中探しても，どこにもない発想，手法，結果，あるいは解釈を世に問うということであろうか．極端にユニークでは，誰もその本質を見抜けず不採択になる確率が高くいわゆる一流誌には載らないかもしれない．流行していて，誰もが結果について納得がいくテーマが採択率が高いと思うが，香り高いオリジナリティーという点ではどうかと思われる論文も結構目につく．その時点では誰も発見していない現象で，それが華々しい論文として実を結んだとしても，簡単に追試され，先を越され，あっという間に新たな情報にのみ込まれてしまうとしたら，そのような仕事はまさにバブル，泡とはかなく消えていくテーマとなるのだろう．野島先生からは常日頃からバブルのような仕事はするなと言われてきたのを思い出す．情報の価値がいつまで続くか，後の研究の発展にどれだけ有用であったかが問題とすると一概にバブルのような研究は価値がないとはいえないだろうが．

私の研究でいえば，“膜における脂質の動態”の研究は最もバブル的研究であったであろう．スフィンゴミエリン（SM）から形成される二分子膜はタイトに集合して形成されているが，コレステロール（Chol）を周りから吸い取り，ひとたびSMとCholからなる集合体をつくると一層タイトな膜となり，Triton X-100などの界面活性剤の侵入を許さないなどの現象の発見[3)]（BBA 1976，1979）は残念ながら当時あまり世の注目は集めなかった．スフィンゴミエリンやステアリン酸を側鎖にもつDSPC（ジステアリルホスファチジルコリン），パルミチン酸をもつDPPC（ジパルミトイルホスファチジルコリン）は37 ℃以下ではいずれもゲル状で互いにきわめてタイトに集合した膜を形成している．にもかかわらずChol分子はこの膜の中に潜り込み流動性という観点ではより流動性が増すことになる．このようにゲル状のリン脂質集合体がCholを周辺から吸い取るがごとく集めていく現象は考えるだけでもぞくぞくするほど楽しく，勝手に“生体も酵素などタンパク質に依存することなしにこのような物理的現象をラフト形成などに活用しているのかも”と想像をたくましくしたりしている（図9・2）．

リゾレシチン（リゾホスファチジルコリン，リゾPC）が球状ミセルを形成し，レシチンを混ぜていくと，円盤状になっていくなど実に複雑な複合体構造を形成する様子を電子顕微鏡で観察した論文（1977年）も，球状ミセルを実際に観察した貴重なデータと自負しているがあまり注目はされていない．正直，2015年に出版された教科書に記載されている脂質膜をめぐる現象などの多くも1970年代に想定されていたように思える．

9・9　脂質の生理活性を制御するタンパク質群

新しい分子の発見，構造解明，機能の解明などは成果が明確でわかりやすいし後に残る仕事，バブルではない研究となりやすい．脂質をしかるべき箇所に運搬するタンパク質，受容体としてのタンパク質，合成，分解など代謝にかかわる酵素タンパク質などがある．

筆者にとって，タンパク質の存在を明確に意識させられたのはCholのリポソーム膜間の移動の研究からである．人工膜でみる限り，流動性の高い膜ではCholはまことに自由に膜間を動き回る．にもかかわらず，細胞ではCholは表面膜に圧倒的に多く存在する．リポタンパク質を取込んだリソソーム内

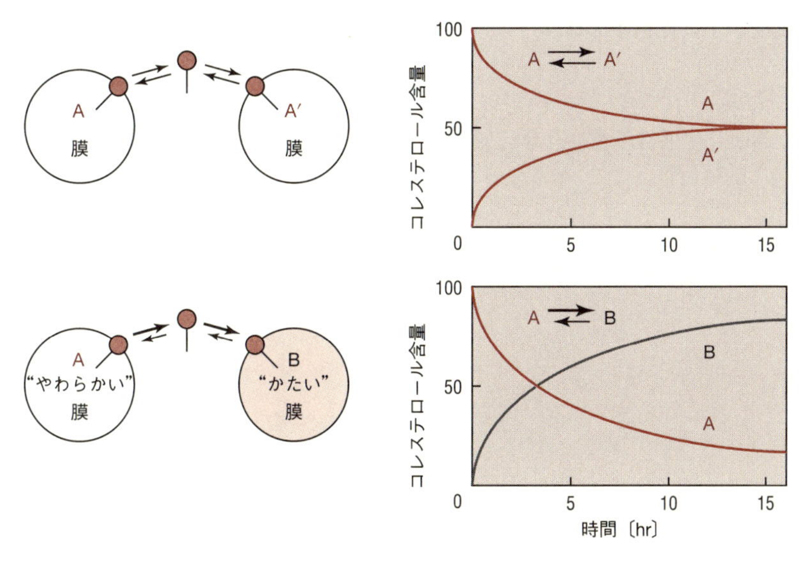

図9・2　コレステロールの膜間自動移動　流動性の高い膜同士ではコレステロールは相互に移動して平衡に達する．一方，流動性の高い（やわらかい）膜と流動性の低い（ゲル状，かたい）膜（たとえばスフィンゴミエリンからなる膜）の間では，コレステロールはかたい膜に“吸い取られる”．

で Chol エステルが分解を受けて生じた Chol は一定の条件がなければリソソームから出てはいけない．このような現象から細胞小器官（オルガネラ）間の移送を制御するタンパク質があるのではと探してみたが，リポソームを用いた単純な実験系では移動を制御するような因子は見つけられなかった．当時 Chol と構造的かつ機能的に似た分子として α-トコフェロール（ビタミン E，α-Toc）が注目されていたので，このビタミンの細胞への取込み，膜間移送を扱ってみることにした．この部分は一緒にやっていた大学院生のアイデアである．このビタミンは脂質膜に溶け込むが Chol とは異なり膜間移動を自発的にはしにくく，ラット肝臓の可溶性画分中に α-Toc 特異的に膜間移動を促進するタンパク質を見つけた[4]．このタンパク質については構造解明，遺伝病の発見，一部の機能の解明に筆者自身も関わったが[5]，その後の発展を含めて後継者の寄与が絶大である．

同様に，ラットのマスト細胞の活性化にリゾ PS（リゾホスファチジルセリン）が必須因子である現象から血小板由来のホスホリパーゼ A_2 と A_1 を発見したが[6]，構造解明，機能解析に至る研究は後継者たちが大きな発展をしてくれている．PAF-アセチルヒドロラーゼについては筆者らのグループが他を寄せつけないほどの成果をあげてきたが，この酵素も始めは活性酸素で修飾されたリン脂質の処理に関わる酵素としての検討が契機となった[7]．いずれも当時一緒に研究をしていた若手の寄与が大きい．

9・10 おわりに

約 40 年にわたる研究生活は脂質生化学に終始したが，自分がすべての面で主役を果たしたと思える時期は意外に短いものであった．若い皆さんには比較的研究に集中できる時期を大切に有効に使ってほしいとつくづく思う．分子生物学の利用や質量分析の進歩などで脂質の新世界が開かれつつある．脂質は扱いづらいのではないかと敬遠せず挑戦してみてはいかがだろう．

参考文献

1) K. Inoue, S. Nojima, 'Immunochemical studies of phospholipids Ⅲ. Production of antibody to cardiolipin', *Biochem. Biophys. Acta.*, **144**, 409-414 (1967).
2) K. Inoue, S. C. Kinsky, 'Fate of phospholipids in liposomal model membranes damaged by antibody and complement', *Biochemistry*, **9**, 4767-4776 (1970).
3) Y. Nakagawa, K. Inoue, S. Nojima, 'Transfer of cholesterol between liposomal membranes', *Biochem. Biophys. Acta.*, **553**, 307-319 (1979).
4) H. Mowri, Y. Nakagawa, K. Inoue, S. Nojima, 'Enhancement of the transfer of α-tocopherol between liposomes and mitochondria by rat liver protein(s)', *Eur. J. Biochem.*, **117**, 537-542 (1981).
5) K. Ouahchi, M. Arita, H. Kayden, F. Hentati, H. M. Ben, R. Sokol, H. Arai, K. Inoue, J. L. Mandel, M. Koenig, 'Ataxia with isolated vitamin E deficiency is caused by mutations in the α-tocopherol transfer protein', *Nature Genet*, **9**, 141-145 (1995).
6) K. Inoue, H. Arai, J. Aoki, 'Phospholipase A_1 structure, physiological and patho-physiological roles in mammals' p.23-39, "Lipases and phospholipases in drug development" ed by G. Muller, S. Petry, Wiley-VCH (2004).
7) K. Karasawa, K. Inoue, 'Overview of PAF-degrading enzymes', p.1-22, "The enzymes platelet activating factor acetylhydrolases" ed by K. Inoue, D. M. Stafforini, F. Tamanoi, Elsevier (2015).

研究例 10　脳内在性物質であるTIQ類によるパーキンソン病発症機構解明のアプローチ

太田　茂

関連するSBO（本シリーズ他巻）

1. パーキンソン病：❻ 医療薬学Ⅰ，SBO 45
2. 能動輸送：❻ 医療薬学Ⅵ，SBO 1
3. P糖タンパク質：❻ 医療薬学Ⅳ，SBO 28，❻ 医療薬学Ⅵ，SBO 2

10・1　研究の目的

日本におけるパーキンソン病の有病率は人口10万人につき約100人と推定され罹患率の高い疾患といえる．今から約35年前にMPTPという合成麻薬の副産物によってパーキンソン病に酷似した症状を呈することが明らかとなり*，MPTPに化学構造や作用の似た化学物質がその原因物質として考えられるようになったが，脳内濃度付近においても毒性を発現し発症をひき起こす化合物の特定には至っていない．

一方で遺伝的要因が深く関与している家族性パーキンソン病についてはその原因遺伝子のいくつかが解明されているものの，パーキンソン病全体からすると1割弱の頻度であり，遺伝子の解析のみで発症過程の全体像が捉えられるには至らない．

そこで本研究では，パーキンソン病発症のメカニズム解明を目的として，特に脳内在性の小分子に注目し研究を行った．

10・2　脳内在性物質とパーキンソン病様症状発症

ラット脳内在性物質を検索したところ1,2,3,4-テトラヒドロイソキノリン（TIQ）という小分子物質を見いだすことができた（図10・1）．その後，

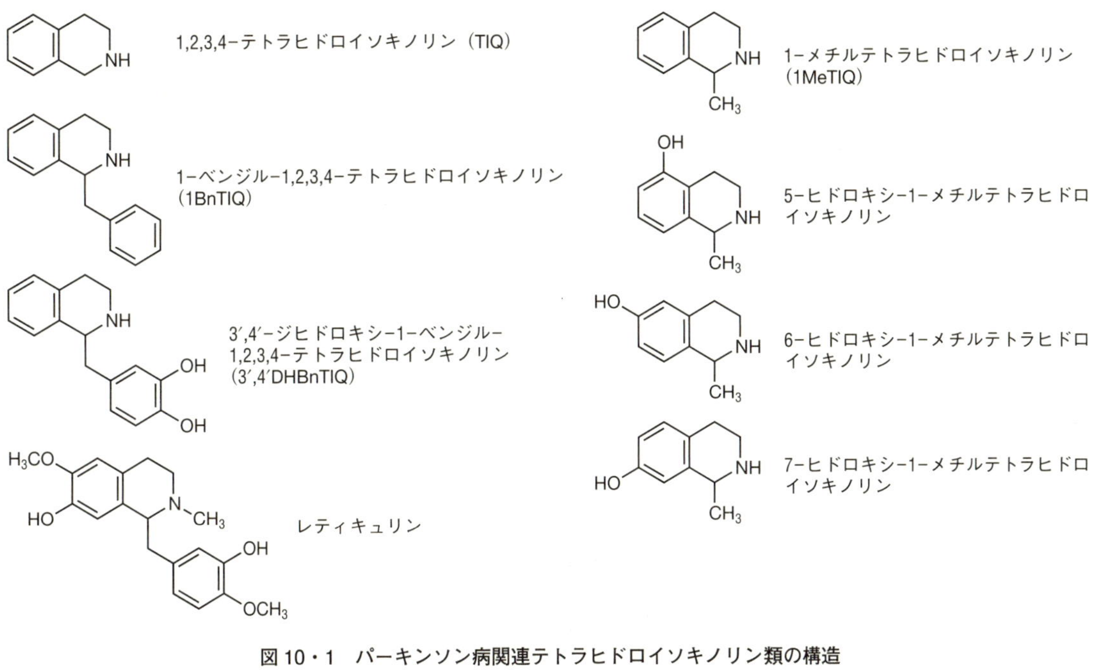

1,2,3,4-テトラヒドロイソキノリン（TIQ）

1-ベンジル-1,2,3,4-テトラヒドロイソキノリン（1BnTIQ）

3′,4′-ジヒドロキシ-1-ベンジル-1,2,3,4-テトラヒドロイソキノリン（3′,4′DHBnTIQ）

レティキュリン

1-メチルテトラヒドロイソキノリン（1MeTIQ）

5-ヒドロキシ-1-メチルテトラヒドロイソキノリン

6-ヒドロキシ-1-メチルテトラヒドロイソキノリン

7-ヒドロキシ-1-メチルテトラヒドロイソキノリン

図10・1　パーキンソン病関連テトラヒドロイソキノリン類の構造

---

* 1976年，米国の大学院生が自宅の実験室で麻薬であるメペリジン誘導体を合成し，自分で注射したところパーキンソン病にきわめてよく似た症状となり最終的には死亡してしまった．後の検討によりその合成品は不純物を多く含んでおり，主成分は1-メチル-4-フェニル-1,2,3,6-テトラヒドロピリジン（MPTP）であることが明らかとなった．MPTPをサルに投与したところパーキンソン病様症状を呈したところから，MPTPが原因物質であることが判明した．偶然の経緯で発見されたMPTPはその後パーキンソン病モデル動物を作成する際にきわめて重要な神経毒として広く使用されるようになった．

同化合物はマウス，サル，ヒトからも検出され脳内在性物質として普遍的なものであることが示唆された．TIQ の生合成過程としてはフェネチルアミンがホルムアルデヒドと環化縮合したと考えられる（図 10・2）．フェネチルアミンはモノアミンオキシダーゼ B によってフェニルアセトアルデヒドを生成することはすでに知られていることから，フェネチルアミンとフェニルアセトアルデヒドが環化縮合した場合，1-ベンジル-1,2,3,4-テトラヒドロイソキノリン（1BnTIQ）が生成することが予想される（図 10・2）．また，生体内在性アミンであるドーパミンとフェニルアセトアルデヒドが環化縮合した場合，3′,4′-ジヒドロキシ-1-ベンジル-1,2,3,4-テトラヒドロイソキノリン（3′,4′DHBnTIQ）が生成されることも予想される（図 10・2）．実際これら 2 化合物を脳内で検索したところ，脳内在性物質であることが明らかとなった[1),2)]．以上の検討の結果 TIQ 骨格をもつ化合物が数種類脳内に内在性物質として存在することが確認された．

これら化合物の毒性を評価したところ，ミトコンドリア呼吸鎖の阻害作用が認められ活性は MPTP より高いことが明らかとなった．またドーパミン神経細胞を用いた検討において，神経細胞死や形態変化が確認された．さらにマウス，カニクイザルを用いた行動薬理試験においてパーキンソン病類似症状の発現が認められた．

さらに 1BnTIQ はパーキンソン病患者の脳脊髄液においてコントロールと比較して約 3 倍の集積が認められた．

これらの結果より TIQ 類は脳内在性のパーキンソン病発症物質候補としての性格をもっていると考えられた．

10・3　1BnTIQ の毒性発現機構

1BnTIQ の毒性発現機構を明らかにする目的で 1BnTIQ を化学修飾（光照射することで近隣のタンパク質と共有結合する修飾）した類縁体を合成して脳ホモジネート存在下で光照射下インキュベートを行ったところ，1BnTIQ と結合するタンパク質として β-チューブリンが検出された．1BnTIQ の存在下，神経細胞をインキュベートすると β-チューブリンのポリユビキチン化が減少した．この結果より 1BnTIQ は β-チューブリンと結合することで β-チューブリンのポリユビキチン化を阻害していると考えられる．ポリユビキチン化は不要なタ

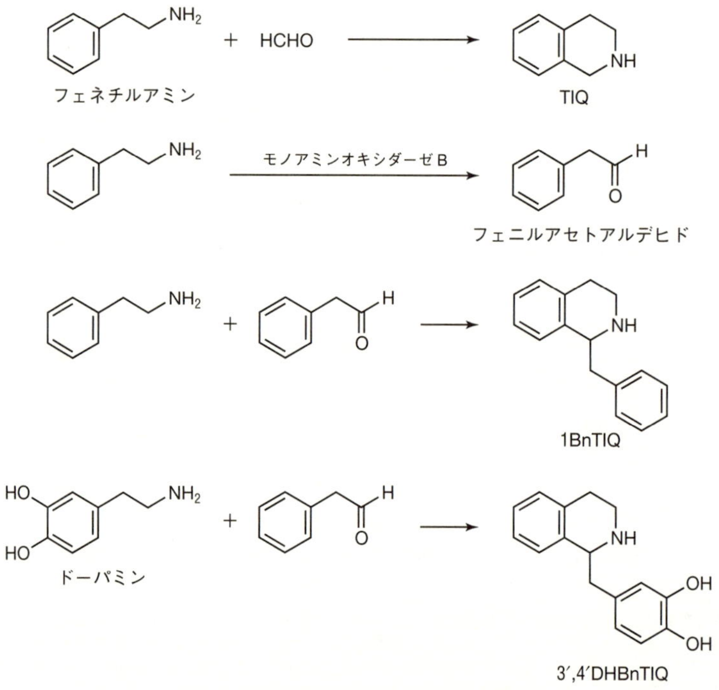

図 10・2　TIQ 類の予想生体内生成過程

ンパク質の分解を行ううえで重要であることから，1BnTIQ は不要となったβ-チューブリンの分解を阻害することで毒性を発現している可能性も考えられる．なお，この過程は 1BnTIQ が 25 nM と脳内に存在する場合とほぼ同等の濃度でも 1 カ月程度の長期曝露によって起こることが示された．実際のパーキンソン病は中年以降に発症するケースが多く，発症まで長期を要することが知られている．しかし，通常のモデル系では神経毒を高濃度用い，短期間で評価するケースがほとんどである．このモデル系は実際の発症過程とある程度類似している点において興味深いと思われる．

10・4 熱帯果実に含まれるパーキンソン病様症状発症物質

カリブ諸島にはパーキンソン病に類似した風土病の存在が知られている．この原因としてサワーソップという果実の摂取が疑われている．文献調査の結果，サワーソップには TIQ 誘導体が存在していることが明らかとなった．そこで，現地でサワーソップを採取し，成分を検討したところレティキュリン（図 10・1）という TIQ 類が検出された．また，レティキュリンは果実にも存在していたが，葉において数十倍の濃度であった．現地調査において多く発症している中年男性のグループはサワーソップの葉のラム酒漬けを愛飲していることも明らかとなった．したがって，サワーソップに含まれているレティキュリンが発症の原因の一つであることが示唆される．しかし，カリブ諸島の住民すべてが同様に発症するわけではなく，特定の地域の住民が高頻度で発症することから発症には遺伝的要因も重要であると予想される．パーキンソン病患者において異物排出タンパク質であるＰ糖タンパクの活性が低下する可能性を指摘する文献が存在することから，Ｐ糖タンパクの関与について検討した．Ｐ糖タンパク質が遺伝的に欠損しているノックアウトマウスを用い TIQ 類を投与したところ，コントロールと比較して脳内蓄積が明らかに多い結果となった．通常 TIQ 類はＰ糖タンパクによって認識され脳内から排出されるが，ノックアウトマウスでは排出が滞り脳内蓄積が顕著となっている．TIQ 類を投与したノックアウトマウスはコントロールと比較して行動薬理学的にもパーキンソン病様症状が顕著であった．

10・5 パーキンソン病発症防御物質

TIQ 類のなかで 1-メチル-1,2,3,4-テトラヒドロイソキノリン（1MeTIQ）という物質も生体内生成機構からの類推により脳内に存在するのではないかと予想される．実際 1MeTIQ も TIQ，1BnTIQ などと同様，ラット脳内在性物質であることが判明し，パーキンソン病患者死後脳において顕著に減少していた．また，マウスを用いた行動薬理学的評価系において，1MeTIQ の薬理作用を検討したところ，単独投与でまったく毒性を示さないのみでなく 1MeTIQ 前処置を行うことにより TIQ，1BnTIQ による発症を完全に防御することができた．このことから 1MeTIQ はパーキンソニズム防御物質として働いている可能性が強く示唆された．

以上のことから 1MeTIQ をパーキンソン病治療薬の候補として位置づけ，類縁体を化学合成し薬理活性の評価を行った．1MeTIQ より活性の高い化合物としては 5-ヒドロキシ-1-メチル-1,2,3,4-テトラヒドロイソキノリン，6-ヒドロキシ-1-メチル-1,2,3,4-テトラヒドロイソキノリン，7-ヒドロキシ-1-メチル-1,2,3,4-テトラヒドロイソキノリンの 3 種であった（図 10・1）[3]．

10・6 今後の展開

本研究によって数種類の TIQ 類が脳内在性物質であることを明らかとし，パーキンソン病発症や防御に関連があることも明らかとした．今後の展開として，1MeTIQ の誘導体の薬理作用を詳細に検討することによってパーキンソン病治療薬開発が期待される．また TIQ 類や 1MeTIQ をヒト血中から検出することが高感度で簡便に実施できればパーキンソン病のバイオマーカーとして使用できる可能性が生まれ，パーキンソン病の早期診断に役立つと思われる．

10・7 研究を進めるうえで重要なこと セレンディピティーを大切に

本研究のきっかけとなった脳内在性の化合物に関する発見は偶然の産物であった．脳内からある化合物の検出を検討する際に内部標準物質として TIQ を用いたところ内部標準物質を入れていないサンプルからも内部標準物質である TIQ が検出されてしまった．最初は実験操作のミスであると思っていたが，何度か実験を繰返した後に TIQ そのものが脳内在性物質として存在していることを確認した．このように最初は実験の失敗と思われたものから何かを学び取り成果に結びつけることをセレンディピティーとよんでいる．研究を実施するうえでセレンディピティーを大切にする心構えは重要である．

結果に対して素直に向き合う

本研究において当初は数種類の TIQ 誘導体がパーキンソン病患者死後脳やパーキンソン病モデル動物において増加していることから，誘導体の 1 種である 1MeTIQ も増加すると予想して測定したところ予想に反して顕著に減少していた．この結果の正しさを確認するために測定法の見直しなどで時間を要してしまった．実験方法，実験手技に問題のないことが確認できたときには結果に対して素直に向き合うことが重要である．本研究ではこの結果があったからこそパーキンソン病防御物質候補が提案できたことにつながっている．

参 考 文 献

1) Y. Kotake, Y. Tasaki, Y. Makino, S. Ohta, M. Hirobe, ‘1-Benzyl-1,2,3,4-tetrahydroisoquinoline as a parkinsonism-inducing agent: a novel endogenous amine in mouse brain and parkinsonian CSF’, *J. Neurochem.*, **65**, 2633-2638 (1995).

2) H. Kawai, Y. Makino, M. Hirobe, S. Ohta, ‘Novel endogenous 1,2,3,4-tetrahydroisoquinoline derivatives: uptake by dopamine transporter and activity to induce parkinsonism’, *J. Neurochem.*, **70**, 745-751 (1998).

3) K. Okuda, Y. Kotake, S. Ohta, ‘Neuroprotective or neurotoxic activity of 1-methyl 1,2,3,4-tetrahydroisoquinoline and related compounds’, *Bioorg. Med. Chem. Lett.*, **13**, 2853-2855 (2003).

研究例 11　$PM_{2.5}$（微小粒子状物質）の挙動と毒性を有害化学物質から解明する

早 川 和 一

関連する SBO（本シリーズ他巻）

1. 大気汚染物質：5 衛生薬学，SBO 73, 74
2. 多環芳香族炭化水素：5 衛生薬学，SBO 33

11・1　研究目的

日本人の死因の第 1 位はがんであり，部位別にみると肺がんが最も多い．肺がんを誘発する要因として喫煙が最も大きいが，たばこを吸わないのに肺がんで亡くなる人がおり，しかも田舎より都市域に多いことから，大気汚染も肺がんの要因として考えられるようになった．成人は 1 日に 10～20 m^3（13～26 kg）の空気を吸っている．呼吸する空気の量（重量）は水や食品の摂取量より遥かに大きいにもかかわらず，空気中の有害化学物質に対する関心は，水や食品に比較して高いとはいえない．空気中には発がん物質のみならず，内分泌かく乱性や活性酸素産生作用をもつ物質もある．どんな種類の有害化学物質がどこから発生し，どこでどれだけヒトが曝露するか，さらにどんな機序で疾病を誘発するかを知ることは，大気汚染の防止と健康の保持増進のための対策を講ずるために大切である．

本章では，空気中の有害化学物質を対象に微量分析法を開発し，それを用いて発生源や大気中の動態を明らかにし，ヒトへの曝露と毒性の発現機序の解明に取組んだ研究を例に，衛生薬学の目的と意義について学ぶ．

11・2　研究の時代背景

最近，中国で大気中の $PM_{2.5}$ の濃度が異常に高いことが報道され，$PM_{2.5}$ に対する大きな関心が寄せられている．日本では，大気中の粒子状物質（Particulate Matter, PM）のうち直径が 10 μm 以下の粒子（PM_{10}）と 2.5 μm 以下の微小粒子（$PM_{2.5}$）について大気環境基準が定められており，後者は 1 年平均値が 15 $\mu g/m^3$ 以下，1 日平均値が 35 $\mu g/m^3$ 以下である．$PM_{2.5}$ に基準が設定された理由は，その濃度の上昇に依存して呼吸器系疾患と心血管系疾患による死亡数が増加したことである．最近，世界保健機構（WHO）は $PM_{2.5}$ に発がん性があると発表した[1]．どんな発がん物質が含まれているかは，$PM_{2.5}$ の発生源と強く関係している．$PM_{2.5}$ の発生源は次の三つに大別される．第一は自然由来の粒子で，黄砂などの砂じんや火山灰などである．第二は人為的活動で発生する粒子で，石炭や石油などの燃焼に伴って発生する粒子や野焼きなどの煙などである．第三は，大気中のガス成分が反応して生成する粒子である．発生源が異なれば生成する $PM_{2.5}$ の化学成分が異なり，したがって健康影響も異なると考えられるが，現在の $PM_{2.5}$ の公定法は粒子の大きさで分級して濃度を測定する方法であるため，化学成分の種類はわからない．

燃焼や二次反応で生成する $PM_{2.5}$ には，多環芳香族炭化水素（Polycyclic Aromatic Hydrocarbon, PAH）やそれがニトロ化したニトロ多環芳香族炭化水素（Nitropolycyclic Aromatic Hydrocarbon, NPAH）が含まれ，発がん性や変異原性をもつものが多い．日本では，1960 年代からの高度成長期に工場から排出される硫黄酸化物による住民の呼吸器系疾患が社会問題になった．その防止技術として排煙から硫黄酸化物を取除く装置が発明され，装置の普及で日本の硫黄酸化物濃度は激減した．その後，自動車交通の急速な発達に伴って，大気汚染問題は自動車排ガス粉じんによる健康被害に移り，自動車粉じんに含まれる PAH や NPAH などの有害化学物質との関係解明が急務になった[2]．

11・3　PAH，NPAH の代謝と毒性

PAH や NPAH が大気汚染物質として注目される理由の一つは毒性にある．国際がん研究機関は，ベンゾ[*a*]ピレン（BaP）をグループ 1（carcinogenic to humans）にリストアップし，他のいくつかの PAH や 1-ニトロピレン（1-NP）や 1,8-ジニトロピレン（1,8-DNP）などの NPAH もグループ 2B（possibly carcinogenic to humans）に入れている．さらに PAH，NPAH には Ames 試験などで強い間接変異原性や直接変異原性を示すものが多い．

図11・1はBaPと1-NPを例に代謝活性化機序を示す．多くの教科書には，BaPはP450によって酸化的代謝を受け，生成した7,8-ジオール-9,10-エポキシドがDNAの塩基に結合して変異をひき起こし，発がんに至ると記されている．また，1-NPはニトロ基が還元的代謝を受けてDNAの塩基に結合する機序が知られている．一方，筆者らはP450の働きで生成するPAHヒドロキシ化体のなかにエストロゲン受容体に結合しやすい構造があることに気づき，内分泌かく乱作用を調べた結果，エストロゲン様活性や抗エストロゲン活性，あるいは抗アンドロゲン活性を示すものがあり，構造と活性の強さが相関することを見いだした．また，P450の働きで生成するPAHキノン体のなかには，活性酸素種を生成して強い細胞毒性を示すものがあった．タンカーや油井の事故で流出した原油や重油の汚染海域では背骨が曲がった稚魚が見つかっており，これらに含まれるPAHのヒドロキシ化代謝物との関係が疑われている．PAHやNPAHの健康影響についてはまだ解明されていない点が残っている．

11・4　分析方法の開発
化学発光検出法と還元触媒

PAHの多くは蛍光特性があり，大気中PAHの分析に蛍光検出器を備えた高速液体クロマトグラフィー（HPLC）が有効である．また，ガスクロマトグラフ質量分析計も威力を発揮している．しかし，大気中NPAHは濃度がPAHの1/100以下と極微量で蛍光特性もない．高感度分析法がないことがNPAHの研究の発展を妨げる大きな要因になっていた．

調べてみると，PAHのアミノ体（Aminopoly-

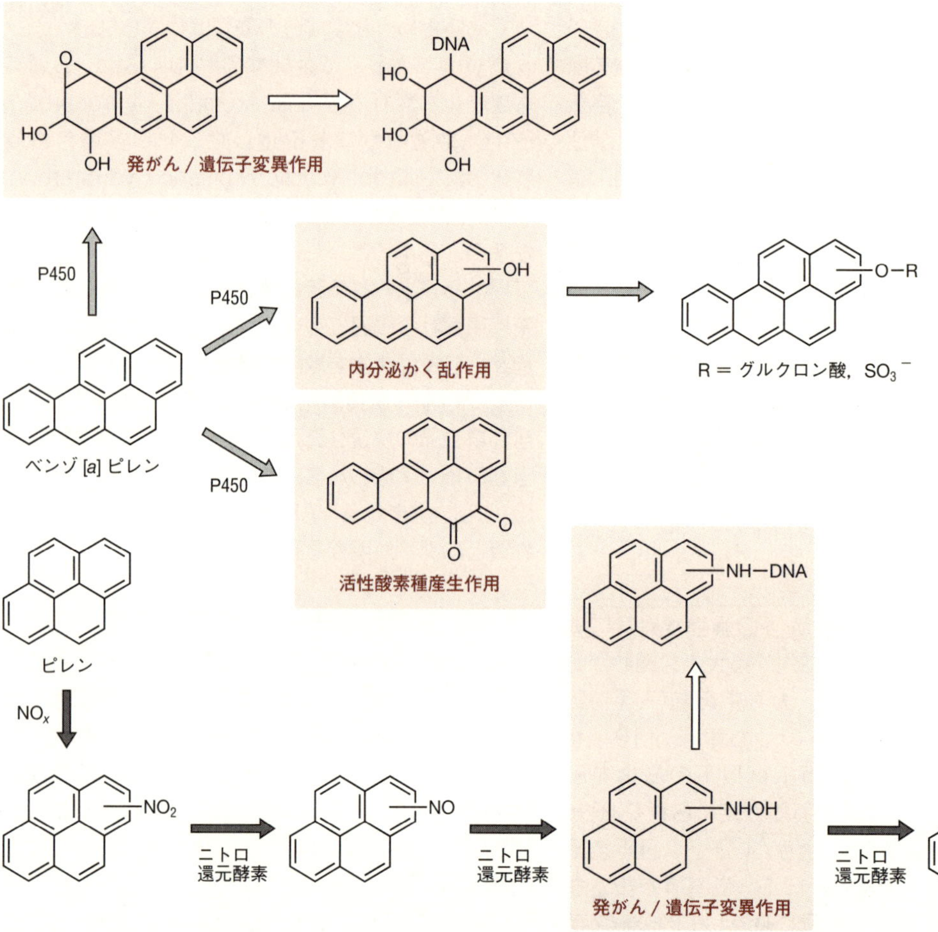

図11・1　多環芳香族炭化水素とニトロ多環芳香族炭化水素の代謝活性化

cyclic Aromatic Hydrcarbon, APAH）は蛍光性で，これを利用したNPAH分析法が報告されていた．しかし，その感度は大気中のNPAHを追跡できるレベルには達していない．筆者らは，いくつかの蛍光物質が蛍光検出法より高感度検出できる化学発光検出法に注目した．その一つの過シュウ酸エステルと過酸化水素を試薬に用いる反応系はHPLCの高感度検出に活用されている．この反応系による発光強度は蛍光物質の種類に大きく影響されるが，4，5環のAPAHに対してはきわめて高い発光効率が得られたことから，蛍光検出法をしのぐ感度の期待が生まれた．早速，最適試液条件を求めた結果，APAHを蛍光検出法より100倍も高感度に検出することができた．

次はNPAHの還元について，あらかじめNPAHを還元してからHPLCシステムに注入する方式では操作が煩雑で時間もかかるので，システム中で自動還元できる方法を探した．自動車排ガス中の窒素酸化物の還元除去に用いられているPt/Rh触媒を活用することを試みた結果，熱アルコール中でNPAHを効率良くAPAHに還元できた．そこで触媒カラムとAPAH分離溶出後に化学発光検出部を導入したHPLCシステムを試作した（図11・2）．実際の大気粉じんの抽出液を精製濃縮してシステムに注入してみたが，当初は期待した感度には達しなかった．その原因がNPAHやAPAHが不安定なためであることがわかり，抗酸化剤を添加してそれを防止した．こうして，大気中の20種類余りのNPAHが追跡可能になった[3]．

発生源特定マーカー

次は，$PM_{2.5}$の発生源を同定できる方法の開発である．筆者らは，窒素酸化物の生成とPAHのニトロ化反応のいずれもが燃焼温度に依存するので，高温ほどNPAHの生成量が多くなるはずと考えた．自動車エンジンの燃焼温度は2700～3000 ℃，石炭ストーブやボイラーの燃焼温度は1100～1200 ℃，薪ストーブの燃焼温度は500～600 ℃と大きく異なるので，各粉じん中のPAHに対するNPAHの濃度比（[NPAH]/[PAH]）を調べてみると，その値は自動車排出粉じん(大)から薪ストーブ燃焼粉じん（小）まで指数関数的に大きな違いがあり，[NPAH]/[PAH]比が発生源マーカーとして有効なことがわかった．

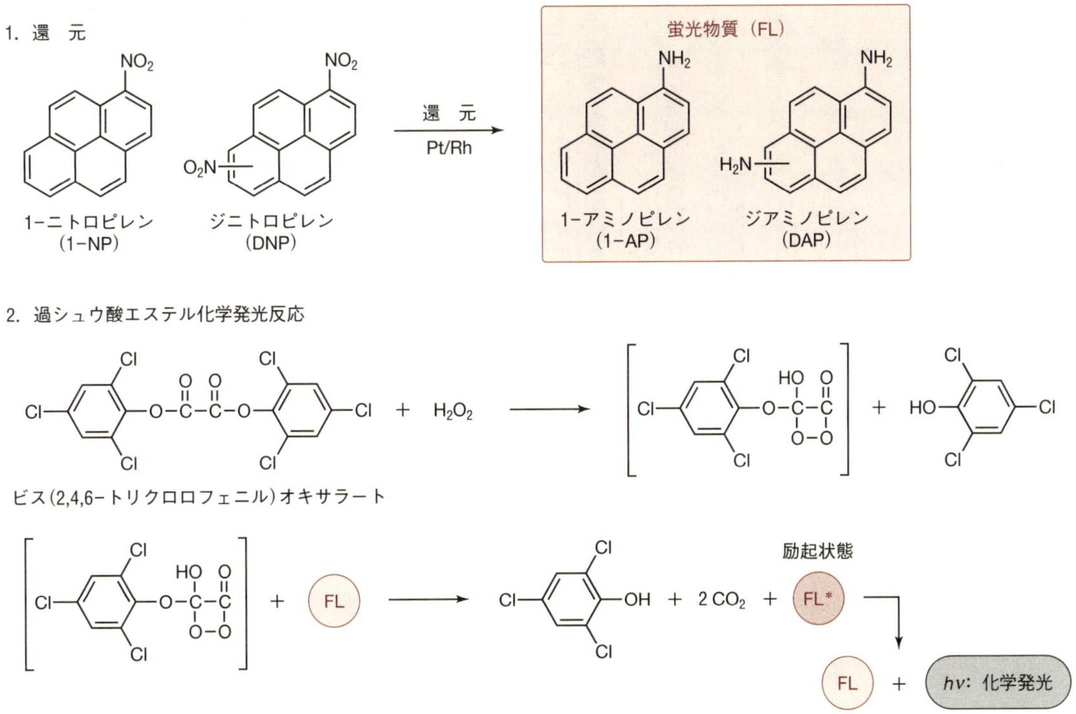

図11・2　ニトロ多環芳香族炭化水素（NPAH）を測る化学発光検出法

世界にはさまざまな燃焼 $PM_{2.5}$ の発生源がある．さらに，それが他の地域に輸送されて影響が広域に及ぶことも推定される．その実態を明らかにするために，筆者らは 1990 年代後半から国内および日本海を囲む中国，韓国，ロシアの研究者と協力して国際大気 PAH/NPAH モニタリングネットワークを構築し，合計 10 都市とバックグラウンド地点で観測調査を開始した．現在まで，地域ごとの汚染レベルや発生源の違いだけでなく，それらの変遷や越境汚染の実態もしだいに明らかになり，国内および国際的な環境施策の立案に役立っている．

11・5 PAH，NPAH からみた日本と極東アジアの $PM_{2.5}$ 汚染

大気中の PAH と NPAH を追跡可能になって，研究は新たな段階に入った．1990 年頃は，日本の都市域や幹線道路周辺で自動車から出る粉塵（PM）や窒素酸化物（NO_x）による大気汚染が深刻な時期である．ディーゼル車とガソリン車から出る PM を比較すると，NPAH 組成に違いがあり，北九州を除く上述の国内都市の主要排出源はディーゼル車であることを明らかにした．北九州は製鉄所のコークス炉と推定された．その後，東京都はディーゼル車の首都圏への進入規制を行い，国は 1990 年代後半からディーゼル新車から出る PM と NO_x に対して厳しい規制を段階的に強化した．これが功を奏して，わずか 10 年余りの間に日本の都市大気中の PAH，NPAH の濃度は激減し，空は見違えるほどきれいになった．

一方，日本で自動車による大気汚染が問題になっている頃から，中国の都市の大気汚染は世界でもよく知られていた．筆者らは，1995 年から国内の研究者の協力を得て札幌，東京，金沢および北九州市内に，さらに 2000 年代に入って国外の研究者にも呼びかけて中国（瀋陽，北京，上海），韓国（釜山），ロシア（ウラジオストク）に順次 PM 捕集局を設けて，調査を開始した．その結果，当初から瀋陽や北京の大気中 PAH，NPAH 濃度は日本のおもな都市の数十～数百倍ときわめて高かった．しかも [NPAH]/[PAH] 比の大きな違いから，瀋陽や北京の燃焼 $PM_{2.5}$ の主原因が石炭燃焼であることを突き止めた（図 11・3）．最近になって中国の $PM_{2.5}$ 問題が大きく報道されることになったが，国際モニタリングネットワークが対象とした PAH，NPAH

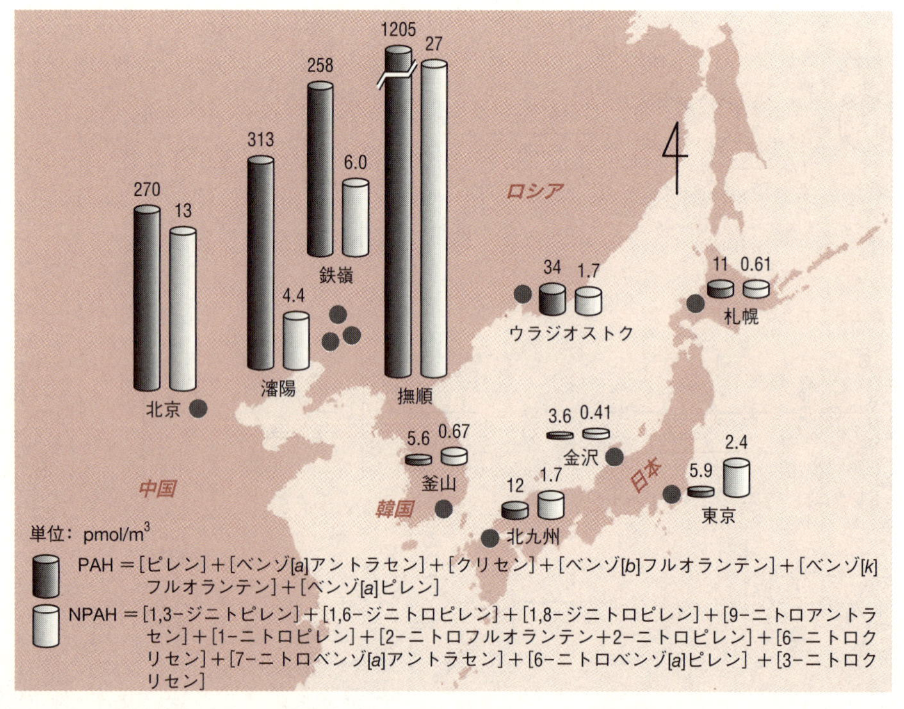

図 11・3 北東アジアの大気中多環芳香族炭化水素（PAH）とニトロ多環芳香族炭化水素（NPAH）の濃度（2001～2005 年）

はまさに的確な対象であったといえる．

中国で大量に発生した燃焼 $PM_{2.5}$ はどこに行くのか．以前から，黄砂や硫黄酸化物が中国から日本海を越えて日本に越境輸送されることが知られている．当然のように，燃焼 $PM_{2.5}$ も日本まで越境輸送されると推察した．しかし，長距離輸送によってPAH，NPAH濃度は大きく低下すると推定され，極微量を検出するためにはPM捕集局周辺にPAH，NPAHの発生源がないことが必須である．幸いなことに，筆者が所属する金沢大学から100 km余り離れた能登半島の先端に環境庁が設置した国設酸性雨測定局が役目を終えて残っていた．早速，それを金沢大学に移管してもらい，2004年からPMの連続捕集を開始した結果，能登半島の大気中PAH濃度は，黄砂が飛来する3～5月とは異なり，中国の石炭暖房期間（10月中旬～4月中旬）に上昇する季節変動を毎年繰返していた．空気塊の飛来ルートを計算によって推定する後方流跡線解析やPAH組成解析の結果からも，石炭暖房期間中のPAHは中国の中・東北地方から飛来していることが明らかになった．国内の都市より遥かに低いレベルのPAH濃度を正確に追跡できたことは，能登半島を選んだからといえよう（図11・4）[4]．

$PM_{2.5}$ の中身が区別でき，化合物の違いと毒性の発現機序との関係が解明できれば，発生地域・発生源ごとに異なる $PM_{2.5}$ の健康影響を区別することができ，将来はもっと詳細で的確な $PM_{2.5}$ 予報ができるのではないか．

11・6　おわりに

最後に，薬学の若い学生諸君に期待したいことがある．衛生薬学は“環境と健康”を学ぶ．すなわち，ヒトの疾病をひき起こす原因（有害化学物質）から健康影響（疾病），そして対策（防除技術・施策）までを考える学問である．今日の環境問題のなかで，大気汚染は深刻であり，世界保健機構（WHO）によれば，世界で毎年300万人が肺がんなどの大気汚染に関連する疾病で死亡している[1]．しかし，世界中の現場で人々の生活に接するたびに，PAH類一つをとってみても，汚染レベルや発生源，肺がん死亡率が国や都市・地域によってさまざまなことに驚かされる．そして，自らの研究の使命を確信し，新しい研究課題が湧いてきた．“環境”というと理・工学や農学の対象のように思う人も少なくないかもしれない，しかし，化学物質からヒトの体までを広く理解できる薬学の若い学生諸君にこそ，取組んで欲しい対象であることを付記して終わりにする．

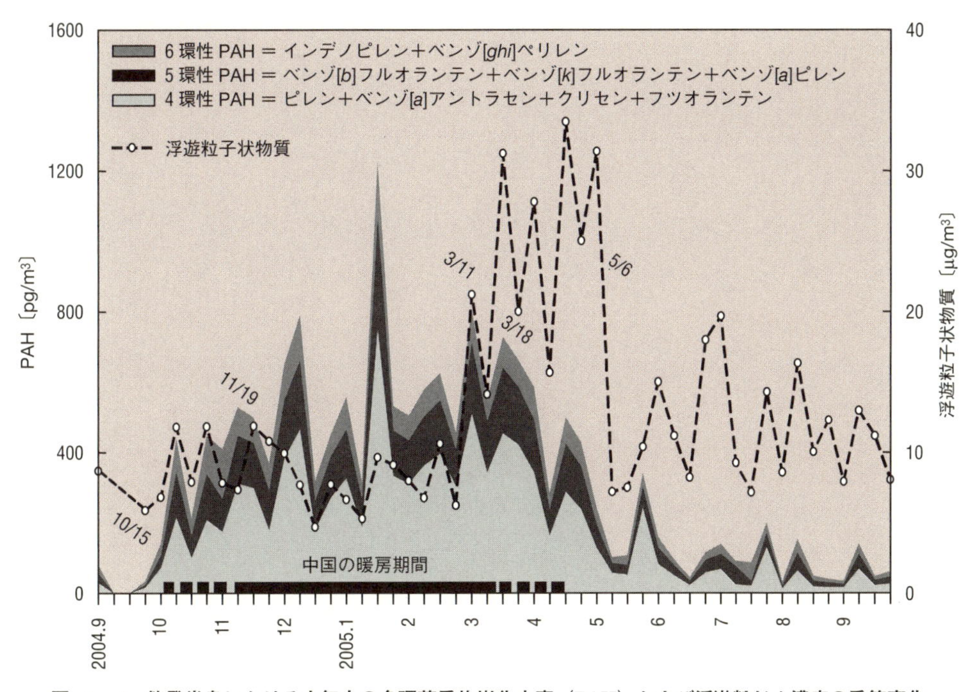

図11・4　能登半島における大気中の多環芳香族炭化水素（PAH）および浮遊粉じん濃度の季節変化

参考文献

1) International Agency for Research on Cancer, IARC on the Evaluation of Carcinogenic Risks to Humans, Monographs, Volumes 1–116 (2016). [http://monographs.iarc.fr/ENG/Classification/index.php (2016年7月現在)]
2) 環境省環境白書，循環型社会白書生物多様性白書平成28年版，地球温暖化対策の新たなステージ，環境省 (2016).
3) K. Hayakawa, T. Murahashi, M. Butoh, M. Miyazaki, 'Determination of 1,3–, 1,6–, and 1,8–dinitropyrenes and 1–nitropyrene in urban air by high-performance liquid chromatography using chemiluminescence detection', *Environ. Sci. Technol.*, **29**, 928–932 (1995).
4) K. Hayakawa, 'Environmental behaviors and toxicities of polycyclic aromatic hydrocarbons and nitropolycyclic aromatic hydrocarbons', *Chem. Pharm. Bull.*, **64**, 83–94 (2016).

研究例 12 創薬への薬理学的アプローチ

馬場明道，橋本　均，新谷紀人

関連する SBO（本シリーズ他巻）

1. 中枢神経系：4 生物系薬学 II，SBO 10
2. 中枢神経系の疾患：6 医療薬学 I，第 10 章

12・1 は じ め に

薬理学は，“くすり（薬）”という概念に明確な科学的裏づけを与え，薬の作用解明と創薬にきわめて重要な役割を果たしてきた．薬理学のたどった近代の歴史を振り返ると，この 30 年余り，分子生物学的手法の潮流が，医学・生命科学，創薬科学のパラダイムシフトをもたらす中で，薬理学の立ち位置，その手法も大きな変遷を遂げてきたことがわかる．本章では，薬理学がどのように，薬の科学，あるいは創薬科学に関わりをもってきたのかを概説的に述べる．併せて，筆者らのこれまでの研究の一端を紹介することで，現在，そして今後の創薬展開におけるアカデミアでの薬理学研究の果たす役割を考える一助としたい．

12・2 創薬における薬理学の変遷

薬の開発（創薬）と薬理学の関係を初期の歴史からたどってみる．薬の概念の確立は，ヒトの歴史の中で，特有の薬効（表現型）を示すことが経験的に得られた天然物（おもに植物）から，その有効成分を同定し，さらに，その誘導体を開発することで，目的の薬効をもつ“化合物としての薬物”という概念を確立したことに始まる．この時代の薬理学は，大まかに言うと，植物成分，新規誘導体などの薬物の効果を，動物レベル，あるいは器官レベルで再現し，確認することにあった．この一連の創薬過程において，天然物化学，分析化学，有機化学などの薬学が決定的な役割を果たしてきた．

このように近代初期の薬物開発は，特定の薬物（生薬を含む）がヒトにおいて目的とする薬効を発現することが確認されたうえで，その標的シグナル系を同定し，その標的に働く，より安全で有効な化合物を新たに創出していったものである．この流れの中で，薬理学は創薬に重要な貢献を果たしてきた．

他方，分子生物学の革新的手法とゲノム科学の進歩により，細胞レベルでのシグナル解析，ならびに病態の分子基盤解明が可能となり，薬理学も，シグナル解析を大きな課題とする学問へと転換していった．このことで，受容体に代表される細胞標的分子レベルでの薬物作用が比較的容易に解析できるようになり，そのことにより，薬力学的，薬物動態学的（薬動学的）な面からのリード化合物のブラッシュアップが体系化された．現在も，低分子薬物の開発では，多くがこのストラテジーによっている．

創薬標的への薬物候補分子の作用解析が，*in vitro* で容易に行えるようになったものの，その作用が目的とする最終効果（表現型）につながるかについては，見極めに大きな障壁がある．今世紀になり，細胞シグナル解析や，生理病態の分子基盤の解明を通して，きわめて多くの新規機能分子が抽出されてきているが，それらの多くが最終的に創薬標的となり，薬の開発につながっているとは言いがたい．

12・3 動物の表現型からヒトへの外挿

薬理学的ツールを用いて，特定のシグナル系を遮断・促進することは可能であり，その薬理効果を評価することで，標的シグナル系の急性・亜急性での生理・病態的意義を予測することは可能である．加えて，近年の遺伝子改変マウスの作成により，薬理学的ツールが適用できない特定シグナル分子の人為的変異による表現型の解析が容易に行えるようになった．遺伝子改変技術の進歩は著しく，最近では，その目的シグナル系の分子基盤解明がより容易にアプローチできるようになってきた．

新規のシグナル分子を創薬標的と捉えるとき，実験動物での作用発現（表現型）が，ヒトの病態の何を表現しているかはきわめて重要であり，かつ，評価は大変難しい．ヒト疾患は複数の病態からなり，各病態は複合の中間表現型からなり，その中間表現型のもとに原因となる多数の遺伝的要因がある．したがって，おのおののモデルマウスはその中間表現型に至るモデル系と捉えるのが妥当と考えられてい

る．

遺伝子改変モデルマウスのヒトへの外挿には，このような限界があるものの，その表現型の分子基盤解明の中から，より妥当性の高い標的を見つけることは有効なアプローチである．

12・4　PACAP 遺伝子改変マウスの表現型解析による新規標的分子の探索

先述のように，新規標的分子の生理病態的意義を解明するには，その分子の機能変異がもたらす表現型を解析し，その中で責任分子を新たに同定していくという手法（表現型解析による創薬）が有効とされている[1]．

筆者らの研究室では，ほとんどその生理病態機能が解明されていなかった神経ペプチド PACAP（pituitary adenylate cyclase activating polypeptide）について，遺伝子改変マウスを作成し，その表現型解析を行うことで，PACAP の機能，あるいは新たな創薬標的分子を抽出し，機能解析してきた．

PACAP は，1989 年，ヒツジ脳視床下部から単離・同定された神経ペプチド（ニューロペプチド）で，1992 年頃まで，機能がほとんど未知のシグナル分子であった．特異的受容体である PAC1 受容体は，著者の一人の橋本によりクローニングされたものであり，特に中枢神経系に特異的発現がみられることから，何らかの中枢機能への関与が考えられた．

筆者らは，この PACAP の機能解明を目指すうえで，そのシグナル系の特異的薬理学ツールが存在していないことから，遺伝子改変マウスの表現型解析に至る包括的機能解析を行ってきた．PACAP シグナル系が高次脳機能を筆頭に，いくつかの重要な生理作用，病態発現に関わる因子であることを明らかにした．膵臓特異的 PACAP 過剰発現マウス[2]と，PACAP 遺伝子欠損（PACAP-KO）マウス[3]は実に多くの組織機能での表現型を示す．そのうちの，中枢神経系の二つの表現型について，詳述する．

精神運動行動異常

a.　マウスでの検討　PACAP-KO マウスの代表的な精神運動行動異常は，多動（新規環境への順応が低下），異常ジャンプ行動，プレパルスインヒビション（PPI）の低下，学習・記憶の低下，うつ様症状を特徴とする．本マウスの示す多動，異常ジャンプ行動は，環境への順応力の低下を意味するものであり，一方，PPI はげっ歯類からヒトまで保持されている前頭皮質の感覚情報処理能を示すパラメーターで，ヒトの統合失調症などの精神疾患，複数の統合失調症モデルマウスなどで低下することが知られている．それが抗統合失調症薬で改善することから，これら疾患の重要な指標と位置づけられている．

これら PACAP-KO マウスの精神行動異常は，非定型統合失調症薬（セロトニン / ドーパミン受容体拮抗薬）ですべて改善されるのに対し，定型統合失調症薬（ドーパミン受容体拮抗薬）は多動，異常ジャンプを抑制するが，PPI 低下は抑制しなかった．すなわち，これら表現型とそれに対する薬物反応性の類似性からは，PACAP-KO が統合失調症の機能障害を一部，表現しているモデルであると結論づけられる[4]．

余談ではあるが，当時，大学院生から，マウスの世話をしている折に，PACAP 遺伝子欠損マウスが飼育ケージから飛び跳ねて逃げて困る，との報告があった．遺伝子改変技術の草創期は，改変マウスを創出するのは，あらゆる意味で大きなリスクを伴っていた．苦節 2〜3 年，改変マウスの作成に成功しても，何らかの表現型が得られなければ，すべては水泡に帰す類のものであった．

大学院生の観察が，本マウスの精神運動行動異常という中枢表現型の発見，さらには統合失調症のマウスモデルとしての位置づけに繋がった．よくぞ気づいてくれたと，今でも感謝している．

b.　ヒトでの検討　ヒト PACAP 遺伝子の七つの一塩基多型（SNP）に着目し，そのうちの二つについて，正常者，統合失調症患者を対象とした関連解析から，同疾患の中間表現型としての海馬認知機能の低下，海馬容積の減少が，メジャーアレルとマイナーアレルの間に統計的有意差が認められた．PACAP が神経突起伸展作用をもつこと，海馬由来の記憶学習機能に関与するなどの知見から，海馬の高次機能にかかわる因子であると推測される[5]．

概日リズムの位相調節障害

PACAP-KO マウスは，いくつかの概日リズム調節障害を示す．リズムの位相調節とは，太陽の周期（24 時間）と哺乳動物がもつ固有の概日周期とのずれを，光によって調節する仕組みであり，位相の前進，位相の後退の二つがある．おのおの視神経より入力された光シグナルが，視交叉上核（SCN）で，各種時計遺伝子の介在により，調節される．PACAP は，この入力系の神経伝達物質として機能することが知られている（図 12・1）．

PACAP-KO は，この光による位相調節のうち，位相前進のみが有意に減少するという稀な表現型を示した．そこで，光による位相前進に関わる PACAP 依存性シグナル分子を探索するために，PACAP-KO の SCN の網羅的遺伝子発現解析から，PACAP 存在下に光による位相前進に伴い発現変動する遺伝子として，プロスタグランジン D_2（PGD_2）合成酵素を見いだした．

これらの事実は SCN において，PGD_2 が新しいシグナル分子として，位相行動制御に関与することを示すものである．PGD_2 にはおもに，中枢神経系に存在する DP 受容体と，末梢のアレルギー反応に関与する CRTH2 受容体の 2 種類の受容体が存在する．中枢神経系では，PGD_2-DP 受容体が睡眠-覚醒サイクルの制御などに関与することが知られている．そこで，光による位相前進制御にどちらの受容体が関与するのかを明らかにする目的で，おのおのの受容体の KO マウスでの検討と，特異的阻害剤を用いた薬理学的検討を行った．その結果，上記の反応に関与する PGD_2 受容体は，CRTH2 受容体であることを見出した．以上の結果は，光による行動位相前進において，PACAP シグナルの下流に，PGD_2- CRTH2 シグナル系が機能していることを示すものである．重要なことは，CRTH2 受容体は，これまで中枢神経系での実態はほとんど知られていなかったが，この結果は同受容体が中枢神経系で生理機能をもつ可能性を初めて示唆することであった．図 12・2 に，この表現型解析からの標的分子の機能同定への流れを示した．

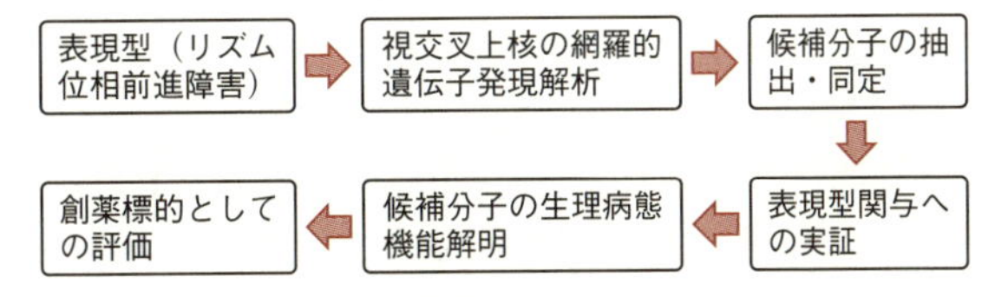

図 12・2　表現型解析からの創薬標的候補分子へのアプローチ

12・5　新規創薬標的分子の機能同定[6)]

CRTH2 受容体が脳に存在するなら，PGD_2-CRTH2 シグナル系の，より広義の中枢神経系での機能は何か？ 次の課題はこの問いに対する答えを見いだすことであった．

感染，自己免疫疾患，がんなどによる炎症は，疲労，発熱，食欲不振やうつなどの多くの全身性症状（sickness behavior とよぶ）をひき起こす．げっ歯類では LPS 投与によりその病態が惹起される．また，がん細胞を移植した担がんマウスにおいても同様の病態が発現する．

マウスに LPS を投与すると直後から，長時間にわたって，先述の行動異常がみられる．その中で，一般行動が正常化した 10 時間後でも，社会的相互作用の低下，新規物体に対する好奇心の低下という精神・情動行動の異常は持続して認められる．CRTH2-KO マウスでは，LPS による一般行動異常は発現するものの，その後の，社会的相互作用と新規物体への好奇心の低下については，有意に抑制されていた．また，野生型マウスに，CRTH2 受容体阻害薬ラマトロバンを投与することによっても同様の結果が得られた．

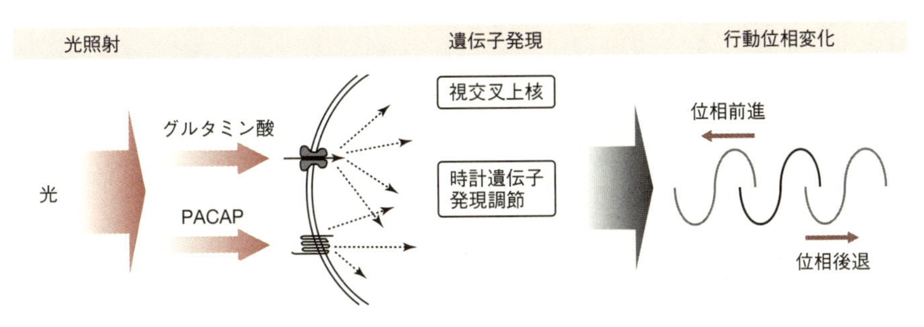

図 12・1　視交叉上核での光による行動位相変化

この現象に関与する中枢神経系の関与神経核を特定する目的で，これらの条件化での c-Fos の発現を指標に検討した結果，LPS 投与は，いくつかの脳部位神経核を活性化するが，そのうち，二つの特定神経核の活性化に CRTH2 が関与することが明らかになった．次に，ヒトの病態に近い sickness behavior のモデルとして，がん細胞を移植した担がんマウスで，同様の検討を行ったところ，LPS モデルと同様に，社会的相互作用や，新規物体への好奇心などの情動反応の亢進は CRTH2 を介在するものであった．

以上の二つの動物病態モデルの解析から，CRTH2 受容体は，強い感染症やがんに伴う情動反応の変化に関与するシグナル系であることが示唆される．さらに，本受容体と情動との関連をより広範に検討する目的で，コルチコステロン慢性投与による難治性うつモデルで検証した．その結果は，LPS モデル，担がんマウスモデルと同様の結果を示した．これらの結果は，中枢神経系の PGD2-CRTH2 シグナル系が，強い炎症疾患，がん，難治性うつなどの病態において，特に，情動系の制御にかかわることを示すものであり，さらには，これら疾患病態の新しい創薬の POC（proof of concept）を提供するものである．

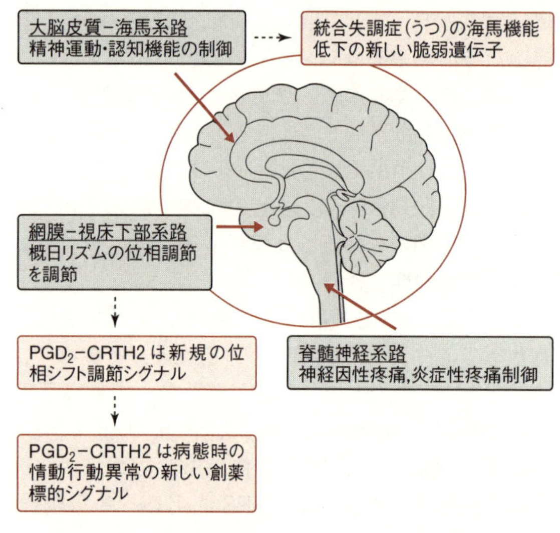

図 12・3 PACAP 遺伝子欠損マウスの中枢表現型

図 12・3 に，以上述べた PACAP-KO マウスの中枢神経系の表現型解析に加え，紙面の都合で割愛した知見をまとめた．

12・6 後進へのメッセージ

出来上がったものを批判することよりも，批判されることを厭わないオリジナルなものを出すことを大切にして欲しい．

参 考 文 献

1) G. C. Terstappen *et al.*, *Nature Rev. Drug Discovery*, **6**, 891−903 (2007).
2) K. Yamamoto *et al.*, *Diabetes*, **52**, 1155−1162 (2003).
3) H. Hashimoto *et al.*, *Proc. Natl. Acad. Sci. USA*, **98**, 13355−13360 (2001).
4) K. Tanaka *et al.*, *J. Neurosci.*, **26**, 5091−5097 (2006).
5) R. Hashimoto *et al.*, *Mol. Psychiatry*, **12**, 1026−1032 (2007).
6) R. Haba *et al.*, *J. Neurosci.*, **34**, 2514−2523 (2014).

研究例 13 抗てんかん原性薬の創薬を目指した基礎研究

小山隆太, 池谷裕二, 松木則夫

関連する SBO（本シリーズ他巻）

1. 中枢神経系：4 生物系薬学 II，SBO 10
2. てんかん：6 医療薬学 I，SBO 43

13・1 序　論

筆者らは，“乳幼児期の神経回路形成異常のメカニズムを明らかにして，将来ある子供たちを脳疾患から救いたい”という信念のもと，日夜研究に明け暮れている．特に，乳幼児期の神経回路の形成機構と，その破綻による将来の脳疾患発症の関連を明らかにするため，分子生物学から動物行動学に至るさまざまな手法を用いて研究している．なかでも，慢性の脳疾患であるてんかんに関しては，異常神経回路の形成メカニズムの解明を目的とした研究を積み重ねてきた．本章では，これまでの報告を踏まえて[1),2)]，基礎から臨床に至る研究の目的設定や研究手法を中心に，筆者らの研究を紹介する．

13・2 てんかんとてんかん原性について

てんかんは，反復するてんかん発作を主徴とする慢性脳疾患であり，一般的にもけいれんを伴う病気，という程度には認知されていることだろう．やや専門的になるが，世界保健機構および国際抗てんかん連盟による定義をまとめると，“てんかん発作は，脳の神経細胞の過剰もしくは同期した異常神経活動に基づく一過性の徴候・症状である．なお，てんかんは種々の病因によってもたらされ，てんかん発作をきたしうる状態が持続している慢性の脳疾患である．また，てんかんは変異にとんだ臨床ならびに検査所見の表出を伴い，神経生物学的，認知的，心理的，および社会的な影響をきたす”となる．この定義からもわかるように，てんかん発作は患者のQOL を著しく低下させる．そして，意外と知られていない事実だが，現在，世界人口の約 1％がてんかんを患っていると概算できる（世界中で約 5000 万人，日本では約 100 万人）．また，てんかんの発症率は，先進国では人口 10 万人当たり 1 年間で約 45 人とされており，これを日本の人口にあてはめれば，毎年約 6 万人が，新規にてんかんを発症することになる．てんかんに対する薬として，いわゆる抗てんかん薬がある．しかし，既存の抗てんかん薬では，約 20～30％の患者の発作が完全にはコントロールできていない．既存の抗てんかん薬は，すでに生じているてんかん発作を抑制することを目的とした対症療法として使用されており，“抗てんかん発作薬”と考えることができる．てんかんが発症するまでには，脳内の構造・機能的環境変化が進行しているが（これを，てんかん原性の獲得過程とよぶ），現在のところ，てんかんの発症そのものを阻止する“抗てんかん原性薬”はほとんど存在しない．これまでの抗てんかん薬の創薬において，初めにメカニズム解明ありき，という論理的なプロセスを踏む開発姿勢は軽視され続けてきた．結果的に，てんかんの分子細胞生物学には未解明な点が多く残されている．真にてんかんという病気を理解し，これを克服するためには，てんかん発症のメカニズムを分子細胞生物学的な観点から詳細に解明すべきだと，筆者らは考えた．これにより，てんかんの発症そのものを予防する“抗てんかん原性薬”の創薬への道が開けるとともに，てんかんを研究することで，神経回路形成メカニズムに関して多くの生物学的知見が獲得できると考え，研究を進めている．

てんかん原性獲得の過程には，遺伝子発現やチャネル機能の変化，細胞死や炎症，そして異常神経回路の形成などがある．このうち，筆者らの研究はおもに異常神経回路形成に主眼を置いている．代表的な成人難治性てんかんである内側側頭葉てんかんでは海馬が発作起始部位となるが，海馬と皮質を繋ぐ領域である歯状回に 2 種類の重要な異常神経回路が確認されている．すなわち，苔状線維（歯状回顆粒細胞の軸索）の異常発芽と異所性顆粒細胞の出現である．本章では，これらの神経回路変性のメカニズムを追求した筆者らの研究と，その成果が抗てんかん原性薬につながる可能性について論じる．これから卒業研究を行う皆さんの参考になれば幸いである．

13・3 ゲートとしての歯状回とてんかん原性

まず，異常神経回路の形成が生じる脳領域“歯状回”について簡潔に紹介する（図13・1）．ここでは，実験に用いたげっ歯類の歯状回の特徴を述べる．まず，歯状回は，記憶・学習に関与する脳領域として広く認知されている海馬とともに海馬体の一部を構成する辺縁葉の原皮質である[3]．歯状回は中隔側頭軸において比較的類似した構造をとるが，中隔側頭軸に対して垂直な面を観察すると，歯状回は分子層，顆粒細胞を含む顆粒細胞層，そして歯状回門（または多形細胞層）の3層からなることがわかる．

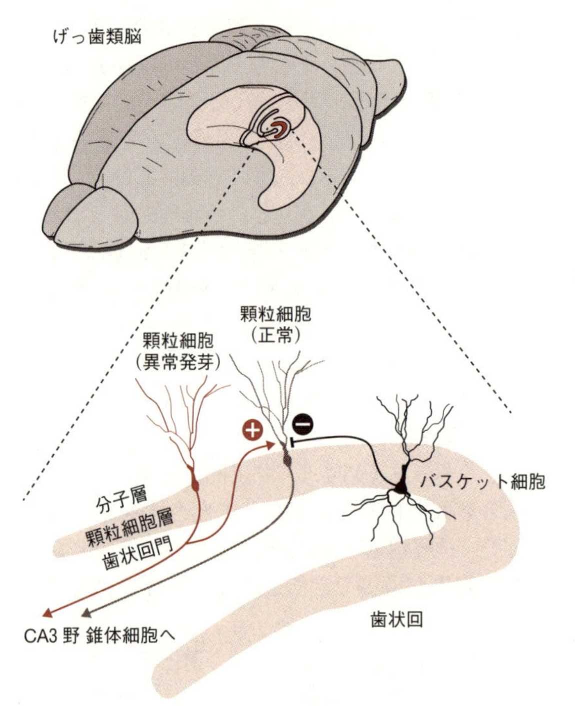

図13・1 海馬と歯状回の模式図

内側側頭葉てんかんにおいて，歯状回のてんかん原生獲得は研究対象として非常に着目されてきた．この理由は，まず，内側側頭葉てんかんでは，発作起始部の海馬が外科手術で摘出されることがあるためである．次に，海馬は先述のように構造が明解なため，病変を発見することが比較的容易である．さらに，種間での構造学上の類似性が多いため動物実験の結果を臨床での結果と比較しながら検討しやすいという利点もある．歯状回に存在する顆粒細胞は，てんかん発作によって多くの海馬神経細胞が細胞死を起こす中，てんかん発作後も生存するため，てんかん発作に関与すると推察されてきた．本来，顆粒細胞は内在的に発火閾値が高く，同期した発火を起こしにくい細胞である．さらに，顆粒細胞の軸索である苔状線維は歯状回門において側枝を伸ばし，バスケット細胞を含む多くの抑制性介在細胞に興奮性シナプスを形成することで，最終的には顆粒細胞自身に強いフィードバック抑制をかける．以上のことから，顆粒細胞層をもつ歯状回は，嗅内皮質から海馬へとてんかん性神経活動が伝播することを防ぐ“ゲート”として機能すると考えられてきた[4]．

このような歯状回において，神経細胞死や異常発芽，そして顆粒細胞の局在異常が起こることは，歯状回をてんかん原生に関与する部位として研究者たちに注目させるのに十分な理由となったと考えられる．以下では，異常発芽や異所性顆粒細胞の出現メカニズムに関して筆者らが発見したメカニズムと，これらの阻止が抗てんかん原性薬の創薬につながる可能性を論じる．

13・4 異常発芽

内側側頭葉てんかんにおける歯状回では，苔状線維が過剰な数の側枝を形成し，これらが異常な方向に投射して顆粒細胞自身に興奮性シナプスを形成する．この現象は苔状線維の異常発芽とよばれ，多くの構造学的および機能学的研究から，異常発芽が歯状回に興奮性の回路を形成することが強く示唆されてきた．しかし，筆者らは異常発芽が必ずしも“てんかん原性獲得”には必要でないと考察している．これはおもに，異常発芽の形成以前に最初の自発発作が確認されるという動物実験の報告があるためである．さらに，同じく動物実験だが，異常発芽の強度と自発発作の発現頻度に相関関係がないという報告もある．これらの報告から，興奮性回路としての異常発芽はむしろ，てんかんの増悪や慢性化に関与するというのが適切だと考える．そしてこのような仮説が正しければ，異常発芽の阻止は，てんかんの悪化を抑制するかもしれない．この仮説を検証した研究として，タンパク質合成阻害薬であるシクロヘキシミドをげっ歯類てんかんモデルに投与することによって異常発芽の形成を抑制し，てんかんの発症を阻止することを試みた報告があるが，その効果については一致した見解が獲得されていない．

筆者らはこれまでに，異常発芽を軸索誘導システムの破たんと考え，これを分枝（ステップ1），分子層への逆行性投射（ステップ2），そして束状化または維持（ステップ3）の3段階で構成されるとする“異常発芽形成の3ステップ仮説”を提唱した[5]．これらのステップに関与する因子を制御することで，異常発芽を防ぐことはできないかと考えたわけである．その結果，ステップ1には脳由来神経栄養因子（BDNF）[6]が，ステップ2には軸索誘導因子 Netrin-1 や細胞内セカンドメッセンジャー cAMP[7]が，そしてステップ3にはミトコンドリアによる ATP 供給が関与する可能性を明らかにしてきた[8]．

一方で，異常発芽はてんかんを悪化させるのではなく，てんかんを起こした後の脳の恒常性に役立っているのかもしれない．こう考える理由の一つは，異常発芽した顆粒細胞は抑制性介在細胞であるバスケット細胞にもシナプスを形成するためである．研究をはじめたばかりの頃は，何か仮説を立てると，それが魅力的であればあるほど（魅力的だと自分で思ってしまえばしまうほど），仮説に合わないデータに目を向ける時間が減ってしまう．この点は気をつけなくてはいけない．たとえば，異常発芽がバスケット細胞を介して顆粒細胞にかけるフィードバック抑制性入力が最終的には優位になるという仮説も提唱されている．この仮説が正しければ，異常発芽はむしろ歯状回の興奮性を抑制するように働くだろう．以上をまとめると，少なくとも苔状線維はてんかん原性の獲得には無関係だと考えられる．異常発芽が興奮性の反回性回路を形成して，てんかんの慢性化や悪化に関与するのか，もしくは抑制性の反回性回路を形成して歯状回の抑制性を上昇させ，歯状回神経回路の恒常性の維持に働くのかを結論づけるには，さらなる実験的検証が必要である．これらが明らかにならなければ，異常発芽をターゲットとしたてんかんの治療法を確立することは難しいだろう．しかし，ここで重要なのは，筆者らが神経活動依存的な軸索誘導メカニズムに関して新しい生物学的知見を獲得できたことである．筆者らが見つけた因子の制御によって異常発芽の有無を制御できれば，どちらの状況にも対応し，歯状回の興奮性を調節することが可能になるだろう．このようなことからも，基礎研究は，生物学的新知見を求める柱と，臨床応用の可能性を求める柱の2本を両立させていくことが肝要だと改めて感じる．

13・5　異所性顆粒細胞

細胞局在の異常は発達期における神経細胞移動の制御不全によってひき起こされ，各種てんかん動物モデルにおいて自発発作や発作閾値の低下と関連することが示唆されている．特に，内側側頭葉てんかん患者およびそのモデル動物の歯状回では，少なくとも2種類の顆粒細胞の局在異常が確認されている．一つは，顆粒細胞が細胞層付近に分散して存在する“顆粒細胞の分散”であり，もう一つは，顆粒細胞が歯状回門に異所的にクラスターを形成して存在する“異所性顆粒細胞の出現”である．異所性顆粒細胞は，歯状回に新たな興奮性神経回路を付加するとともに，自発的かつ律動的なバースト活動をもち，CA3野の錐体細胞のてんかん様バースト発火と同期することが報告されている．このことから，異所性顆粒細胞は海馬神経回路の興奮性を上昇させることで，てんかん原性獲得に関与すると推察されてきた．さらに，海馬依存的な認知機能の障害は側頭葉てんかん患者で報告される重要な合併症であるが，異所性顆粒細胞は歯状回依存的な認知行動を障害する可能性が示唆されている[9]．

13・6　熱性けいれんと異所性顆粒細胞

筆者らは，てんかん原性獲得における異所性顆粒細胞の役割を，熱性けいれんという現象と関連づけて検証した．熱性けいれんは，生後6カ月から5歳までの乳幼児に最も頻繁に起こるけいれんであり，世界中のこの年齢の乳幼児の約2～14％に生じるといわれている[9]．また，熱性けいれんは多くの場合は予後良性だが，全体の30～40％は発作時間が15分を超える複雑型熱性けいれんであり，成人の側頭葉てんかん患者の30～70％が幼少期に複雑型熱性けいれんを経験しているという報告もある[10]．そして，乳幼児期は顆粒細胞が歯状回門で新生し，顆粒細胞層へと移動する時期でもある．また，マウスにおいては成体期（6カ月齢）に存在する顆粒細胞の圧倒的大部分（概算上80％以上）が生後2週間以内に産生された細胞であることを，筆者らは突き止めていた[11]．このような知見や，筆者ら自身の予備的な研究結果から，熱性けいれんによって誘導された何らかの変化により，歯状回門における正常な細胞移動が阻害されて異所性顆粒細胞となり，これが成体期まで維持され，側頭葉てんかん発症に関与するのではないかとの仮説を立てた．そして，複雑型熱性けいれんモデルラットを利用して，この仮説を検証することにした．

まず，熱性けいれんモデルラットにおいて，異所性顆粒細胞が出現することを発見した．さらに，異所性顆粒細胞の出現は自発発作の発症に先行し，異所性顆粒細胞の密度とてんかん発作の発症頻度には有意な相関関係があることを明らかにした．そして，異所性顆粒細胞は，幼若期において移動が障害された新生顆粒細胞の成れの果ての姿であることを突き止めた．なお，移動が阻害されるメカニズムとして，移動中の顆粒細胞における $GABA_A$ 受容体の発現量の上昇と，これに伴う興奮性 GABA 入力の増強があることを発見した．そこで，Cl^-を細胞内に取込むことで GABA の興奮性作用を形成する NKCC1 共輸送体に着目した．そして，NKCC1 の阻害薬であるブメタニドを熱性けいれん誘導後に処置したところ，成体期における異所性顆粒細胞の出現とてんかんの発症が抑制された．したがって，筆者らの研究は，歯状回の異常神経回路の形成を阻止することが，てんかんの発症を抑制することを示すとともに，利尿薬として使用されるブメタニドが抗てんかん原性獲得作用を発揮することを実験的に初めて示した[12]．以上の知見は，これまでの対症療法を目的とした抗てんかん薬の研究とは一線を画すもので，典型的なドラッグリポジショニングの好例として広く紹介されるとともに，基礎から臨床分野まで国際的に高く評価されている[13]〔なお，この研究は Faculty of 1000（2013）にも選出された〕．現在では，乳幼児期のけいれんに対するブメタニドの効果に関して，大規模な臨床試験が欧米で行われており，その結果が期待される[13]．

13・7 おわりに

本章の目的は，筆者らの研究テーマを紹介しながら，卒業研究を控えた薬学部学生に薬学研究の意義や，“問題発見 → 仮説 → 検証”といった研究プロセスを知ってもらうことであった．そのため，やや専門的な言葉も出てきたが，筆者らの研究の一端を紹介することができ，幸いである．

筆者らが大事だと考えるのは，“生物学的な新知見”と“臨床への応用（創薬含む）”の両者を常に念頭に置くことである．そして，情熱を失わず，最新の知見を取入れながら（“最新の技術”と書きたいところだが，現実的に困難であったり，創意工夫があれば古典的技術の応用で新技術を凌駕することも可能である），粘り強く冷静に研究を続けることが肝要だと考える．

参考文献

1）小山隆太, *YAKUGAKU ZASSHI*, **134**, 1171-1177 (2014).
2）小山隆太，ファルマシア，**51**, 947-951 (2015).
3）D. G. Amaral *et al.*, *Prog. Brain Res.*, **163**, 3-22 (2007).
4）E. W. Lothman *et al.*, *Epilepsy Res.*, **Suppl 7**, 301-313 (1992).
5）R. Koyama *et al.*, *Curr. Neurovasc. Res.*, **1**, 3-10 (2004).
6）R. Koyama *et al.*, *J. Neurosci.*, **24**, 7215-7224 (2004).
7）R. Muramatsu *et al. Brain*, **133**, 60-75 (2010).
8）K. Tao *et al.*, *Dev. Neurobiol.*, **74**, 557-573 (2014).
9）K. Tao *et al.*, *Neuroscience*, **318**, 34-44 (2016).
10）R. Koyama *et al.*, *J. Pharmacol. Sci.*, **113**, 14-22 (2010).
11）R. Muramatsu *et al.*, *Neuroscience*, **148**, 593-598 (2007).
12）R. Koyama *et al.*, *Nat. Med.*, **18**, 1271-1278 (2012).
13）W. Löscher *et al.*, *Nat. Rev. Drug Discov.*, **10**, 757-776 (2013).

研究例 14　薬物動態を決定づける分子論の理解と個体間変動要因の解明

楠 原 洋 之, 杉 山 雄 一

関連する SBO（本シリーズ他巻）

1. 薬物速度論：❻ 医療薬学VI, 第 6 章
2. 薬物トランスポーター：❻ 医療薬学VI, SBO 2, 5
3. 腸肝循環：❻ 医療薬学VI, SBO 22
4. 薬物相互作用：❻ 医療薬学VI, SBO 6, 13, 18, 23
5. PET：❷ 物理系薬学 I, SBO 21

14・1 研究の目的

医薬品開発の中で, シード化合物を医薬品として最適化する過程において, ヒトにおける体内動態特性を予測し, 適切な特性（バイオアベイラビリティー, 血中滞留性など）をもつ化合物を選別することは, その後の医薬品開発の成否の鍵を握る. 前臨床試験で使われる実験動物とヒトの異物解毒機構には種差が存在することから, ヒトを反映した適切な *in vitro* モデルの開発, *in vitro* データを *in vivo* 薬物動態パラメーターへと外挿する方法論の開発は不可欠である. また, 臨床試験（治験）とは異なり, 上市後, 医薬品はさまざまな背景因子（疾患や併用薬, 遺伝的要因）をもつ患者が医薬品を服用することから, 個々の患者背景を考慮して, 適切な薬物の選択および投与レジメンを設計するためには, 有効性・安全性に関連する個体間変動要因を明らかにすることが必要である.

肝臓や腎臓など生体内における主要な異物排泄臓器は, 薬物を積極的に取込み, 代謝・排出する機能をもっている. それゆえ, トランスポーターとよばれる膜タンパク質の基質選択性に基づいて, 基質となる薬物の組織分布の選択性やクリアランス経路の特異性を説明することができる[1),2)]（図 14・1）. そこで, 薬物トランスポーターの分子実体に基づいた体内動態や薬物間相互作用の予測方法を提唱することを目的として, 強制発現系を用いて基質となる薬物を同定するとともに, 各トランスポーター機能を個体レベルへと外挿するために, 1）ヒト組織由来の細胞を用いた機能評価法, 2）遺伝子変異や阻害薬投与に伴う薬物動態の変動を定量的に評価するための臨床研究法を開発してきた. 薬物トランスポーターの活性と関連する動態パラメーターを評価することで, 薬物動態（血中や組織中濃度の時間推移）を決定する要因に占める薬物トランスポーター機能の相対的な重要性を定量的に検証できる点が特徴である.

14・2 組織固有クリアランスの理論的考察

脂溶性の高い薬物の場合, 細胞膜透過も大きいことから, 多くの事例で血液と組織中薬物濃度は瞬時に平衡に達することが仮定できる. しかし, 血液中

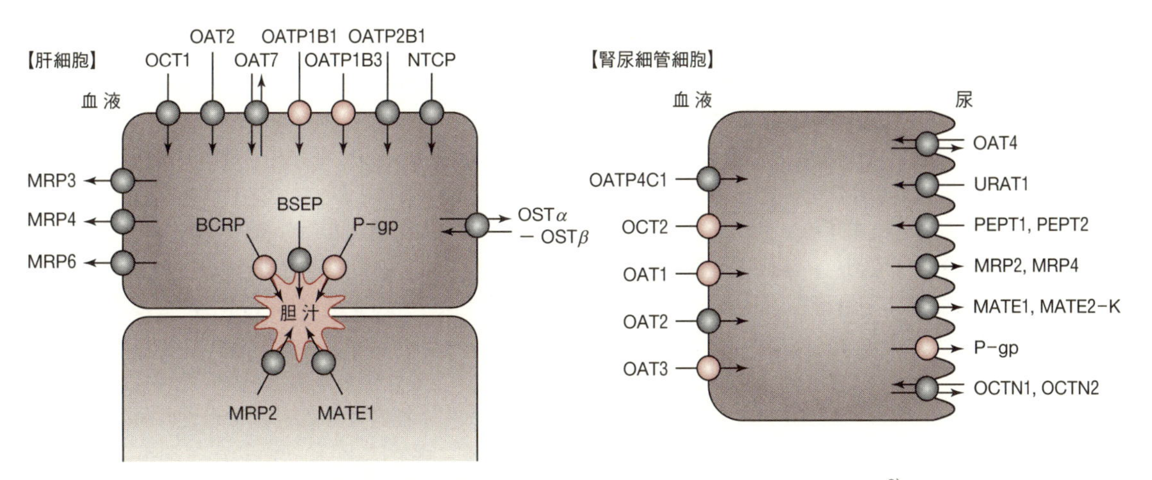

図 14・1　肝細胞および腎尿細管細胞に発現する薬物トランスポーター群[2)]

から組織中への薬物の取込みにトランスポーターが関わる場合には，この仮定は成立しない．その場合，肝胆系輸送や腎尿細管分泌に関する組織固有クリアランスを説明するための新たな数式の導出が必要である．血液中から組織中への取込み（PS_{inf}），組織中から血中への戻り（バックフラックス：PS_{eff}），代謝および未変化体としての胆汁排泄（CL_{int}）それぞれの各過程の固有クリアランスを上記のとおり定義し，それらを用いて定常状態における肝固有クリアランス（$CL_{\mathrm{H,int}}$）を表現すると，

$$CL_{\mathrm{H,int}} = \frac{PS_{\mathrm{inf}} \times CL_{\mathrm{int}}}{PS_{\mathrm{eff}} + CL_{\mathrm{int}}}$$

と表すことができる．血液中濃度の時間推移は $CL_{\mathrm{H,int}}$ によって決定されることから，各素過程のパラメーターと $CL_{\mathrm{H,int}}$ との関係を理解する必要がある．PS_{inf} は肝取込みに働くトランスポーターの輸送機能に比例するパラメーターである．一方で，CL_{int} は分母，分子ともに入っているパラメーターであり，PS_{eff} との大小関係によって，CL_{int} の変動が $CL_{\mathrm{H,int}}$ に与える影響が異なる．たとえば，PS_{eff} に比較して CL_{int} が十分に大きい場合には，PS_{inf} のみが $CL_{\mathrm{H,int}}$ の決定要因となることがわかる．たとえば，凍結ヒト肝細胞を用いた *in vitro* 実験により測定した肝取込み輸送クリアランスと，ヒト *in vivo* における肝固有クリアランスとの間には線形の関係が既知の基質薬物群では成立していることから，この関係を利用して，薬物動態の分子機序に基づいた新たな薬物の肝クリアランス予測精度を改善することができる．

14・3　薬物相互作用研究への展開

薬物を併用した際に，体内動態が変動する事例は薬物相互作用とよばれている．薬物相互作用の結果，有害事象の発症リスクが増大しうることから，重篤な相互作用を回避するための方法論開発が不可欠である．基質薬物を輸送するトランスポーターに阻害が生じる場合を考えると，臨床投与量を投与時の血漿中タンパク質非結合形濃度と薬物トランスポーターに対する阻害定数（K_i 値）の比が，阻害強度と関連していることから，*in vitro* 試験に基づいた *in vivo* 相互作用リスク（血中 AUC の上昇率）の推定が可能である．本評価方法は，日米 EU の各規制当局から発表された医薬品開発における薬物相互作用に関するガイドライン・ガイダンスでも導入されている．

生理学的薬物速度論（PBPK）モデルを用いた薬物相互作用の解析

PBPK モデルは，臓器重量や各臓器を流れる血流など生理学的なパラメーターを考慮したうえで，各臓器を表すコンパートメントを血流で連結することにより，*in vivo* 個体レベルの薬物動態を記述するモデルの一つとして繁用されている[3]．本モデルは *in vitro* 実験から得られた速度論パラメーターを *in vivo* レベルにスケールアップするボトムアップアプローチに基づき構築される場合や，逆に，臨床で実測された血中濃度の時間推移を良好に説明できるようなモデルパラメーターの値を非線形最小二乗法により推定するトップダウンアプローチに基づき構築することができる（両方のアプローチを併用する場合も多い）．阻害薬の血漿中濃度の理論的な最大値が維持されることを仮定した考え方に基づく相互作用の予測（static model）の場合，現実には阻害薬の濃度は時間とともに減少することを考えると，相互作用の程度を過大に評価してしまう．一方，PBPK モデルを用いて，阻害薬・被相互作用薬両方の血中・組織中濃度の時間推移をも考慮することで，より実態に近い薬物相互作用リスクの予測を実現することができる．

OATP1B1/1B3 基質として，肝臓に選択的に分布するスタチン類（HMG-CoA 還元酵素阻害薬）について，PBPK モデルを構築した．その結果，血中濃度の時間推移を説明するためには，血中からの代謝・排泄，肝臓への分布を考慮するだけではなく，胆汁中に分泌された薬物が消化管において再び吸収され，血液中へと戻ってくる腸肝循環を形成していることを考慮する必要があった[3]（図 14・2）．OATP1B 群を介した薬物相互作用を生じることが知られているシクロスポリン A やリファンピシンについて，薬物相互作用の機序（OATP1B 群の阻害）に基づいて基質・阻害薬それぞれの薬物動態を説明可能なモデルを連結し（図 14・2），阻害定数を非線形最小二乗法により最適化した．その結果，*in vivo* での相互作用事象を良好に説明可能なパラメーターを逆推定することができた[3]（図 14・2）．このような解析により，*in vitro* 試験系の妥当性，あるいは，想定外のメカニズムによる相互作用が関

連している可能性を検証することが可能となる．少なくとも，今後新たに OATP1B1/1B3 基質となる薬物が開発された場合には，これら薬物と OATP1B1 群の阻害薬を併用した際に，どの程度体内動態が変動するのかをモデルをシミュレーションすることにより見積もることができる．ただし，上述した肝固有クリアランスを構成する各素過程のパラメーターは，単に血中濃度の時間推移に注目したモデル解析のみでは最適化できておらず，さらに，組織中濃度の時間推移をパラメーター推定に用いることが不可欠である．

PET イメージングによる組織中薬物動態の可視化

肝固有クリアランスを構成する各素過程を規定す

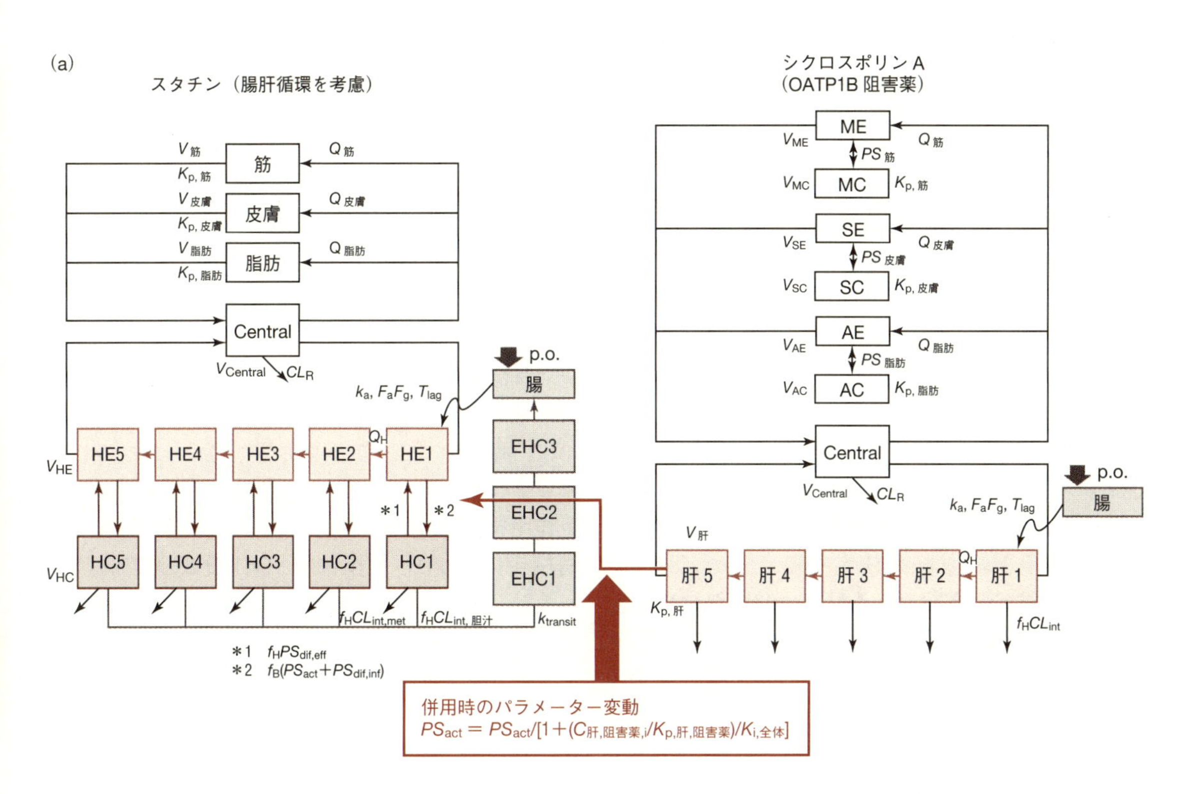

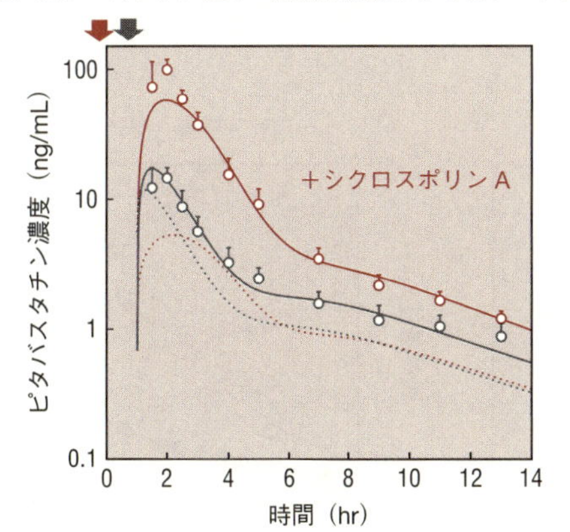

図 14・2 PBPK モデルと OATP1B が関連する薬物相互作用のシミュレーション[3]　(a) ピタバスタチンとシクロスポリン A の体内動態を再現するための生理学的モデルを示した．矢印はそれをつなぐコンパートメント間の物質移動（1 次速度）を表す．すべてのコンパートメントの物質収支式を連立することで，血中濃度（図中 Central）と組織中濃度の変動を計算することができる．シクロスポリンは OATP1B を阻害することから，肝毛細血管コンパートメント（HE1～5）から肝細胞（HC1～5）への能動輸送に関連したパラメーター（PS_{act}）に，シクロスポリンの肝毛細血管中濃度（$C_{肝,阻害薬,i}/K_{p,肝,阻害薬}$）と阻害定数（$K_{i,全体}$）を組込んだ（図中赤枠）．(b) ピタバスタチンとシクロスポリンを併用した際に，ピタバスタチンの血漿中濃度が増大することが再現されている（図中灰線ピタバスタチン単剤，赤線シクロスポリン併用時，オープンサークルは実測値）．スタチンの標的組織は肝細胞であることから，肝細胞内濃度に与える影響も計算した（点線）．その結果，初期では相互作用に影響が認められるものの，総じて血漿中濃度が変動するほどには変動していないことがわかる．EHC: 腸肝循環における時間かせぎのためのコンパートメント，ME: 筋毛細血管コンパートメント，MC: 筋細胞，SE: 皮膚毛細血管コンパートメント，SC: 皮膚細胞，AE: 脂肪毛細血管コンパートメント，AC: 脂肪細胞．

るパラメーターを定量化するためには，血液中薬物濃度の時間推移に加えて，組織中薬物濃度の時間推移が必要となる．薬物を放射線標識することで，非侵襲的に薬物の組織分布およびその時間推移を得ることが可能であり，特に，C，O，F など薬物の構造に含まれている元素の放射性同位元素が適用可能な陽電子断層撮像法（positron emission tomography, PET）に注目した[4]．PET の高い空間，時間分解能を活かして，^{11}C など陽電子放出核種で標識した薬物トランスポーター基質を生体に投与することで，組織中濃度の時間推移に関する情報を取得することができる．

15*R*-[^{11}C]TIC はもともと中枢神経系のプロスタサイクリン受容体の PET 分子イメージングプローブであり，メチルエステル体（15*R*-[^{11}C]TIC-CH_3）として用いられていた．生体に投与後，加水分解され，負電荷を帯びた 15*R*-[^{11}C]TIC を生成する．15*R*-[^{11}C]TIC は OATP1B 基質であることが判明し，さらに静注後，OATP1B 基質の特徴である肝臓への集積も確認された．血中濃度の時間推移と組織中濃度の時間推移を同時に解析することで，肝取込み過程や肝細胞内からの排出過程に関するパラメーターを決定することができる．OATP1B 群の阻害薬であるリファンピシンを投与したときの PET 画像も取得し，速度論解析を実施した．リファンピシンの投与により，肝臓内濃度ならびに胆汁排泄の低下が認められた[5]（図 14・3）．リファンピシン投与群では，肝取込み能力だけではなく，胆管側の排出能力両方も低下していた．前者は従来の仮説（OATP1B 阻害）を支持するものであるが，後者については，初めての知見であり，リファンピシンの薬物相互作用メカニズムは OATP1B を含む複合的なものであることが考えられた．OATP1B 群に限らず，他の薬物トランスポーター選択的な薬物の PET プローブ化も進めており，肝臓，腎臓などクリアランス臓器に加えて，脳などの組織における薬物動態も評価する試みを進めている．

薬物相互作用評価のためのプローブ薬物の代替となる内在性化合物の探索

薬物相互作用ガイドラインでは，医薬品開発において *in vitro* 試験で評価された薬物相互作用リスクがある閾値を超えた場合には，臨床における検証試験の実施を求められる．従来は，プローブ基質薬物ごとに臨床試験が実施されていたが，*in vitro* 試験に基づく判定基準では上述した static model を適用していることから，擬陽性となることが多く，臨床試験の対象となる分子種の数は多くなりがちである．そのため製薬企業では，臨床試験数を減らすために，複数のプローブ薬物の個々の投与量をできる限り少なくすることにより安全性やプローブ間の相互作用を回避した条件下で，プローブ基質薬物を同時投与するカセット投与を行い，複数の代謝酵素 / トランスポーター分子に対する影響を評価する試みが行われている．

薬物トランスポーターの基質には，腎機能の診断に用いられるクレアチニンなど生体内の内在性代謝物や食品由来の代謝物も含まれており，トランスポーターの機能欠損によりそれらの血中濃度が変動することも知られている．OATP1B1/1B3 や MRP2 の機能欠損は，高ビリルビン血症を呈する．

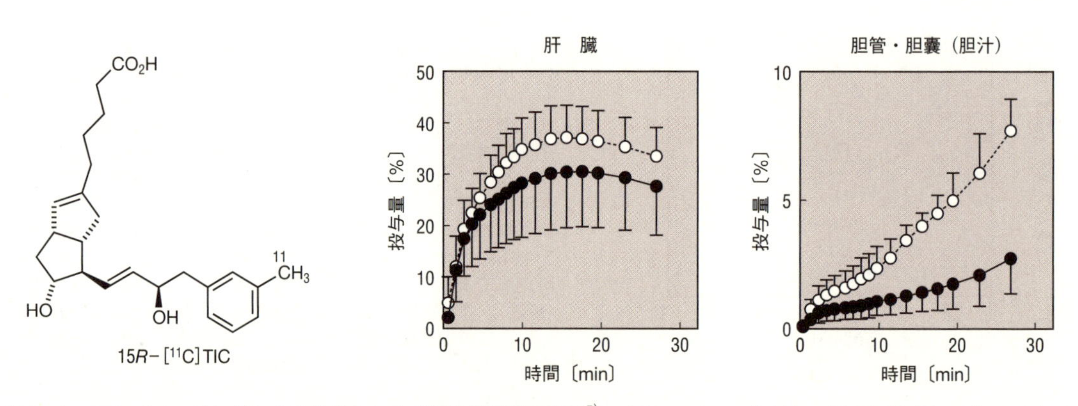

図 14・3 PET イメージングによる組織中および胆汁排泄量の定量[5] TIC：16-*m*-トリル-17,18,19,20-テトラノルイソカルバサイクリン．

薬物相互作用の評価に利用するためには，血中動態に対する薬物トランスポーターの寄与率に加えて，代謝物の生成速度やその日内変動，食事による影響などの交絡要因など考慮すべきことも多いが，たとえば第Ⅰ相試験において行われる用量依存性試験，単回・複数回投与試験において，外来異物を被験者に投与することなく薬物相互作用リスクを定量的に評価し，その結果に基づいて擬陽性による薬物相互作用試験を削減できるなどのメリットもある[6]．

そこで，血中の代謝物を網羅的に同定するため，高感度 LC-MS/MS を用いたノンターゲットメタボローム解析により，阻害薬の投与によって血中に蓄積，あるいは尿中排泄が低下する代謝物を探索した．たとえば，腎臓に発現する取込みトランスポーター OAT1 および OAT3 阻害薬であるプロベネシドの投与により腎クリアランスが低下する化合物として，胆汁酸の代謝物（グリコケノデオキシコール酸-3-硫酸，以下 GCDCA-S）を同定した．GCDCA-S の腎クリアランスは，臨床試験時に同時に投与されていた OAT3 プローブ基質薬物のベンジルペニシリンの腎クリアランスと良好な正の相関を示し，本代謝物が OAT3 プローブとして有用であることを示した．一方，プロベネシドは GCDCA-S の血漿中濃度には大きく影響を与えないことから，主クリアランス経路は腎外クリアランスであると考えられた．通常，多くの胆汁酸はおもに NTCP によって肝細胞に取込まれると考えられてきたが，GCDCA-S は，OATP1B1，OATP1B3 の基質となり肝細胞に取込まれることから，OATP1B1 群の阻害薬であるリファンピシンを投与したヒトから採取した血液中の GCDCA-S 濃度を測定したところ，血漿中濃度が顕著に増大することが確認された．したがって，GCDCA-S は，評価項目を変えることで，肝 OATP1B 群や腎 OAT3 の機能を同時に測定できる代謝物であるといえる．OATP1B 群の機能プローブとしては，ほかにもコプロポルフィリンなども報告されている．これらに加えて，他の薬物トランスポーターの内在性基質も同定しており（表 14・1），複数のプローブの変動をモニターすることで，複数のトランスポーターの機能変動に関する情報を一つの臨床試験から一挙に取得することができると考えている[6]．

14・4　ま　と　め

上述の通り，*in vitro* 解析・臨床研究などの複数の手法を併用した，薬物トランスポーターのヒト *in vivo* における定量的な輸送機能の評価法を開発してきた．薬物投与後の内在性化合物の変動を評価（ファーマコメタボロミクス）することで，薬物動態に限らず，薬効および有害事象の理解を深めることができるものと期待している．異物解毒には，複数の代謝酵素・トランスポーター分子種が同時に関連することから，体内動態の最適化は，いわば複数解がある問の最適化問題であり，膨大な試行錯誤が行われている．この負担を少しでも減らすため，*in silico* での体内動態予測法の開発も今後取組んでいきたい領域である．

14・5　後進へのメッセージ

薬物動態学では，いかに前臨床段階で得られる *in vitro* 実験・動物実験のデータをヒト *in vivo* での体内動態へと外挿するか，が根本テーマである．そのため前臨床段階で蓄積されたデータに基づき立てた仮説を，臨床試験で検証することが求められる．その一方で，ヒトを対象とするがゆえの制約も多く，通常の臨床試験では得ることのできない *in vivo* データを取得するため，PET イメージング研

表 14・1　薬物トランスポーターの内在性代謝物と評価パラメーター

トランスポーター	内在性代謝物	動態パラメーター
OATP1B	ビリルビン / ビリルビングルクロン酸抱合体，コプロポルフィリンⅠ/Ⅲ，グリコケノデオキシコール酸-3-硫酸，テトラデカン二酸 / ヘキサデカン二酸	*AUC*
OAT1	タウリン	腎クリアランス
OAT3	グリコケノデオキシコール酸-3-硫酸，6β-ヒドロキシコルチゾール	腎クリアランス
OCT2，MATE1	クレアチニン	*AUC*，腎クリアランス
	N-メチルニコチンアミド	腎クリアランス

究やメタボローム研究など研究手法を多様化させることに取組んできた．その実現にあたっては，専門家の協力を得るにしろ，薬物動態学以外の学問領域で発展してきた知見や技術の理解も重要であり，そのような交流を通じて，新しい研究テーマの発見に繋がることも日々経験している．

創意工夫のうえに仮説を実証していくことは，研究の醍醐味である．日々の実験の中では，失敗はつきものであるが，その失敗すらも楽しみ，現状を冷静に分析したうえで次なる策を考えるサイクルを継続的にかつ迅速に回すことで，研究は進展していく．そのためには，実験結果を論理的に多角的な面から考察する癖を習慣化することも重要であるが，それ以上に，自分自身が遂行している研究に責任と誇りをもち，心の底から研究の過程全体を楽しいと感じることが最も大切であると思う．多くの論文を読む，あるいは積極的に新しい実験法の構築や他の学問領域に臆せず飛び込んでいくなど，行動の仕方は各人それぞれであろうが，自分が好む自己実現を図ることができる方略，研究の末に到達したい目標の方向性が合致した研究テーマと出会う，もしくはそのように仕立て上げるために試行錯誤しながら，主体的に挑戦してもらいたい．

参 考 文 献

1）L. Brunton, B. Knollman, B. Chabner 編，髙折修二，橋本敬太郎，赤池昭紀，石井邦雄監訳，“グッドマン・ギルマン薬理書（上）—— 薬物治療の基礎と臨床”，第 12 版，‘第 1 編 総論（創薬と製薬企業，薬物動態：薬物の吸収，分布，代謝，排泄の力学ほか）’，廣川書店 (2013).

2）International Transporter Consortium *et al.*, ‘Nat membrane transporters in drug development’, *Nat. Rev. Drug. Discov.*, **9**(**3**), 215–236 (2010).

3）T. Yoshikado *et al.*, ‘Quantitative analyses of hepatic OATP-mediated interactions between statins and inhibitors using PBPK modeling with a parameter optimization method’, *Clin. Pharmacol. Ther.*, **100**(**5**), 513–523 (2016).

4）H. Kusuhara, ‘Imaging in the study of membrane transporters’, *Clin. Pharmacol. Ther.*, **94**(**1**), 33–36 (2013).

5）T. Takashima, S. Kitamura, Y. Wada, M. Tanaka, Y. Shigihara, H. Ishii, R. Ijuin, S. Shiomi, T. Nakae, Y. Watanabe, Y. Cui, H. Doi, M. Suzuki, K. Maeda, H. Kusuhara, Y. Sugiyama, Y. Watanabe, ‘PET imaging-based evaluation of hepatobiliary transport in humans with (15*R*)-^{11}C-TIC-Me’, *J. Nucl. Med.*, **53**(**5**), 741–748 (2012).

6）A. D. Rodrigues, K. S. Taskar, H. Kusuhara, Y. Sugiyama, ‘Endogenous probes for drug transporters: balancing vision with reality’, *Clin. Pharmacol. Ther.*, (2017)

研究例 15 “臨床に学ぶ薬学研究”の夜明けと道標を目指して──“From Bench to Bedside”と“From Bedside to Bench”の展開

乾 賢一

関連する SBO（本シリーズ他巻）

1. 薬学教育：❶ 薬学総論Ⅰ，第 1 章
2. 学習の在り方：❶ 薬学総論Ⅰ，SBO 57
3. 薬物速度論：❻ 医療薬学Ⅵ，第 6 章
4. 薬物トランスポーター（P 糖タンパク質など）：❻ 医療薬学Ⅵ，SBO 2, 5
5. 薬物代謝酵素：❻ 医療薬学Ⅵ，SBO 14, 16, 18
6. 臓器移植・免疫抑制薬：❻ 医療薬学Ⅱ，SBO 12

社会のニーズに対応するために 2006 年 4 月から始まった 6 年制薬学教育は，2017 年 3 月に第 6 期の卒業生を社会に送り出すに至り，また 2015 年 4 月から改訂薬学教育モデル・コアカリキュラムによる教育が実施されている．そして学生が 6 年卒業時に身につけておくべき到達目標として“薬剤師として求められる基本的な資質”が示され，この中には研究能力が含まれている．薬学教育改革に呼応して，薬剤師の業務内容も大きく変わってきた．チーム医療が進む中で，医療の有効性と安全性を担保するために，薬剤師による病棟での薬品管理，患者への服薬指導，医師への処方支援や薬物療法の提案，在宅医療への参画など，薬剤師の業務内容に広がりと深まりが増してきた．同時に，薬剤業務の科学的基盤の構築が進みつつあり，薬剤師の学問的バックボーンとして医療薬学が確立されつつある．学術研究の推進については，従来の薬学の概念にとらわれるのではなく，医学を参考にした新たなシステムを構築する必要がある．問題発見，問題解決型の教育に力を注ぎ，Science（科学），Art（技術），Humanity（人間性）のバランスのとれた教育の実践は，質の高い薬剤師の養成だけではなく，研究能力をもった薬剤師（ファーマシスト・サイエンティスト）の育成にもつながる．

筆者は，31 年間大学病院薬剤部に在籍して薬剤業務に従事しながら，医学・薬学教育に参画し，その後薬科大学学長として 6 年制薬学教育を推進してきた．その歩みを辿りながら，臨床薬学の科学的基盤としての研究推進の意義と実践例について私見を述べたい．

15・1 トランスポーター研究の魅力から臨床に向けた展開へ

大学院時代，広島大学医学部薬学科助手として赴任後を通して，私の研究のバックグランドは生物薬剤学である．しかし，1 年 7 カ月の米国留学（ハーバード大学医学部，マサチューセッツ総合病院消化器内科 Kurt J. Isselbacher 教授のもとで研究に従事）によって，研究に対する私の考え方が大きく変わった．消化器内科の研究室でありながら，基礎研究を活用した研究も積極的に進められていた．筆者は，がん化細胞の膜小胞系，培養細胞系を用いた糖，アミノ酸輸送の研究に取組み，Na^{+}イオン勾配によって駆動される二次性能動輸送のオーバーシュート現象に感激するなど膜輸送研究の魅力に取りつかれた．帰国後，京都大学医学部附属病院（京大病院）薬剤部助手として異動し，留学で身につけた研究手法を生物薬剤学，薬物動態学の領域に導入することを試みた．膜小胞系による薬物輸送研究は，当時，世界的にもほとんどなされておらず，腎尿細管や小腸における薬物輸送研究に新しい成果を上げることができた．論文執筆も，従来の薬剤学の枠にとらわれず，生化学，生理学，薬理学の一流誌にチャレンジすることにし，薬剤学の領域に新しい流れを生み出した．その後，機能解析を中心とした膜輸送研究は，分子生物学的手法によって薬物トランスポーターの実体解明へと飛躍的に進展し，さらに基礎研究成果を臨床や薬物治療への応用に展開した[1]．

15・2 医薬品の適正使用を目指して── From Bench to Bedside, From Bedside to Bench

教授・薬剤部長を拝命して以来，臨床医学が基礎医学と一体となって発展を遂げつつあることを目の当たりにして，薬学においても医療薬学や薬剤業務

の科学的基盤構築に向けての努力が必要であることを痛感した．医師の研究姿勢については“臨床に発して，臨床に帰る”という言葉をしばしば耳にした．このような環境の中で，“医薬品の適正使用を目指して —— From Bench to Bedside, From Bedside to Bench”という薬剤部のキャッチフレーズは自然発生的に生まれ，基礎（bench）と臨床（bedside）との双方向の研究展開を進めることにした．京大病院のいくつかの診療科との共同研究を通して，薬物トランスポーターなどの基礎研究の成果を臨床に応用することを目指した．また，薬剤師の病棟業務の症例が契機となって開始した機序解明やそれがいかに臨床に還元できたかというアプローチも重視した．時間が経つにつれて，大学院生による研究推進と薬剤師による臨床薬剤業務の実践は，互いに刺激と協調を続けながら相乗効果を生み出した．その結果，薬物相互作用の解析，薬物トランスポーターの遺伝子発現・機能解析と薬物投与設計への応用，免疫抑制薬タクロリムスの個別化免疫抑制療法の確立，抗悪性腫瘍薬（抗がん剤）の副作用解析など臨床展開を進めることができた．これらの成果は，薬剤管理指導など薬剤業務の科学的基盤，薬物治療の個別化などに着実につながって行き，チーム医療の推進にも役立ったように思う．

変革する医療の中で，薬剤師がいかに薬物療法に貢献してきたか具体例を示すことが，将来の薬学・薬剤師の進むべき方向・指針につながると考え，薬剤部では大学院生と薬剤師が一丸となってサイエンスとしての医療薬学の実践モデルやエビデンスの構築に尽力し，成果を論文化することに努めてきた．これらの実績を取りまとめて解説し，3 冊の単行本，すなわち“薬剤師が変える薬物治療 —— 病院薬剤部から，医薬品適正使用症例集”（2002），“薬剤師が変える薬物治療 2 —— 安全ながん治療とテーラーメイド医療に向けて”（2007），“薬剤師が発信するがん薬物療法のエビデンス”（2009）として順次出版することができた[2)～4)]．

15・3 免疫抑制薬タクロリムスの個別化療法と臨床展開の事例

1990 年に，京大病院では先天的な胆道疾患の小児患者に対する生体部分肝移植治療が開始された．その後，田中紘一教授が移植外科を主宰され，さらに上本伸二教授にその哲学が引き継がれた生体肝移植治療は，京大病院の大きな柱として社会に認知された．1990 年の第 1 例目から，薬剤部では免疫抑制薬の血中濃度モニタリングを担当するなど移植医療に関わってきたことは，薬剤師にとって貴重かつ重要な経験として多くのことを学ぶ機会となった．筆者が教授・薬剤部長に着任した 1994 年頃は，生体肝移植術後の免疫抑制療法として，タクロリムスの有効治療濃度域が確立されるなど，院内の薬物血中濃度モニタリングの体制がようやく整いつつあった．タクロリムスの投与量と血中濃度の間には相関がみられず，個体差が大きいために，タクロリムスによる腎毒性，中枢毒性，高血糖などの副作用を防ぐためには，頻回の薬物血中濃度モニタリングが必要とされた．（図 15・1）このため，個体間変動の解明や投与設計の個別化は当時からの念願でもあった．

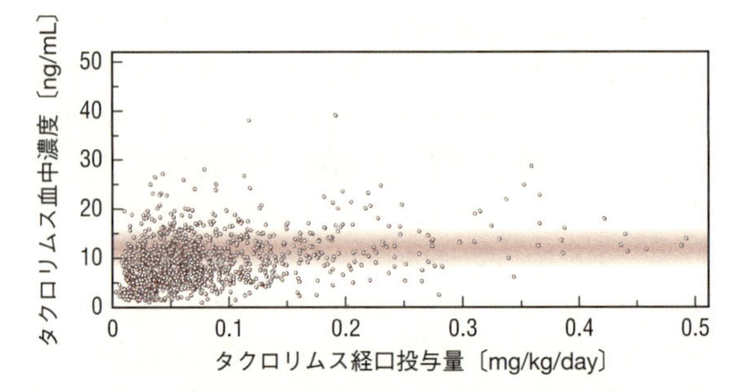

図 15・1 生体肝移植術後 7 日間におけるタクロリムスの投与量と血中濃度の関係 300 例の生体肝移植患者，術直後 7 日間におけるタクロリムスの投与量と血中濃度（2000 ポイント）の関連性はほとんど見られない．図中の帯はタクロリムスの有効治療濃度域を示す．

このような背景から薬物血中濃度モニタリングを中心に進めてきたタクロリムスの体内動態に関する研究は，臨床医の思いがけない一言で大きく進展することとなった．

“肝機能は他の人と変わらない，下痢もないのに，全然血中濃度が上がってこない人がいるのですよ．どうしてでしょうね．”何気ない一言は時に大きなヒントを与える場合がある．肝移植患者の肝臓は部分肝であり，移植術直後においては比較的薬物代謝能は弱いことが想定される．しかしながら，高用量のタクロリムスを投与しても血中濃度が上がらない症例が存在する．1998 年 3 月の日本薬学会第 118 年会で招聘した Dr. Benet（UCSF 教授）の講演において，小腸粘膜における薬物代謝酵素CYP3A4と薬物排出トランスポーターであるP糖タンパク質（P-gp，*MDR1*遺伝子）との協働的効果による薬物吸収のバリヤー機能がトピックとして注目されていた．（図15・2）前任の堀了平名誉教授は

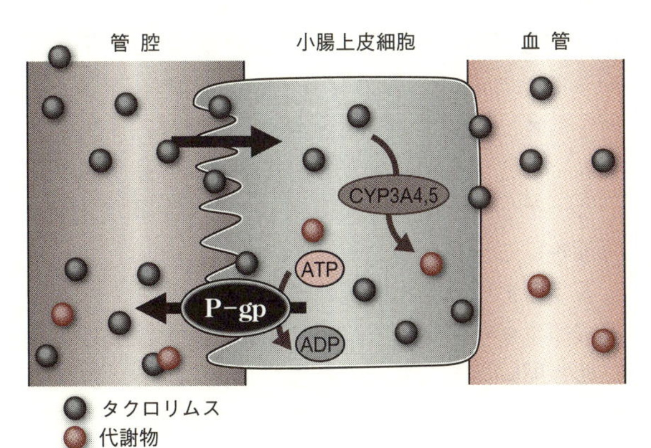

図15・2　タクロリムスの消化管吸収機構　“吸収障壁（P-gp，CYP3A4，CYP3A5）”とよばれる分子機構によって，タクロリムスのバイオアベイラビリティーは低値となる．

P-gpの発現系を構築し，シクロスポリンやタクロリムスがその基質として輸送されることを発見していた．この発現系を応用し，“小腸粘膜における薬物吸収のバリヤー機能”が肝移植患者におけるタクロリムス血中濃度推移の個人差を説明し得る一因ではないかと考え，手術時の小腸組織標本を用いた臨床研究に着手することにした．この研究は“ヒト小腸のP糖タンパク質と薬物代謝酵素の定量的解析を目的とした臨床研究”として筆者が責任者として倫理委員会に申請した初めての臨床研究であり，審査過程において多くの先生方に協力をいただいた．

術時に切除される小腸組織の一部を用いた研究に着手し，CYP3A4とP-gp発現量の定量数値化という難題に取組んだ．約1年半かけて収集した70例の内，経口投与のみでコントロールされた46例を対象に解析した結果，術後早期におけるタクロリムスの血中濃度/投与量（C/D）比は，小腸P糖タンパク質（MDR1）の発現レベルと良好な逆相関を示した（図15・3）．一方，CYP3A4発現レベルとの相関関係は認められないということも判明した．この研究とほぼ同時に進めていた小腸移植症例における検討においても同様の結果が得られたため，2000年4月サンフランシスコで開催された第1回世界薬学会議（PSWC 2000）のシンポジウムで初めて発表したところ，会場のBenet博士，座長のThumuel博士など“小腸の薬物吸収バリヤー能に関わる研究”を当時リードしていた研究者達に強いインパクトを与えることができた．

この小腸P-gpの発現量が生体肝移植術直後のタクロリムスC/D比と逆相関を示すという結果によって，タクロリムス投与設計の個別化という可能性が見えてきた．その後，術後早期における急性拒絶反応の発症とタクロリムス血中濃度推移との関連について調べたところ，ICU管理下にある術後3日目と4日目の血中濃度が拒絶反応発症群において有意に低いことが見いだされた．さらに精査した結果，術後2〜4日目の平均血中濃度が7 ng/mL以上あれば拒絶反応の発症リスクが半減すること，

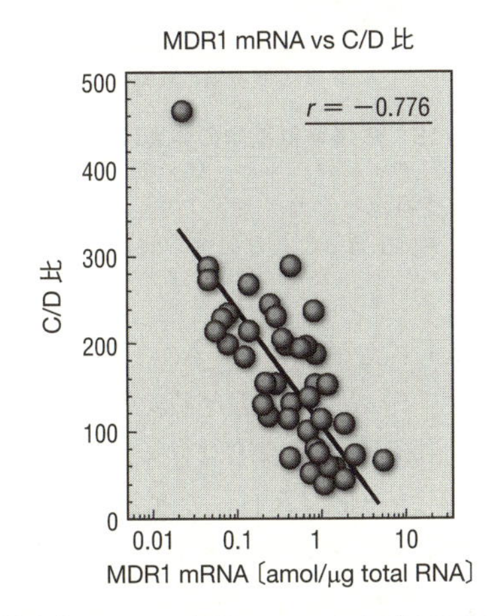

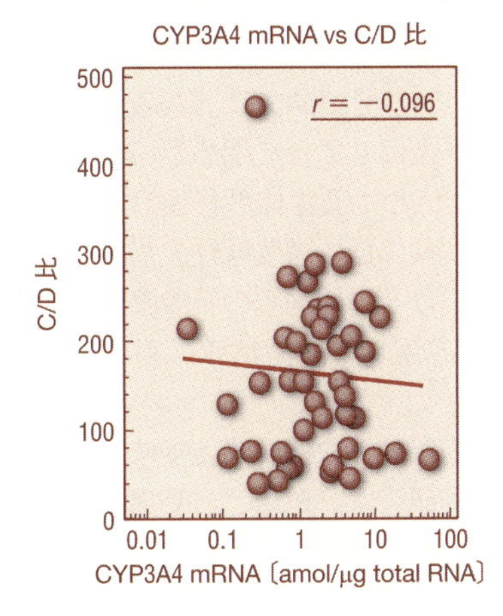

図15・3　生体肝移植患者における小腸MDR1およびCYP3A4 mRNAの発現量とタクロリムス血中濃度/投与量（C/D）比の関係　術後早期におけるタクロリムスの血中濃度/投与量（C/D）比は，小腸P糖タンパク質（MDR1）の発現レベルと良好な逆相関を示し，一方CYP3A4発現レベルとの相関関係は認められない．

拒絶反応発症群の多くは術時小腸 MDR1 mRNA の発現量が高い群にほぼ一致することが判明した．すなわち，術後早期の免疫抑制療法の導入は移植肝を急性拒絶反応から護り，その生着そのものを向上させることが考えられた．そこで，生体肝移植術時に得られた小腸粘膜の標本から total RNA を抽出し，MDR1 mRNA の発現量，移植肝患者体重比（GRWR，%）と術時の体重を用い，10 ng/mL を目標とするタクロリムスの初期用量提案の試みを開始した．この間，術式の改善，術後の免疫抑制剤の多様化による影響も考えられるが，筆者らの取組みは術後早期の急性拒絶反応の低減に大きく貢献することができた．

医薬品の約半数は CYP3A4 によって代謝を受ける．CYP2C19 や CYP2C9 とは異なり，CYP3A4 の表現型に強い影響を及ぼす遺伝子多型はいまだ知られていない．このような状況で，Lancet 誌に興味深い Letter が掲載された．腎移植後の患者をフォローするにあたり，ヨーロッパ系人種に比べてアフリカ系人種は高用量のタクロリムスを要するという内容である．他方，2001 年には CYP3A4 の類縁体である CYP3A5 の多型に顕著な人種差が存在し，コーカサス人のほとんどは欠損すること，反対にアフリカ系人種では，欠損の割合がきわめて低いことが報告された．この情報に注目し，早速移植患者を対象に遺伝子多型解析を進めた．当時，注目を集めていた MDR1 C3435T，G2677T/A などの影響はなんら見られなかったが，患者小腸ならびに移植肝の CYP3A5＊3 多型の影響が強いことが認められた．この多型解析で蓄積した結果から，特に成人症例においては患者小腸の，小児患者については移植肝の CYP3A5 多型がタクロリムス体内動態に対して強い影響を及ぼすことを明らかにした．このように，約 20 年にわたる生体肝移植治療への関わりから，免疫抑制薬の血中濃度管理の重要性に加えて，薬物吸収における小腸粘膜の吸収障壁としての重要性，CYP3A5 遺伝子多型情報の有用性などを示すことができた[5]．

以上，田中紘一名誉教授ならびに上本伸二教授との長きにわたる協同研究は，理想として掲げてきた “From Bench to Bedside, From Bedside to Bench” の具体例として広く取上げられ，一部は海外の薬学・薬剤師教育においても紹介されるに至っている．

15・4 薬学研究の課題と展望

6 年制薬学がスタートして 11 年余りが経過したが，これからの薬学では医療現場（病院，薬局）といかに連携して教育・研究の質を高めるかが重要であろう．その取組みの一例として，2013 年に京都薬科大学（KPU）は近隣の音羽病院（OHP）と包括協定を締結し，KPU-OHP 臨床医薬カンファレンスを始めた．このカンファレンスは今年で 7 回目を数え，毎回テーマを設定して両機関の代表者が発表して討論を重ねながら，共同研究の芽を探っている．そして，研究の交流とともに，人事の交流の可能性にも期待を寄せている．

薬学における学術研究の推進については，従来の既成概念から脱却して，医学部の改善・改革を参考にした展開など，発想の転換が必要である．すなわち，医学部では過密なカリキュラムのため，薬学部のように学生が長期間研究室に所属して研究を行うことはまれである．しかし最近では，医学部においても学生のリサーチマインドを醸成するために，短期間の研究室配属や学生の自主研究など，各大学において特徴あるプログラムを用意して，学生に研究の機会を提供している．このような医学部の姿勢は，薬学の教員や学生にも参考にしてもらいたい．

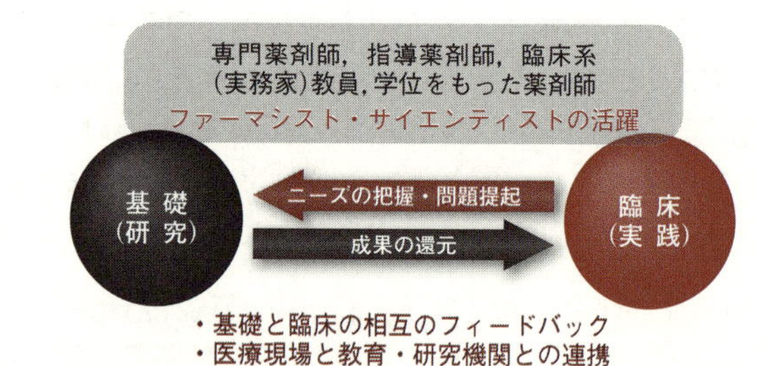

図 15・4 6 年制薬学の発展に向けて 基礎と臨床との相互のフィードバック，薬・薬・学（病院・薬局・大学）の連携強化とアカデミアのさらなる貢献（学術レベルの向上，学位審査など）が必要である．

Science（科学），Art（技術），Humanity（人間性）のバランスのとれた教育の実践は，質の高い薬剤師の養成だけではなく，研究能力を持った薬剤師（ファーマシスト・サイエンティスト）の育成や薬学研究の画期的な展開にもつながると思う．20〜30 年後には 6 年制薬学出身者のなかから，ノーベル賞級の研究者が生まれるかもしれない．薬学を発展させるためには，基礎研究者が臨床・医療現場に対する認識を高め，他流試合を重ねながら，基礎と臨床のさらなる連携を深めていくことが大切である．基礎と臨床との架け橋の中心になるのは，専門薬剤師，指導薬剤師，臨床系（実務家）教員，学位をもった薬剤師，ファーマシスト・サイエンティストなどであろう（図 15・4）．

この数年間に，医療スタッフの共同・連携によるチーム医療の推進が進む中で，薬剤師に対するいくつかの制度改革がなされた．2012 年度の診療報酬改定では，“病棟薬剤業務実施加算”が導入され，これまでの病院薬剤師の病棟業務実績がようやく評価されるようになった．また，団塊の世代が後期高齢者を迎える，いわゆる 2025 年問題を見据えて，“患者のための薬局ビジョン”が策定され，“かかりつけ薬剤師・薬局”として地域の人々の健康づくりにアドバイスできる“健康サポート薬局”が制度化されるなど，患者本位の医薬分業の実現に向けた取組みが進められている．加えて，2014 年に改正・施行された薬剤師法第 25 条の 2 では，従来の患者への情報提供だけではなく，“薬学的知見に基づく指導”をすることが義務づけられた．この“指導”という文言は医師法第 23 条に明記されている“指導”と同じ文言であり，薬剤師の責任が一層重くなった．このような背景から，今，薬系大学の教職員・学生，ならびに医療現場の薬剤師に求められること，それは“6 年制薬学に対する責任と矜持（プライド）”であろう．薬学・薬剤師の社会的評価を高めるためには，関係者のさらなる自覚を期待したい．そのうえで，6 年制薬学教育を受けた新しい薬剤師・薬学人には，“創意と挑戦”，“経験と感性”を礎にしながら薬学研究のロマンを追求し，医療人，研究者・教育者などそれぞれの立場において，国民の健康増進，人類の繁栄に貢献していただきたい[6]．

参 考 文 献

1) K. Inui, S. Masuda, H. Saito, ‘Cellular and molecular aspects of drug transport in the kidney’, *Kidney Int*. **58**, 944–958 (2000).
2) “薬剤師が変える薬物治療 ── 病院薬剤部から，医薬品適正使用症例集”，乾賢一監修，じほう (2002)
3) “薬剤師が変える薬物治療 2 ── 安全ながん治療とテーラーメイド医療に向けて”，乾賢一監修，じほう (2007)．
4) “薬剤師が発信するがん薬物療法のエビデンス”，乾賢一監修，じほう (2009)．
5) S. Masuda, K. Inui, ‘An up-date review on individualized dosage adjustment of calcineurin inhibitors in organ transplant patients’, *Pharmacol. Therapeut*. **112**, 184–198 (2006).
6) 乾賢一，‘6 年制薬学の責任と矜持’，薬剤学，**77**, 15–18 (2017)．

研究例 16　医薬品適正使用と効率的な医薬品開発を目指した臨床薬学研究

鈴木洋史

関連する SBO（本シリーズ他巻）

1. 薬物速度論（*AUC* など）：❻ 医療薬学VI，第 6 章
2. 薬物代謝酵素：❻ 医療薬学VI，SBO 14, 16, 18
3. 分子標的薬：❻ 医療薬学VII，第 10 章，❻ 医療薬学IV，SBO 27
4. 薬物の体内動態と薬効発現：❻ 医療薬学 I，SBO 6
5. ミカエリス・メンテンの式：❷ 物理系薬学 I，SBO 56，❻ 医療薬学VI，SBO 26
6. ラングミュアの吸着式：❻ 医療薬学VI，SBO 10

薬学の研究の一つの柱となるのは，臨床で生じた問題点の解決である．このような研究は，得られた結果を臨床現場へとフィードバックすることにより，より良い医療の提供につながるうえ，製薬企業における医薬品開発においても有用な情報を提供する．本章では，臨床で活躍する薬剤師により行われた，薬物相互作用の解析（§16・1），および分子標的薬の毒性発症機構の解析（§16・2）について紹介する．

16・1　薬物相互作用の解析

薬物相互作用は，臨床のみならず，医薬品開発においても重要な検討課題である．たとえば，ケトコナゾールは薬物代謝酵素 CYP3A4 を強力に阻害するため，併用時には，同様に CYP3A4 で代謝されるシンバスタチンの *AUC*（血中濃度-時間曲線下面積）は 20 倍近くにまで上昇する．その結果として，スタチンの副作用である横紋筋融解症が発症する可能性が高まることから，添付文書上では，両者の併用は禁忌とされている．一方で，後になって上市された，同じく CYP3A4 を阻害するボリコナゾールの添付文書には，CYP3A4 で代謝されるミダゾラムは併用禁忌とされているものの，その *AUC* がどの程度上昇するのか，他の睡眠導入薬の場合はどうなるのか，などの記載はない．また，スタチンも併用注意とされているものの，スタチンという総称には，プラバスタチンのように，代謝をほとんど受けない薬物も含まれる．適正使用の観点からも，このような薬物相互作用の問題点を解決する必要が生じた．

以前より，薬物相互作用の程度を定量的に予測する試みは，主として *in vitro* 代謝実験により決定された阻害薬の K_i 値と，阻害薬の肝臓中非結合型濃度を基に算出するという方法が取られていたが，肝臓中非結合型濃度の推定の困難さなどのため，必ずしも満足な結果が得られていなかった．筆者らは，過去にヒト *in vivo* で報告されている薬物相互作用の報告値を集計し（図 16・1），解析を進めることで十分な精度をもって薬物相互作用を予測しうる方法論を提唱した[1]．

図 16・1 の横軸には，併用される阻害薬の種類が，縦軸には阻害薬併用時に対象となる薬物の *AUC* が何倍に増大するかが示されている．たとえば，ミダゾラムの場合，イトラコナゾール併用により，その *AUC* が約 8 倍に上昇することを示している．図 16・1 より，左側にプロットした阻害薬の方が，右側にプロットした阻害薬よりも，阻害効果が大きいことがわかる．これらの結果を基に，阻害薬のもつ阻害率（inhibition ratio, *IR*）を決めることができる．

一方で，同じくイトラコナゾールを併用した場合でも，ゾルピデムの *AUC* は 1.3 倍程度の上昇を示すに過ぎない．この上昇度の違いは何に起因するのであろうか．一般に，薬物は複数の経路により体内から消失されるため，投与された薬物分子のうち，何％の分子が CYP3A4 により代謝を受けるかは，薬物ごとに異なる．仮に，投与された薬物分子の 95％が CYP3A4 により解毒され，併用された阻害薬によって CYP3A4 の活性がほぼ完全に阻害された場合，この薬物の体内消失は，阻害薬非存在下に比べて 5％にまで低下する．*AUC* の値は消失能力に反比例するため，この条件下では *AUC* は 20 倍に増大する．一方で，投与された薬物分子の 15％が CYP3A4 で代謝される場合，併用された阻害薬によって CYP3A4 活性がほぼ完全に阻害されたとしても，体内からの消失能力としては，阻害薬非存在下に比べて 85％が残存しているため，*AUC* の増大は 15％程度にとどまる．このような考察の結果，投与された薬物分子のうちの何％が CYP3A4

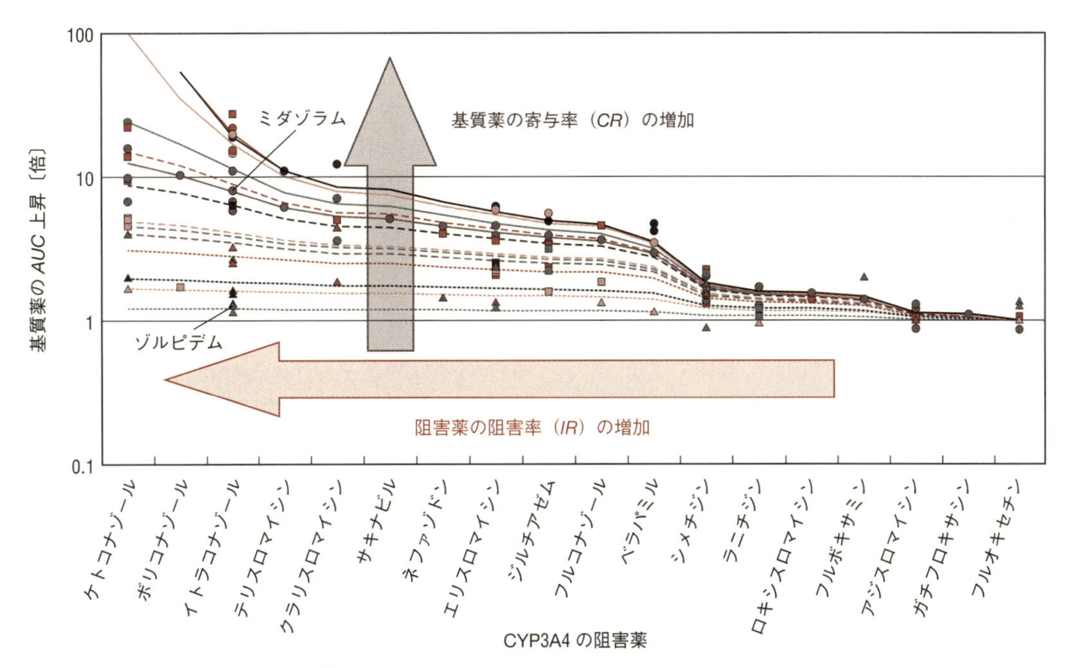

図 16・1　ヒトにおける薬物相互作用[4]　過去に報告されたヒトにおける薬物相互作用を集計した．図は各種阻害薬の存在下で，対象となる薬物（基質薬）の *AUC* が何倍に増大するかを示す．基質薬として，ロバスタチン（-●-），シンバスタチン（-●-），ブスピロン（-●-），ニソルジピン（-●-），ミダゾラム（-●-），トリアゾラム（-■-），フェロジピン（-■-），シクロスポリン（-■-），ニフェジピン（-■-），アルプラゾラム（-▲-），アトルバスタチン（-▲-），テリスロマイシン（-▲-），ゾルピデム（-▲-），セリバスタチン（-▲-）を対象とした解析が進められた．各線は，各種阻害薬存在下での各基質薬の *AUC* 上昇率を結んだものである．

により体内からの消失を受けるか，すなわち消失における CYP3A4 の寄与率（Contribution Ratio, *CR*）を求めることが可能となる．

これらの直観的な理解は，薬物動態理論によっても裏づけされており，*CR* 値を有する薬物の *AUC* は，*IR* 値をもつ阻害薬併用により，

$$AUC = \frac{1}{1 - CR \cdot IR} \qquad (16 \cdot 1)$$

により表されることが示されている．このような背景のもと，図 16・1 に示された結果を式(16・1)に基づいて解析することにより，阻害薬ごとに *IR* の値を，薬物ごとに *CR* の値を算出した．*IR* の算出のためには，主としてミダゾラムに対する阻害率を用い，*CR* の算出のためには，主としてイトラコナゾール併用下での *AUC* 上昇率を用いた．このようにして，*IR* と *CR* が求められると，式(16・1)に基づいて，各種薬物と阻害薬の組合わせについても，*AUC* の上昇率を予測することが可能となる．このような解析を他の CYP 酵素についても行い，予測値と実測値を比較した結果を図 16・2 に示した．本解析法を用いることにより，各種の組合わせについて良好な予測を得ることが可能となった．

また，詳細については省略するが，CYP3A4 の

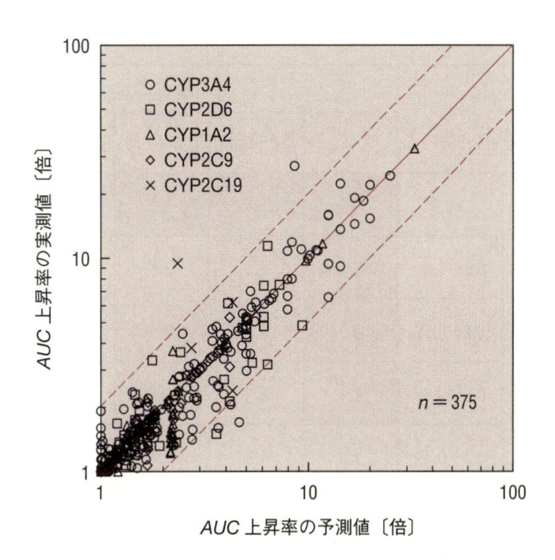

図 16・2　*AUC* 上昇率の予測値と実測値の比較[1]　薬物相互作用による AUC 上昇率は，予測値と実測値の間で相関し，当該解析法（式 16・1）により各種の基質薬と阻害薬の間で生じる薬物相互作用を良好に予測できることが示された．

誘導薬併用時の基質薬物の *AUC* の低下についても同様な検討を行い，十分な予測精度を得ている[2]．

筆者らは，阻害薬および基質薬をそれぞれ *IR* と *CR* の値によって6分類し，合計36通りのマトリックスを作成した．

図16・3に示すように，それぞれの *IR* 値，*CR* 値により，阻害薬併用時の基質薬の *AUC* 上昇率を算出することができる．ここで，薬物相互作用の問題は，単に *AUC* の変動のみならず，着目している薬物の効果および副作用発現との関連で議論がなされなければならない．薬効群ごとに副作用発現域を考慮し，薬物相互作用に対応したのが，PISCS（Pharmacokinetic Interaction Significance Classification System）である[3)~5)]（図16・3）．たとえば睡眠導入薬の場合，*AUC* が5倍程度以上に上昇すると，ふらつき・転倒などの副作用が発症することが知られているため，領域ⅠおよびⅡを禁忌と同様に扱うことが必要となる．一方で，カルシウム拮抗薬やスタチンは，*AUC* が10倍程度以上に上昇することにより，それぞれの副作用発現が上昇することが知られているため，領域Ⅰを禁忌扱いにすることで対応が可能である．現在，併用注意とされている，あるいは記載のない組合わせでも，禁忌と同様に対応しないといけない場合もあり，PISCSにより薬物療法の安全性に大きく貢献できるものと考えている[6]．

製薬企業が低分子化合物を医薬品として開発する段階においては，一般に薬物相互作用に関する臨床試験が要求される．本章で述べた方法論に基づき，必要な相互作用試験を進めつつ，その結果が理論的な予測値と同等であれば，必要以上の相互作用試験を省き，医薬品開発の効率化を図ることが可能となろう．また，添付文書上の記載も，医薬品ごとに，*IR* および *CR* の値に基づく分類分けの結果を記載することにより，冒頭で述べたような，臨床現場での混乱を防ぐことが可能となる．現在，米国での医薬品の許認可を担当するFDA（米国食品医薬品局）と最終的な打ち合わせを重ねているところであるが，本方法論は“医薬品開発と適正な情報提供のための薬物相互作用ガイドライン”として公布される予定である．この例は，臨床上の問題点を薬物動態理論により解決し，医薬品開発および臨床における適正使用に貢献した例となる．

なお，以上は薬物動態の変動に伴う薬物相互作用の解析例を示した．一方で，薬理作用により生じる相互作用も多数報告されており，それぞれの事例についての解析が必要となるが，抗凝固薬ワルファリンと脂質異常症治療薬エゼチミブの相互作用（エゼチミブ併用によるワルファリンの抗凝固作用増強）について解析が行われた論文[7]をあげる．エゼチミブは，小腸上皮細胞に発現されるコレステロール輸送担体NPC1L1の機能を阻害することにより薬理

		基質薬の寄与率 *CR*					
		＞0.9	0.8～0.89	0.7～0.79	0.5～0.69	0.3～0.49	0.1～0.29
阻害薬の阻害率 *IR*	＞0.9	14	5.4	3.5	2.4	1.6	1.2
	0.8～0.89	5.4	3.7	2.8	2.1	1.5	1.2
	0.7～0.79	3.5	2.8	2.3	1.8	1.4	1.2
	0.5～0.69	2.4	2.1	1.8	1.6	1.3	1.1
	0.3～0.49	1.6	1.5	1.4	1.3	1.2	1.1
	0.1～0.29	1.2	1.2	1.2	1.1	1.1	1.0

領域	*AUC* 上昇比（倍）	注意喚起区分	
		スタチン Ca拮抗薬	ベンゾジアゼピン系薬
Ⅰ	＞7	禁忌	禁忌
Ⅱ	4～7	注意	
Ⅲ	3～4		注意
Ⅳ	2.2～3		
Ⅴ	1.7～2.2		
Ⅵ	1.5～1.7	なし	
Ⅶ	1.3～1.4		なし
Ⅷ	～1.2		
Ⅸ	～1.1		

図16・3　PISCSによる薬物相互作用の評価[4]　基質薬の *CR* 値，阻害薬の *IR* 値に基づき，各種基質薬と阻害薬の間で生じる薬物相互作用の程度（基質薬の *AUC* 上昇率）を領域ⅠからⅨまでに分類した．さらに基質薬の薬効分類を考慮し，薬物相互作用に関する注意喚起分類を提唱した．

効果を発現するが，ビタミンKもNPC1L1により吸収されること，エゼチミブ併用時にはビタミンKの吸収も阻害され，その肝臓内濃度が低下することが示された．一方，ワルファリンは，ビタミンKエポキシドレダクターゼC1サブユニット（VKORC1）に結合し，ビタミンK依存的な凝固因子の生合成を抑制することにより血液の凝固を妨げるため，エゼチミブ併用時のビタミンK吸収阻害により，その抗凝固作用が増強されるものと考えられた．薬物相互作用の解析を基に，生理機能の一面を明らかにできた例である．

16・2　分子標的薬の毒性発症機構の解析

分子標的薬は，がん細胞に特徴的な分子を標的として開発されており，細胞傷害性の抗悪性腫瘍薬（抗がん剤）がもつ白血球減少，下痢，脱毛などの非特異的な毒性は軽減されている．分子標的薬の多くは，腫瘍で高発現されているチロシンキナーゼを標的として開発されているが，ヒト体内には，500種類以上のチロシンキナーゼが発現され，その構造上の類似性から，標的以外の複数のキナーゼ（オフターゲット分子）が阻害されることが多い．たとえばBcr-Ablの阻害薬として開発され，慢性骨髄性白血病の治療薬として用いられているイマチニブは，c-Kitを阻害することにより消化管毒性を発症する．一方で，消化管間質性腫瘍（GIST）にはc-Kitが高発現されており，GISTの患者にイマチニブを投与したところ，がんの縮小が認められたことから，イマチニブはGISTに対する唯一の治療薬としての適応を得るに至った．これはオフターゲット分子に対する阻害作用を利用して，さらなるがんの治療に応用した例である．

しかしながら，多くの場合，医薬品開発の段階では予期しなかった重篤な副作用のために減量・投与中止に至るなど，分子標的薬の十分な治療効果が得られないことも多い．そのため，副作用のマネジメントは，臨床においても重要な研究課題となる．

筆者らは，進行性腎臓がんの治療薬として用いられるスニチニブを例として副作用発症機構の解析を進めた．スニチニブは，血管内皮細胞増殖因子受容体（VEGFR），血小板由来成長因子受容体（PDGFR），Kit，FLT3などを標的とするが，血小板減少，肝毒性，心毒性など，多くの臓器での副作用が発症することが知られている．

では，どのような方法により，スニチニブのオフターゲット分子を同定したら良いであろうか．筆者らは，スニチニブと同様に，進行性腎臓がんの治療に用いられ，スニチニブと同様な標的分子をもつソラフェニブとの比較検討を行った[8)]．幸いなことに，ヒトで発現される300種類以上のチロシンキナーゼに対する，スニチニブとソラフェニブの結合親和性（K_d値）が報告されており[9)]，この値を用いた解析を進めた．薬物投与後のチロシンキナーゼの阻害率は，ミカエリス・メンテンの式，あるいはラングミュアの吸着式により，次のように表される．

$$\text{阻害率} = \frac{C_u}{C_u + K_d} \qquad (16\cdot2)$$

ここで，C_uはスニチニブあるいはソラフェニブの臨床血液中非結合型濃度，K_dはスニチニブあるいはソラフェニブと各キナーゼの結合親和性（K_d値）を示す．両薬物の臨床血液中非結合型濃度およびK_dの報告値を式(16・2)に代入して得られた結果を図16・4に示す．

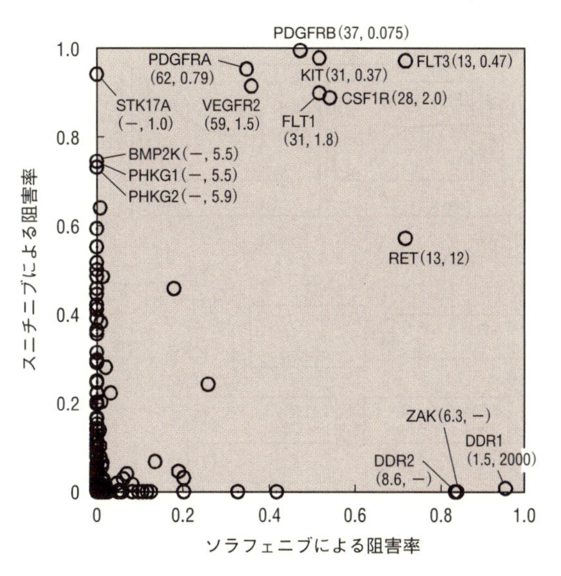

図16・4　分子標的薬投与後の各種チロシンキナーゼの阻害率[8)]　式(16・2)に従い，スニチニブ，ソラフェニブを投与後の各種チロシンキナーゼの阻害率が算出された．

両薬物は共通の標的（VEGFR，PDGFR，FLT3，Kit）を有意に阻害して抗がん効果を示すが，特に注目したのは，副作用の強いスニチニブにより，ホスホリラーゼキナーゼγサブユニット1および2（PHKG1/2）が阻害されることである．PHKGの阻害により何が生じるであろうか．

PHKGはホスホリラーゼaをホスホリラーゼbに変換して活性化するが，ホスホリラーゼbはグリコーゲンからグルコース1-リン酸を切り出す機能をもつ．したがってPHKGの阻害により，代謝系が影響を受けることが考えられた．現在，代謝系については，システムバイオロジー領域で詳細な経路マップが作成されているため，このマップに基づいて，PHKGの阻害により，どのように代謝系が影響を受けるかについて検討を進めた（図16・5）．

その結果，解糖系，ペントースリン酸経路などが影響を受け，$NADPH/NADP^+$比の低下，ひいては細胞内還元型グルタチオン（GSH）濃度の低下につながることが示唆された．GSHはγ-Glu-Cys-Glyの配列をもつトリペプチドであるが，その低下は細胞を酸化的ストレスにさらすこととなり，薬物の毒性発現を増強することが考えられる．

このような*in silico*での予測の妥当性について，マウスを用いた*in vivo*実験による検証を行った．マウスの血漿中非結合型濃度が患者と同等になるようにスニチニブとソラフェニブを経口投与したところ，スニチニブにおいてはヒトで観察されるのと同様に，肝臓・心臓の血清中毒性バイオマーカー（ALT，NT-proBNPなど）が上昇し，血小板数も低下していた．また，マウスにおいても各組織のグルコース1-リン酸，$NADPH/NADP^+$比の低下，GSHの低下などが観察され，*in silico*予測の妥当性が確認された（図16・6，図16・7）．

α-トコフェロールなどの抗酸化物質を投与することにより，細胞内のGSH濃度を回復させることができることが知られており，実際のこの様子は経路マップの解析によっても確認されている．実際にマウスにスニチニブとともにα-トコフェロールを経口投与したところ，細胞内のGSH濃度は正常域まで回復し，血清中の肝毒性・心毒性のバイオマーカー値も正常範囲へと近づき，スニチニブ投与による血小板数の減少を防ぐことができた（図16・6，図16・7）．

なお，同時投与されるα-トコフェロールは，スニチニブの抗がん効果に対して影響を与えないことがマウスを用いた腫瘍移植モデルで示されている．

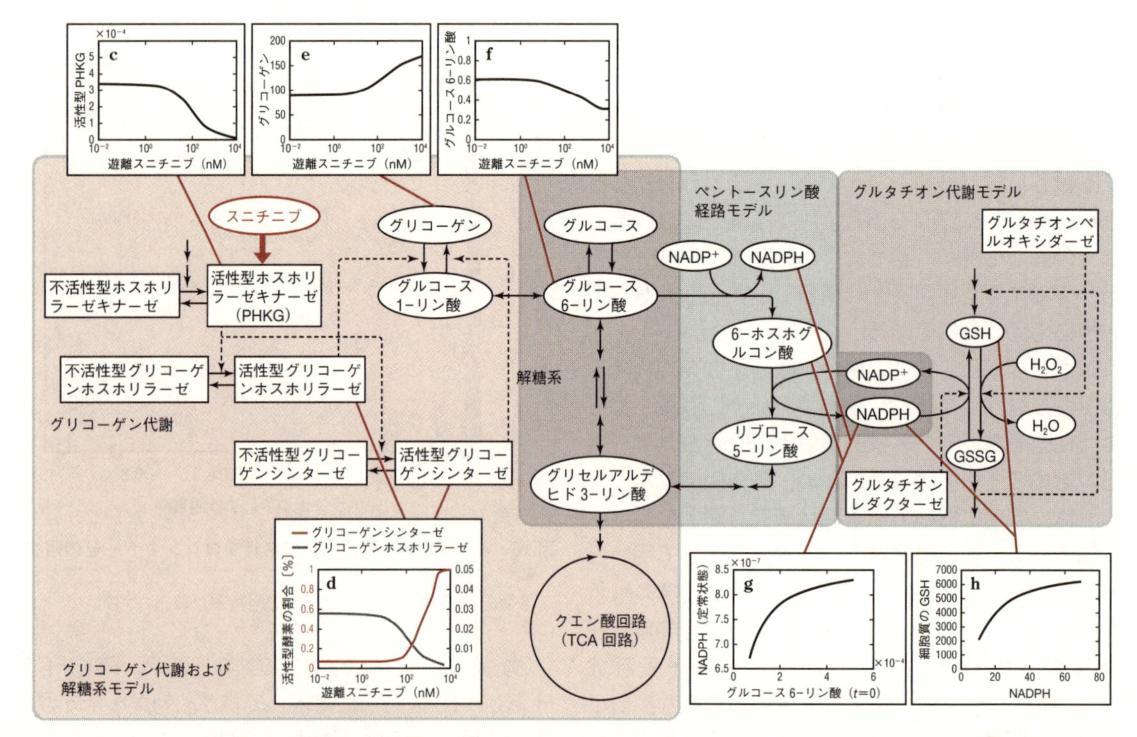

図16・5 代謝経路解析による毒性発現機構の解析[8] スニチニブ投与によるPHKG阻害がどのように代謝系に影響を及ぼすかについて，経路マップに従った解析が進められた．

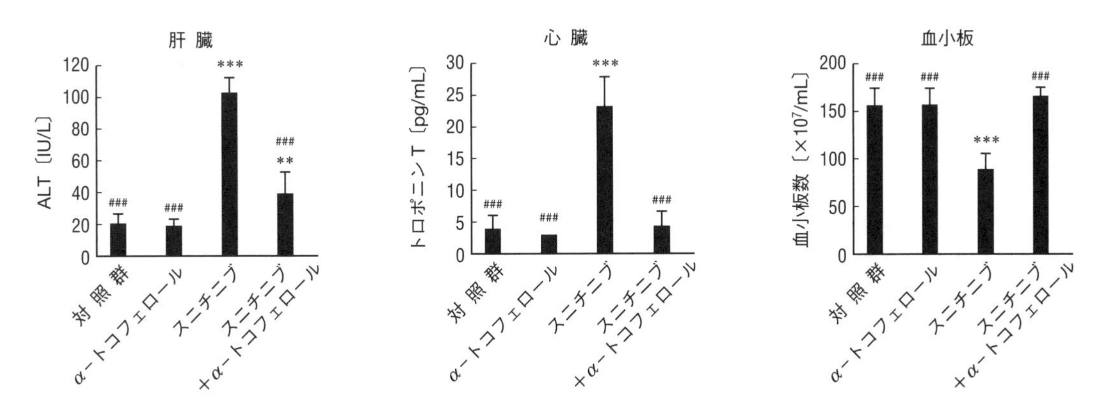

図 16・6　毒性バイオマーカーの変動[8)]　スニチニブ単独投与時，およびα-トコフェロール併用時の，肝毒性（ALT），心毒性（トロポニン T）のバイオマーカーと血小板数の変動について検討がなされた．＊＊ P<0.01，＊＊＊ P<0.001（対象群との比較），＃＃＃ P<0.001（スニチニブ単独投与群との比較）．

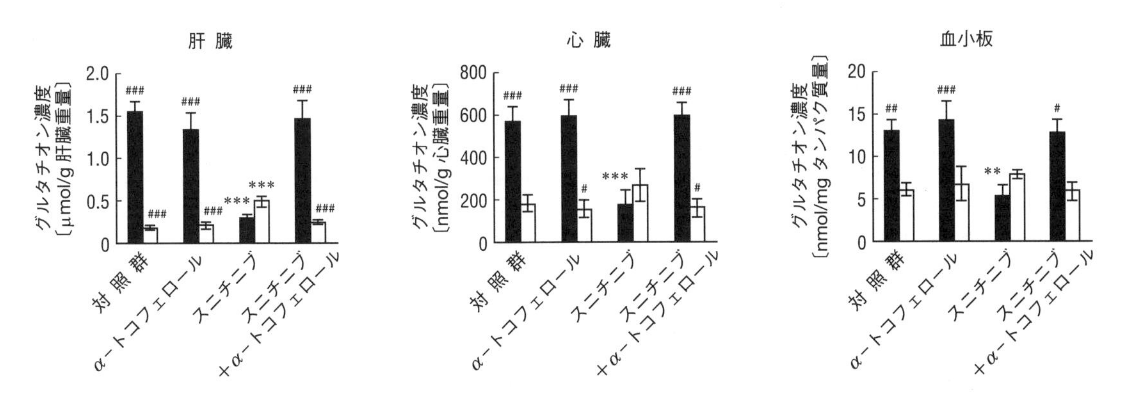

図 16・7　細胞内グルタチオン濃度の変動[8)]　スニチニブ単独投与時，およびα-トコフェロール併用時の肝臓，心臓，血小板における還元型（■）および酸化型（□）グルタチオン濃度の変動について検討がなされた．細胞が酸化的ストレスに曝されると，2 分子の還元型グルタチオン（GSX）はシステイン（Cys）残基を介して結合し，酸化型グルタチオン（GSSG）に変換される．＊＊ P<0.01，＊＊＊ P<0.001（対象群との比較），＃ P<0.05，＃＃ P<0.01，＃＃＃ P<0.001（スニチニブ単独投与群との比較）．

スニチニブの抗がん効果は，GSH の関与を介さない血管形成阻害などにより説明されるものと考えられる．

これは，PK/PD（pharmacokinetic/ pharmacodynamics）解析とシステムバイオロジーの手法を組合わせることにより，分子標的薬の副作用標的を明らかとし，その回避法も提唱できた例である．同様な方法により，肺がん治療薬のエルロチニブの皮膚毒性発症のオフターゲット分子の同定にも成功を収めているが[10)]，システムバイオロジーの手法を用いた医薬品開発の段階での毒性発現の理論的予測[11),12)]は，FDA も検討を進めているところであり[13)]，薬学出身者・薬剤師によるレギュラトリーサイエンスへの貢献も期待されている．

なお，システムバイオロジーの手法は，分子標的薬による有効な治療を考えるうえでも有用である．以下にチロシンキナーゼによる情報伝達系が相互にどのように関係しているかを明らかとしたうえで，分子標的薬の併用療法を提唱した例を紹介する[14)]．情報伝達系のマップを *in silico* 解析することにより，乳がんの治療には ErbB2 および ErbB3 を同時に阻害した方が，MEK と AKT を同時に阻害するよりも効果的であることが示された．この結果は *in vitro* 培養細胞を用いた研究，さらに乳がん患者の参加を得た研究により確証された．*in silico* 解析の結果からより良いがん化学療法が提唱された例である．*in silico* による理論解析は，今後種々の分野で活用されることとなろう．

16・3 ま と め

以上，臨床における薬学研究の例を示した．研究がないところには明日の医療は存在しない．人工知能の発展などにより，研究の方向性やあり方も今後大きく変動するものと思われるが，より良い医療のために，そして新規医薬品の効率的な開発のために，薬学出身者による臨床研究はきわめて重要な位置を占めている．

参 考 文 献

1) Y. Ohno, A. Hisaka, H. Suzuki, 'General framework for the quantitative prediction of CYP3A4-mediated oral drug interactions based on the *AUC* increase by coadministration of standard drugs', *Clin. Pharmacokinet.*, **46**(**8**), 681-696 (2007).

2) Y. Ohno, A. Hisaka, M. Ueno, H. Suzuki, 'General framework for the prediction of oral drug interactions caused by CYP3A4 induction from *in vivo* information', *Clin. Pharmacokinet.*, **47**(**10**), 669-680 (2008).

3) A. Hisaka, M. Kusama, Y. Ohno, Y. Sugiyama, H. Suzuki, 'A proposal for a pharmacokinetic interaction significance classification system (PISCS) based on predicted drug exposure changes and its potential application to alert classifications in product labelling', *Clin. Pharmacokinet.*, **48**(**10**), 653-666 (2009).

4) A. Hisaka, Y. Ohno, T. Yamamoto, H. Suzuki, 'Prediction of pharmacokinetic drug-drug interaction caused by changes in cytochrome P450 activity using *in vivo* information', *Pharmacol. Therapeut.*, **125**(**2**), 230-248 (2010).

5) A. Hisaka, Y. Ohno, T. Yamamoto, H. Suzuki, 'Theoretical considerations on quantitative prediction of drug-drug interactions', *Drug Metab. Pharmacokinet.*, **25**(**1**), 48-61 (2010).

6) 大野能之，樋坂章博編著，"これからの薬物相互作用マネジメント —— 臨床を変える PISCS の基本と実践"，鈴木洋史監修，じほう (2014).

7) T. Takada, Y. Yamanashi, K. Konishi, T. Yamamoto, Y. Toyoda, Y. Masuo, H. Yamamoto, H. Suzuki., 'NPC1L1 is a key regulator of intestinal vitamin K absorption and a modulator of warfarin therapy'. *Sci. Transl. Med.*, **18;7** (**275**), 275ra23 (2015).

8) T. Amemiya, M. Honma, Y. Kariya, S. Ghosh, H. Kitano, Y. Kurachi, K. I. Fujita, Y. Sasaki, Y. Honma, D. R. Abernethy, H. Kume, H. Suzuki, 'Elucidation of the molecular mechanisms underlying adverse reactions associated with a kinase inhibitor using systems toxicology', *npj Syst. Biol. Appl.*, **28**;(**1**), 15005 (2015).

9) M.W1. Karaman, S. Herrgard, D. K. Treiber, P. Gallant, C. E. Atteridge, B. T. Campbell, K. W. Chan, P. Ciceri, M. I. Davis, P. T. Edeen, R. Faraoni, M. Floyd, J. P. Hunt, D. J. Lockhart, Z. V. Milanov, M. J. Morrison, G. Pallares, H. K. Patel, S. Pritchard, L. M. Wodicka, P. P. Zarrinkar, 'A quantitative analysis of kinase inhibitor selectivity', *Nat. Biotechnol.*, **26**, 127-132 (2008).

10) N. Yamamoto, M. Honma, H. Suzuki, 'Off-target serine/threonine kinase 10 inhibition by erlotinib enhances lymphocytic activity leading to severe skin disorders', *Mol. Pharmacol.*, **80**(**3**), 466-475 (2011).

11) M. Kariya, M. Honma, H. Suzuki, 'Systems-based understanding of pharmacological responses with combinations of multidisciplinary methodologies', *Biopharm. Drug Dispos.*, **34**(**9**), 489-507 (2013).

12) Y Kariya, M Honma, H Suzuki. "Systems pharmacology of tyrosine kinase inhibitor-associated toxicities. In Systems pharmacology and pharmacodynamics", ed by D. Mager and H. H. C. Kimko, p.353-370, Springer International Publishing (2016).

13) J. P. Bai, D. R. Abernethy. 'Systems pharmacology to predict drug toxicity: integration across levels of biological organization', *Annu. Rev. Pharmacol. Toxicol.*, **53**, 451-473 (2013).

14) D. C. Kirouac, J. Y. Du, J. Lahdenranta, R. Overland, D. Yarar, V. Paragas, E. Pace, C. F. McDonagh, U. B. Nielsen, M. D. Onsum, 'Computational modeling of ERBB2-amplified breast cancer identifies combined ErbB2/3 blockade as superior to the combination of MEK and AKT inhibitors', *Sci. Signal.*, **6**(**288**), ra68 (2013).

研究例 17 食道がん患者に対する放射線化学療法施行後の効果予測因子の検討と効果予測モデルの構築

向 後 麻 里

関連する SBO（本シリーズ他巻）

1. コホート研究：6 医療薬学Ⅴ，SBO 18，30
2. がん・抗悪性腫瘍薬：6 医療薬学Ⅳ，第 7，8 章
3. 医療倫理：1 薬学総論Ⅰ，第 8 章
4. 研究倫理：1 薬学総論Ⅰ，第 10 章
5. 個別化医療：1 薬学総論Ⅰ，SBO 8，24

17・1 臨床研究の定義

医療における疾病の予防方法，診断方法および治療方法の改善，疾病原因および病態の理解ならびに患者の生活の質の向上を目的として実施される次に掲げる医学系研究であって，ヒトを対象とするものをいう．“医学系研究”には，歯学，薬学，看護学，リハビリテーション学，予防医学，健康科学に関する研究が含まれる．

17・2 臨床における疑問の発見

臨床研究の第一歩は，臨床的意義の高い研究テーマを選定することである．特に，疑問の選定には十分な時間をかけることが重要であり，時間をかけることで新規性の高い，独創的な研究テーマを生み出し，将来の医療の発展につながる可能性がある．また，多職種や他学部と連携することでさまざまな視点が加わり必要性の高い研究テーマにつながる可能性がある．

本章では，ドライ系の薬学研究の例として“食道がん患者に対する放射線化学療法施行後の効果予測因子の検討と効果予測モデルの構築”[1)]について紹介する．近年，化学療法を行う際に，期待される治療効果や副作用が現れる可能性を予測し，その予測を基に治療法を選ぶ個別化医療の動きが広がっている．効果や副作用の予測因子に関する研究の集積は，個別化医療の確立と生存率の向上に大きく寄与するものと期待できる．このように，種々の予測指標に基づく個別化医療は，がん患者に大きな貢献をもたらす可能性がある．

一方，コホート研究とは分析疫学における手法の一つであり，特定の要因に曝露した集団と曝露していない集団を一定期間追跡し，研究対象となるアウトカムの発生を比較することで，要因とアウトカムの発生の関連を調べる観察的研究である．近年，アウトカムに治療効果や副作用用，QOL，満足度などが用いられるようになり，さまざまな医療の評価が導入されるようになってきた．したがって，コホート研究は，化学療法の治療効果や副作用などの予測因子を検討するための有益な研究手法である[2)〜4)]．

17・3 背景の調査，研究目的の設定

臨床における疑問に対する背景を十分に調査し，問題点に関する全体像を把握することが重要である．教科書やガイドライン，文献など広範囲かつ網羅的に調査し，研究の新規性を明確化することが必要である．

食道がんは悪性腫瘍（がん）のなかでも予後不良で根治の困難ながんの代表としてあげられる．国立がん研究センター“がん情報サービス”によると，2014 年度の日本人の食道がん死亡者数は 11578 人で日本人の全がん死の 9.2％を占め，がん種別では日本人男性において 6 番目に多い．2014 年度の死亡率は男性 15.8 人，女性 3.0 人（人口 10 万人対）であり，近年上昇傾向である．また，日本国内における食道がんの特徴は，扁平上皮がんが 95％を占め，男性に好発し，半数以上が中部食道がんである．食道がんに対する標準治療として，手術は過去 10 年の間に技術の改善に伴い広く用いられてきた．しかしながら，胸部食道がんの術後の長期生存は 5 年生存率 20〜42.4％と一般的に不良である．一方，放射線化学療法（chemoradiotherapy，CRT）は食道がんに対し効果的な治療法として広く用いられ，1980 年代より，Coia らによりシスプラチン（CDDP）と 5-フルオロウラシル（5-FU）に放射線を併用した治療が効果をあげている．5-FU/CDDP 療法は臨床的なアウトカムだけでなく，両薬剤と放射線の相乗効果をもち，標準レジメ

ンとなっている．さらに，A. Herskovic らのランダム化（無作為化）比較試験によると，放射線単独治療と CRT の予後を比較したところ，5 年生存率は放射線単独治療群より CRT 群で有意な改善を示した．

現在，CRT 後の効果を予測する因子としていくつか報告されている．野生型 p53 の存在が化学療法や放射線治療の効果に対し，重要な因子であることが報告されている．さらに，近年，中村らは p21 の発現が CRT 後の効果と有意に相関することを示した．しかしながら，日常で食道がん患者全員に検体採取や遺伝子解析を実施することは困難である．そこで，筆者らは CRT 施行前に CRT 後の効果を信頼性高く予測するため，食道がん患者に対し CRT 施行後の効果と関連する臨床的要因（患者背景因子，がん関連因子，治療関連因子）を検討した．さらに，効果予測因子を組合わせ，効果を予測するための効果予測モデルを構築した．

17・4 研究計画書の作成と倫理的配慮

研究計画書の作成

適正な臨床研究を実施するためには，研究計画書（プロトコル）を作成することが重要である．問題点を解決するためにどのようにアプローチするのか，研究計画を具体化し，科学性と倫理性に基づいた研究かどうか十分に検討することが適正な臨床研究の遂行に繋がる．

倫理的配慮

すべての関係者は，“人を対象とした医学系研究に関する倫理指針”[5)]を遵守し，研究を進める必要がある．特に，研究者が遵守すべきことは，倫理的妥当性を確保するために対象者の人権の擁護と倫理委員会による承認である．研究を始める前に，必ず，研究計画書（プロトコル）を作成し，倫理委員会へ申請する．また，診療録を調査する際は，個人情報保護法に基づき，個人情報の取扱いに十分注意する．

本研究は，倫理委員会の承認を受けてから実施した．また，診療録から得られた個人情報は，連結可能匿名化し，研究で得られたすべての情報は，研究成果の報告を含め，提供者の実名および提供者のプライバシーに関わる内容は一切公表しないこととした．

17・5 研究計画の立案

対象患者の選定と除外基準の設定

本研究において，対象患者の人数は，食道がん患者の年間入院患者数と化学療法と放射線治療の併用療法が実施された時期を考慮して決定した．対象患者は，1995 年 1 月から 2004 年 7 月までの間に○○病院消化器内科に入院し，食道がんと診断された 199 例とした．内訳として CRT は 109 人，内視鏡治療は 26 人，化学療法は 17 人，放射線治療は 30 人，手術は 9 人，ステント治療 2 人，無治療 6 人であった．そのうち，5-FU＋白金製剤＋放射線照射からなる CRT を施行した患者 108 例を対象とした．

除外基準は，CRT 1 コース目が未完遂の患者とした．除外基準とは，対象患者の中でデータの質を低下するものや結果の解釈を複雑にするものを除く基準である．除外基準を設定することで，一般に研究の実施は容易になるが，結果の一般性が損なわれるため注意が必要である．

臨床研究を実施する際，診断や薬物治療がガイドラインなどに従って実施されているか否かが研究の質を左右する．研究の信頼性や妥当性を低下させないためには，疾病の診断や薬物治療がガイドラインや診断指針などに従って実施されている患者を対象とすることが重要である．

食道がんは，内視鏡検査による鉗子生検で病理組織学的にがんと診断された症例とし，がんの病期は，内視鏡検査のほか，頸部・胸部・腹部 CT，食道 X 線造影，気管支鏡検査，骨シンチグラフィーの画像診断を基に，国際対がん連合（UICC）の TNM 分類に基づき分類した．それらの評価は，放射線科医および腫瘍内科医によって行われた．CRT の投与スケジュールは 5-FU 400 mg/m^2/24 時間を 1～5 日目と 8～12 日目に持続静注し，CDDP 40 mg/m^2/2 時間を 1 日目と 8 日目に点滴

＊ TNM 分類：がんの進行度（病期）を示す国際的な分類．T は tumor の略で腫瘍（がん）の大きさ（表中では T 分類），N は node の略でリンパ節へのがんの転移（表中では N 分類），M は metastasis の略で臓器，組織へのがんの転移（表中では M 分類）を表す．

静注する化学療法に加え，放射線療法を縦隔に 30 Gy/15 分割で照射し，2 週間休薬した．以上を 1 コースとして 2 コース（照射総量 60 Gy）を行った．各コース治療後に効果判定が行われ，効果の得られた症例に対してさらに化学療法〔5-FU 800 mg/m^2/24 時間を 1～5 日目と CDDP 80 mg/m^2/2 時間を 1 日目〕を追加した．

研究デザインの設定

ヒトを対象とした医学系研究には大きく分けて，病気や診療の実態を調べる研究，診断法を評価する研究，要因とアウトカムとの関係を調べる研究，治療や予防の効果を調べる研究があるため，目的に合わせて適正なデザインを選定することが重要である．本研究は，要因とアウトカムとの関係を調べる研究であるため，デザインは後ろ向きコホート研究とした．

調査項目の設定と定義

調査項目の設定は，アウトカムと関連性があるか，データを収集できるかが重要である．特に，主観的データについては，一定の基準をつくることで妥当性と信頼性を確保することができる．

本研究の調査項目の選定は，類似の文献や臨床医の視点などを参考に決定した．調査時期は，アウトカムへの影響を最小限とするため CRT 施行前のデータを使用した．調査項目は，年齢，性別，体格指数，機能状態尺度（performance status scales/scores，PS），栄養摂取形態，がんの既往歴，がんの家族歴，体重減少，化学療法の種類，TNM 分類，分化度，病理学的所見，腫瘍部位，腫瘍径，一般検査項目などを調査した．PS は米国東海岸がん臨床試験グループ（Eastern Cooperative Oncology Group）による評価尺度を用いた．栄養摂取形態は，常食 / 流動食 / 中心静脈栄養とし，流動食と中心静脈栄養を併用している患者は中心静脈栄養とした．治療前の体重減少は健康な状態の過去の体重と比較した．食道内に重複がんがある場合は，主要な部位の評価を行った．

データの収集と整理

統計解析の選定において，調査した項目を測定可能な尺度に分類することが重要である．尺度とは表現する情報の性質に基づき統計学的に分類する基準のことであり，その種類には連続尺度と名義尺度，順序尺度の三つがある．連続尺度は体重や身長のように切れ目のない一定の間隔で並ぶ尺度，順序尺度は大小関係があるが間隔は一定ではない尺度，名義尺度は大小関係のない尺度である．本研究において，連続尺度はおのおのの平均値または中央値を用いて 2 群とし，調査項目はすべて名義尺度とした．

アウトカムの設定と定義

アウトカムの定義は明確かつ具体的で測定可能なものに設定することが重要である．本研究のアウトカムは CRT 施行後の治療効果の有無とした．効果判定は，治療終了後に内視鏡検査と CT を施行し，WHO に準じて評価した．完全奏効（complete response，CR）の評価は，内視鏡で観察できる条件下において治療前の腫瘤性・潰瘍性病変が消失し，新たな病変の出現を認めず，また，病変部位の生検標本の組織学的検索においてがん細胞を認めず，さらに CT で腫瘍性病変を認めないものとした．CR を効果あり（CR 群）とし，部分奏効（partial response，PR），安定（stable disease，SD），進行（progressive disease，PD）を効果なし（非 CR 群）と定義した．

適切な統計解析の選定と使用した統計ソフト

臨床研究の結果は，さまざまな要因の影響を受けるため結果を鵜呑みにすることができない．そこで，臨床における不確実性を客観的に評価するために臨床統計を用いて，交絡の影響を取除き統計の質を向上させる．本研究では，臨床統計の代表的な解析法であるロジスティック回帰分析を用いて多変量解析を実施した．

CRT 施行後の CR 群と非 CR 群の 2 群間で単変量解析（両群の独立性の検定には χ^2 検定または Fisher の直接法）を行った．$p<0.05$ として有意差を判定した．単変量解析で有意となった因子について，多変量解析（ロジスティック回帰分析）を実施し，CRT 施行後の効果に独立して寄与する有意な予測因子を選択した．効果の有無を従属変数とし，単変量解析において有意な差が認められた因子を独立変数としてステップワイズ法で解析した．$p<0.05$ として有意差を判定し，オッズ比および 95％信頼区間を算出した．多変量解析で選択され

た予測因子のオッズ比を整数に近似することによりスコア化し，効果予測スコア（response score, RS）とした．スコアリングの正確性は，全患者においてRSを算出し，観察したアウトカムと予測したアウトカムをプロットすることにより評価した．それらのRSの分布に基づき2群に分類し，群間の比較はχ^2検定またはFisherの直接法を行い，2群間の妥当性を検証した．$p<0.05$として有意差を判定した．解析は統計ソフトSPSS 11.0J（エス・ピー・エス・エス株式会社，東京，日本）を用いた．

17・6 結果の提示

対象患者とアウトカムの特徴

対象患者の特徴を示すため必ず基本統計量を算出することが重要である．基本統計量とは，データの基本的な特性を表すものであり，分布全体を一つの数で表す代表値とデータのばらつきの大きさを表す散布度に大きく分けられる．

対象患者の特徴を表17・1～表17・3に示す．対象患者の平均年齢は64.0±8.3歳であり，性別は男性が多かった（89.8% 対 10.2%）．中心静脈栄養管理は13.9%と少なく，全身状態が良好な患者が多かった（PS0: 85.2%）．がんの進達度は，がん腫が食道外膜を超えて周囲臓器に浸潤しているT4が46.3%と多く，N1が55.6%，M1が41.1%と進行している患者が多かった．病理学的所見では，3例の腺がんを除いて，残りは扁平上皮がん（97.2%）であった．

CRT施行後にCR，PR，SD，PDに至った患者はそれぞれ42名（38.9%），40名（37.0%），21名（19.4%），5名（4.6%）であった．

単変量解析と多変量解析の結果

単変量解析の結果を表17・4に示す．固形食を摂取している患者の割合，進行度が低い患者の割合，ALPが低値の患者の割合は，非CR群に比較してCR群で多かった．

多変量解析により，CRT施行後の効果に独立して寄与する有意な予測因子として栄養摂取形態，T分類，M分類，ALPの4因子が選択された（$p<0.05$）．おのおののオッズ比は3.116，3.219，3.068，3.700であった（表17・5）．

表17・1 患者の特徴：患者背景因子（$n=108$）

因子	分類	人数〔%〕もしくは平均±標準偏差
年齢〔歳〕		64.0±8.3
性別	男性	97（89.8）
	女性	11（10.2）
体格指数〔kg/m^2〕		20.6±2.9
機能状態尺度	0	92（85.2）
	1	12（11.1）
	2	4（3.7）
栄養摂取形態	固形食	47（43.5）
	流動食	46（42.6）
	中心静脈栄養	15（13.9）
がんの既往歴	＋	20（18.5）
がんの家族歴	＋	50（46.3）
体重減少	＋	63（58.3）
化学療法の種類†	5-FU/CDDP	72（66.7）
	5-FU/CDGP	36（33.3）

† 5-FU: 5-フルオロウラシル，CDDP: シスプラチン，CDGP: ネダプラチン．

表17・2 患者の特徴：がん関連因子（$n=108$）

因子	分類	人数〔%〕もしくは平均±標準偏差
TNM分類		
T分類	T1	13（12.0）
	T2	8（7.4）
	T3	37（34.3）
	T4	50（46.3）
N分類	N0	48（44.4）
	N1	60（55.6）
M分類	M0	63（58.9）
	M1	44（41.1）
病理学的所見	扁平上皮がん	105（97.2）
	腺がん	3（2.8）
分化度	高分化型	22（21.4）
	中分化型	59（57.3）
	低分化型	22（21.4）
腫瘍部位	上部	16（14.8）
	中部	54（50.0）
	下部	38（35.2）
腫瘍径（cm）		6.5±2.9

表17・3 患者の特徴：生化学検査（$n=108$）

因子	平均±標準偏差
WBC〔×10^3/mL〕	7.9±3.0
Hb〔g/dL〕	12.3±1.7
Alb〔g/dL〕	3.5±0.5
Cr〔mg/dL〕	0.9±0.7
ALT〔IU/L〕	27.4±39.7
LDH〔IU/L〕	357±216
ALP〔IU/L〕	276±123
Na〔mEq/L〕	138.9±3.0
CRP〔mg/dL〕	1.9±3.1
SCC〔ng/mL〕	3.0±2.4

表 17・4　がん化学療法施行後の効果に影響を及ぼす予測因子（単変量解析）（n=108）

因　子	分　類	CR[†1]（n=42）	非 CR（n=66）	p 値[†2]
		n〔%〕	n〔%〕	
患者背景因子				
体格指数〔kg/m^2〕				0.003
	≧22	22（52.4）	16（24.2）	
	<22	20（47.6）	50（75.8）	
栄養摂取形態				<0.001
	固形食	29（69.0）	18（27.3）	
	流動食	11（26.2）	35（53.0）	
	中心静脈栄養	2（4.8）	13（19.7）	
がん関連因子				
TNM 分類				
T 分類	T1～3	34（81.0）	25（37.9）	<0.001
	T4	8（19.0）	41（62.1）	
N 分類	N1	15（35.7）	45（68.2）	0.001
M 分類	M1	8（19.0）	36（55.4）	<0.001
腫瘍径〔cm〕				0.002
	≧5	22（53.7）	54（83.1）	
	<5	19（46.3）	11（16.9）	
生化学検査因子				
Alb〔g/dL〕				0.007
	≧3.8	22（52.4）	17（25.8）	
	<3.8	20（47.6）	49（74.2）	
ALP〔IU/L〕				0.009
	≧250	12（29.3）	37（56.9）	
	<250	29（70.7）	28（43.1）	
Na〔mEq/L〕				0.001
	≧140	25（59.5）	18（27.3）	
	<140	17（40.5）	48（72.7）	
CRP〔mg/dL〕				<0.001
	≧0.2	22（52.4）	57（86.4）	
	<0.2	20（47.6）	9（13.6）	
SCC〔ng/mL〕				0.007
	≧0.8	22（56.4）	53（81.5）	
	<0.8	17（43.6）	12（18.5）	

†1　CR：complete response（完全奏効）.
†2　$p<0.01$.

表 17・5　がん化学療法施行後の効果に影響を及ぼす予測因子（多変量解析）（n=108）

因　子	分　類	β	オッズ比	95%信頼区間	p 値[†]
栄養摂取形態	固形食 対 流動食 対 中心静脈栄養	1.137	3.116	1.278-7.601	0.012
T 分類	T1～3 対 T4	1.169	3.219	1.058-9.797	0.040
M 分類	M0 対 M1	1.121	3.068	1.006-9.358	0.049
ALP〔IU/L〕	<250 対 ≦250	1.308	3.700	1.310-10.454	0.014

†　$p<0.05$.

効果予測モデルの作成と妥当性の評価

多変量解析にて選択された各因子のオッズ比より算出した個々のスコアを示す（表 17・6）．RS は 4 因子のスコアを加算することにより得られ，スコアの範囲は 0～5 点である．

4 因子のスコアを加算し，全患者の RS を算出した．3例はALP値が欠損していたため算出不能であった．さらにRSが0〜3点，4〜5点の2群に患者を分類し，そのなかで実際にCRに達成した患者の割合を算出し，比較したところ明らかに4〜5点群でCRの達成率が高かった（72.7% 対 14.8%，$p<0.001$，表17・7）．それゆえに0〜3点を低反応群，4〜5点を高反応群に層別することは妥当と評価した．

表17・6 がん化学療法施行後の効果予測スコア

因子	分類	点数[†1]
T分類	T1〜3	1
	T4	0
M分類	M0	1
	M1	0
ALP	<250 IU/L	1
	≧250 IU/L	0
栄養摂取形態[†2]	固形食	2
	流動食	1
	中心静脈栄養	0

†1 総点数は0〜5点である．
†2 固形食/流動食/中心静脈栄養のうち一つを選択．

表17・7 がん化学療法施行後の効果予測モデル（$n=105$）

RS[†1]	患者数	CR[†2]の患者数		
		人数	%	p値[†3]
4〜5点	44	32	72.7	<0.001
0〜3点	61	9	14.8	

†1 RS: response score（効果予測スコア）.
†2 CR: complete response（完全奏効）.
†3 $p<0.05$.

17・7 考　察

考察は，新たな発見やそれにより導かれる推論，結果の重要性や新規性，他の研究との関連性や応用性，研究の限界について議論する．結論では，全体的な視点やさらなる問題点の解明にチャレンジする内容について議論する．

最も重要なポイントを考察の最初に述べる

最初の段落では，自分が発見した結果を短くまとめ，結果から得られた推論を述べる．また，今回の研究で得られた結果の重要性や新規性を述べる．

本研究では，食道がん患者に対してCRT施行後の効果に関連する因子が栄養摂取形態，T分類，M分類，ALPの4因子であることを明らかにした．また，それら4因子のオッズ比をスコア化し，因子を組合わせることで適正な効果予測モデルを構築した．食道がん患者の進行期症例において，CRT施行前にCRTの効果を予測することは重要であり，本研究の結果は，その指標の一つとして有用となりうるであろう．

現在，CRT後の効果を予測する因子としていくつか報告されている．野生型p53の存在が化学療法や放射線治療の効果に対し，重要な因子であることが報告されている．さらに，近年，中村らはp21の発現がCRT後の効果と有意に相関することを示した．しかしながら，日常で食道がん患者全員に検体採取や遺伝子解析を実施することは困難である．一方，多変量解析で選択された四つの因子は，臨床で日常的に評価することができることから，臨床に応用しやすい簡便な指標と考えられる．また，欧州の報告では腺がんが41％含まれ，病理組織の違いによりCRTの内容が多岐にわたっていることから，それらの結果を日本国内の患者に外挿することは難しい．したがって，国内の患者を対象とした標準療法である5-FU＋白金製剤を含むCRT施行後の効果予測因子の検討は大変有益な結果と思われる．

文献に見られる結果と自分の研究結果を比較する

本段落では，対象患者の特徴や一般化の可能性，他の研究との関連性，重要なデータの変数間の相互関係についてその根拠を説明する．

筆者らは日常的に評価できる患者状態の指標として治療前の栄養摂取形態を検討した．がんによる栄養状態の悪化は，全身状態を悪化させる．さらに，免疫力などの低下から感染症をひき起こしたり，PSが低下したりすることで食道がんに対する治療が遅れ，予後が悪化する可能性がある．単変量解析において体格指数，Alb，Naが効果との関連性が示されたことからも治療前の栄養摂取形態がCRT施行後の効果に強く影響していると考えられた．また，栄養摂取形態は食道がん患者の栄養状態を反映していると思われ，患者の栄養状態の重要性が示唆された．より詳しい栄養状態を評価するため，今後は栄養摂取量を調査する必要があると思われた．

T分類は，がんの深達度を示している．今回，ステージ別のCR率を検討したところ（ステージⅠ：100%，ステージⅡ：57.7%，ステージⅢ：37.0%，ステージⅣ：15.9%），病期が早期であるほどCR率が高いことが明らかとなった．CRT施行後の予後に治療前のステージが関与しているという報告があるが，本研究においては，ステージの内訳であるTNM分類を用い，それぞれがどの程度，効果予測に寄与するかを明らかにした．単変量解析においてCRT施行後の効果とTNM分類および腫瘍径の関連性が示されたが，多変量解析ではT・M分類のみが選択された．したがって，N分類や腫瘍径は交絡していた可能性があり，腫瘍の大きさより深さが効果に影響を及ぼすことが明らかになった．また，5-FUと放射線治療を含むCRTや術前CRTにおいても無増悪期間にT分類が関与するなど，類似の結果が報告されており，T分類とCRTの効果の関連性の強さが示された．

ALPは細胞膜に広く分布し，腫瘍で上昇することが明らかになっている．ALPはアイソザイムが存在し，悪性腫瘍においては，胎児性の4型が上昇するといわれている．今回の研究は後ろ向き（retrospective）に検討したため，アイソザイムを調査することは困難であったが，ALPの低値群は高値群と比較して約3倍CRが得られやすいことから腫瘍の活動性の指標になることが明らかとなった．さらに，CDDPを用いた食道がん患者の予後調査において，ALPと予後との関連性が報告されていることからもALPが食道がん患者にとって重要な因子であることが明らかとなった．

研究の限界について述べる

サンプルサイズ（サンプル採取量）についての限界や調査項目の信頼性や妥当性，バイアス，外的妥当性など研究の限界について述べる．

対象患者の効果予測スコアを求めCR率を比較したところ，4～5点の患者群は0～3点の患者群と比較し有意にCR率が高かった．それゆえに，0～3点を低反応群，4～5点を高反応群とみなすことは妥当であると考えられた．したがって，RSは食道がんにおけるCRT施行後の効果を予測するための適正な効果予測システムであることが示された．また，多変量解析で選択された効果予測因子は単独の因子のみで効果を予測するより，それらを組合わせた方が予測の信頼性が高まる可能性がある．しかし，今回の検討は後ろ向き研究であるため，今後，別の母集団において前向き（prospective）に検討しさらにこの式の妥当性を検証していくべきである．

結論は十分なデータに裏付けられた慎重なものとする

最後の段落では，今回の研究結果が実際に応用可能かどうか，また，今後の研究の発展性について述べる．

いくつかの研究において，化学療法や放射線治療の効果との関連性についてがん遺伝子，腫瘍抑制遺伝子，成長因子などのさまざまな生物学的因子が検討されている．それらの研究において，p51，p21の過剰発現や血管内皮細胞増殖因子が，CRT施行後の効果と関連することが明らかにされている．しかしながら，それらの因子は，通常，臨床において測定することが困難である．一方，筆者らの研究で選択された四つの因子は，臨床で日常的に測定することができることからも，臨床で応用しやすい簡便な効果予測モデルと考えられる．

筆者らは，食道がん患者に対してCRT施行後の効果に栄養摂取形態，T分類，M分類，ALPの4因子が影響することを明らかにした．また，それら4因子のオッズ比をスコア化し，適正な効果予測モデルを構築した．これらの効果予測モデルは，臨床医が食道がん患者の治療方針を決定する際の指標として利用しやすいモデルと思われる．

17・8　後進へのメッセージ

がんは腫瘍生物学的にきわめて多彩な疾患であり，化学療法に対する感受性にも個人差が存在する．したがって，化学療法の成果を最大限に得るためには，予後や治療への反応性を予測し，患者の特性に応じた最適な薬物療法を選択する必要がある．近年のゲノム解析技術の進展により，予後因子や効果予測因子が分子レベルで解明されはじめ，個別化医療の実現の可能性が高まってきた．効果予測因子に関する研究の集積は，個別化医療の確立と生存率の向上に大きく寄与するものと期待できる．特に，術前化学療法において早期の段階で効果を予測することは，手術実施の意思決定に非常に大きな影響を及ぼす可能性がある．一方，要因とアウトカムとの関連性を解明する研究は，薬物治療の有効性や副作用の要因を解明するための有益な研究手法であり，今後，さまざまな分野に用いられることが期待される．さらに，本研究手法は，疾患の要因を解明するための疫学研究や健康関連 QOL などの PRO（patient-reporting outcomes）と関連する要因の探索にも応用可能であり，さまざまな臨床の問題に対応できることからも，医療の質の向上が期待される．

学生には，これらの研究のプロセスを通して，研究を遂行する意欲と問題発見・解決能力を身につけるとともに，医療の質の向上に貢献してほしい．また，実務実習において，多職種と医療について議論を交わしたり，さまざまな学会や研究会に参加したりすることで観察の眼が養われるとともに，創造力が豊かになり，独創的な研究が生まれるであろう．

参 考 文 献

1) M. Kogo, A. Suzuki, K. Kaneko, K. Yoneyama, M. Imawari, Y. Kiuchi, ‘Scoring system for predicting response to chemoradiotherapy including 5-fluorouracil and platinum for patients with esophageal Cancer.’, *Digestive Diseases and Sciences*, **53**, 2415-2421 (2008).
2) 渋谷みどり，向後麻里，栗原竜也，鹿間裕介，中島宏昭，米山啓一郎，戸部　敞，木内祐二，進行非小細胞肺癌患者における第3世代抗癌剤を含む初回化学療法施行後の重篤な好中球減少症発現に関与する危険因子の検討，*YAKUGAKU ZASSHI*, **133**, 703-709 (2013).
3) T. Sunaga, S. Suzuki, M. Kogo, T. Kurihara, S. Kaji, N. Koike, N. Harada, M. Suzuki, Y. Kiuchi, ‘The association between the neutropenia and prognosis in colorectal cancer patients receiving adjuvant chemotherapy’, *Eur J Cancer Care*, **23**, 394-400 (2013).
4) M. Kogo, T. Akita, T. Kurihara, Y. Shikama, H. Nakazima, K. Yoneyama, Y. Kiuchi, ‘Prognostic index for survival in patients with advanced non-small-cell lung cancer treated with third-generation agents’, *Chemotherapy*, **62**, 239-245 (2017).
5) 人を対象とする医学系研究に関する倫理指針 http://www.mext.go.jp/b_menu/houdou/29/02/1382725.htm (2017年8月現在)

研究例18 遺伝子解析を用いた薬学教育への取組み

木下健司，村田成範

関連するSBO（本シリーズ他巻）

1. 薬学教育：1 薬学総論Ⅰ，第1章
2. 医療倫理：1 薬学総論Ⅰ，第8章
3. 遺伝：4 生物系薬学Ⅱ，第1章
4. 遺伝子工学技術：4 生物系薬学Ⅰ，SBO 35

18・1 序論

薬学研究や医薬品開発をテーマにした本書に“教育”というタイトルを見て不思議に感じたことと思う．“教育は研究か？”という命題は，平成28年8月に設立された日本薬学教育学会での議論に任せるとして，本章では研究に始まり幾度かの転換期を経て，薬学教育にたどり着くまでの話を記したい．

筆者らは旧4年制終わり頃に薬学部教員に就任し，新6年制の黎明（れいめい）期を経て，“6年制を卒業した薬剤師”の役割・あるべき姿を話し合ってきた．個人の業績などはインターネットの時代なので検索していただくとして，二人とも米国で研究・生活した経験があるため，現地の薬剤師の役割や社会的地位を理解しているし，保険制度の違いや科学教育に関する日米の違いも知っている．DNAの切り貼り（遺伝子操作）や塩基配列の部分決定ができるようになった1980年代後半に，米国ではすでに遺伝子を教育するという議論が始まっている．理由はいくつか考えられるが，技術によって国が潤うという立場から，研究者は一般人に説明する義務があるという公共の利益の立場から，もう一つは宗教的な束縛からくるジレンマが作用していると考えられる．日本では過去の身分制度がいまだに尾を引いていたり，特定の病気を隔離して忌み嫌ったりと，遺伝に関してタブー視する風潮が強い．ヨーロッパにも優生学という悪しき歴史があるが，（戦時中を除いて）議論の場に乗せるという大前提があり，また，ある民族に特有の遺伝病を，配偶者選びを制限することで抑制した歴史もある．日本は孤立した島国という環境も相まって，以和為貴が大事とされ“違い”=“仲間外れ”となってしまう．遺伝子の考え方からすると，違うのが当たり前であり笑止千万なのだが，教育するうえでは障壁として立ちはだかる大問題である．

18・2 遺伝子研究と薬学教育のつながり——初期

“ゲノム”という研究室の名称と“薬学”を融合した最初のテーマとして，病原菌のゲノム検出方法を開発する研究を選定した．木下の物理化学的バックグラウンドおよび製造業の企業研究者とのつながりにより開発を先行し，その後，村田が合流することにより，遺伝子解析実験法とその評価方法に関する知識・技術をうまく連携させて，約1年でモデル実験系での微量検出に漕ぎつけた．続いて実際の病原菌・ウイルスでの検出実験に移行するが，大学側のバイオセーフティー基準整備まで待てず，共同研究先の実験施設を借りて研究を継続できたこともあり，特許申請・論文投稿まで進むことができた[1]．その後も，飲料メーカーとの共同研究として，生産ラインでの微生物混入検査法の検討や，歯磨き関連メーカーとの共同研究で，口内細菌の検出技術の開発へと繋がった．

これらの研究と薬学部での数年間を通して気づいたことがいくつかある．薬の研究はその最終対象が“ヒト”であるにもかかわらず，薬学部での研究対象は化合物などの“物質”やマウスなどの“実験動物”であることが多い．基礎研究でも臨床研究でもない，独自の路線が存在する．また，序論に公共の利益の話に触れたが，産学の共同研究を行っても，なかなか社会に役立つものにはならないこと．これは日本の構造的問題としても捉えられるかもしれないが，大学のビジネスとしての考え方が甘い．私立大学も含めて大学が国に依存している日本独特の構図が影響しているのかもしれない．さらに，大学教員・研究室の学生ともに“他人に研究内容を理解してもらいたい”という欲求が感じられない．必然的に，他領域の技術・研究レベルを正しく評価して自身で利用することを想定していない．教育の現場を見れば，講義は理解するよりまず覚える授業である．薬学生として国家試験を控えている以上，仕方のないことかもしれないが，学生自身が考えて吸収・理解し実践する環境ではない．以上のような現実が問題意識と解決力を養う教育について考え始めるきっかけになった，というのは後からの回顧である．

18・3　基本技術開発と実証研究 —— 発展期

大きな問題点を包含した中で，いざ自分たちに何ができるのかを考えると，ここからは毎日の議論の連続と試行錯誤の繰返しとなった．その中で，これまで研究してきた遺伝子解析を違った形で捉える，というアイデアから，サンプル採取の方法を根本的に見直す方針に，研究室の方向性が向き始めた．

生体サンプルからの遺伝子解析には，通常 DNA の抽出・精製過程が必要である．これを省こうというのである．もちろんこれまでにも生体サンプルから直に遺伝子検査を行った事例が数多くあるのは知っているし，自分たちの実験でも取入れてきた．しかしそれらは，ある実験対象・実験系に関してのみ行われており，一般化した方法論として広く活用され論文の methods 欄に載るようなものではない（試薬メーカーの宣伝はよく見るが）．しかも著者らが対象としたいのはあくまで人間（ヒト）であるため，“ちょっと肝臓の細胞もらえない？”という訳にはいかない．検査と考えれば血液，健康な一般人と考えれば唾液から直接解析を行う必要がある．ここで事情通の諸兄姉は FTA ペーパーなどの，唾液や血液を塗布して DNA を安定的に保持できる商品があることを指摘されると思う．これらは研究用機材としては非常に優秀で，われわれも使用してきたが，1 検体当たり 500 円前後の費用がかかる．これは DNA 抽出・精製キットの費用とほぼ同じである．一方でこの事実，つまり DNA を裸にして（タンパク質などを変性させて）乾燥状態に置けば安定であるという事実から，一つの仮説を立てた．細胞をある一定の状況で壊して，時間をかけずに乾燥することができれば，DNA の安定性を確保できるのではないか，というものである．そこでいろいろな素材を試してみたが，いちばん仮説に近かったものは，実験室で一番身近にある，ごく普通の沪紙であった．沪紙は細い線維が網目状にからまっているため，その上に垂らされた細胞を含む液体は，網目に沿って移動しながら，少しずつ水分を取られ，中の成分が絡め取られていく．細胞も移動しながら水分を抜かれていくので，少しずつ細胞内外の構成成分を剥ぎ取られながら，それぞれの場所に吸着しているようなイメージをもっている．水分は均一に広がり，蒸散面積が広がるため，遅くとも 30 分程度で乾燥する．

実際に分子の動きまで見たわけではないので，真実ではないかもしれないが，DNA がヒストンなどのタンパク質とともに沪紙の線維上に，ある程度絡まって乾燥している状態にあると想像した．この乾燥状態の沪紙を生検用のパンチで直径 1〜2 mm に打ち抜き，そのまま PCR 溶液中に入れて反応することにより，容易に遺伝子解析が可能であった（図 18・1）．

安定性に関してはその後の長期間の研究により，

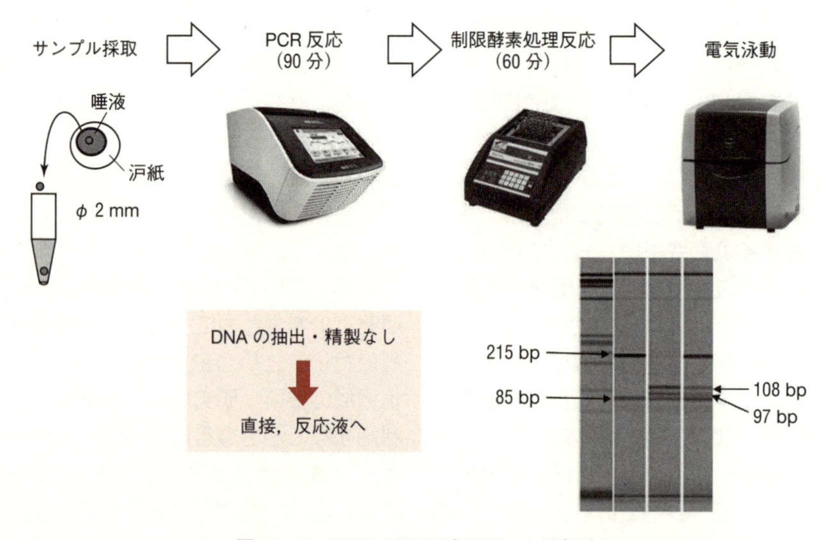

図 18・1　**PCR-PFLP 法を用いた解析法**

約 1 年程度は遺伝子解析，特に SNP 解析に使用可能であることも明らかになった．普通の研究室で実験できる PCR-RFLP 実験が，沪紙に染み込ませた唾液や血液で可能になったのである．ただし，遺伝子重複や欠失などで長鎖 DNA の増幅が必要な場合には，新鮮なサンプルを必要とした．市販品の DNA 保持用紙とは異なり，ヌクレアーゼなどのタンパク質成分を変性させていないので，残った水分や空気中の湿気を吸うことにより酵素が働いて，少しずつではあるが DNA が壊れていくようである．

遺伝子解析，特に一塩基多型（SNP）の解析では，RFLP 法以外に TaqMan 法（図 18・2）を使うことが多い．前述の市販 DNA 保持用紙では，ほとんどのものが DNA を溶液で抽出してから使用するため，サンプルとして問題なく TaqMan 法に使用できるが，沪紙をそのまま投入することはできない．これは検出器が CCD カメラを用いて反応液中の蛍光を測定するため，沪紙がその光路を邪魔することによる．もちろん沪紙が反応チューブの側面に張りついていてくれれば問題ないのであるが，液中での存在位置をコントロールする術はない．そこで採用したのが，水の中で自然に崩壊していく“水溶紙”とよばれる紙であった．サンプル採取時にも水分があるため，すぐに崩壊しては役に立たないので，ある程度の強度は確保しつつ，PCR の反応液作製中～反応開始後までの数分～数十分の間でゆっくりと線維が崩壊していく水溶紙を選定した．完全に崩壊する必要はないが，ある程度の状態で反応液中に拡がるため，チューブ中で沈んでいくことにより，液の上面から励起光が照射される部位と，それを検出するための光路・焦点位置を確保することができる．これにより，沪紙を直接反応に用いても TaqMan 法での検出が可能になった．この研究開発過程で，サンプル由来のさまざまな阻害作用に対処する必要があったが，PCR 反応における添加物の影響・役割などの知識を基に適切な反応条件を規定し，それに準じた酵素反応キットを選定することができた[2]．

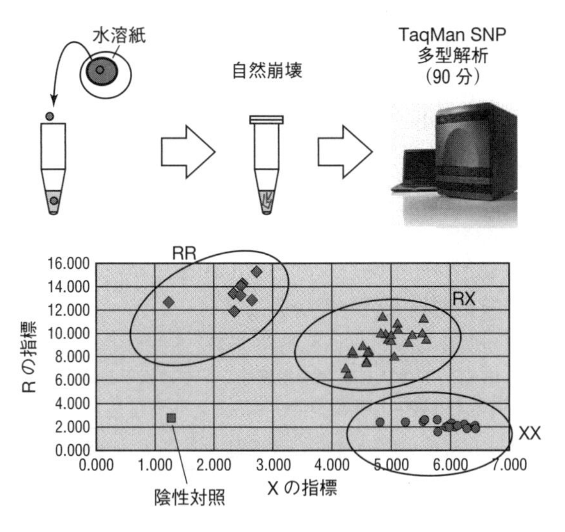

図 18・2　Taq-Man-PCR 法を用いた解析法

この方法論は，サンプル取扱いの手間と DNA 抽出の手間・コストを削減できることは想像できたが，副作用として実験の正確性も伴うことが明らかになった．DNA 抽出という何ステップもある操作や液体を扱うということ，また液体は混ざってしまえば判別不能なこともあり，サンプル取違いやコンタミネーション（遺伝子実験したことがある人なら一度は経験したことがあるでしょう）の可能性は，人間が介入するかぎり避けられない．しかし，番号のついたディスクから紙片を見ながら反応液に投入するため，これらの問題点がほぼ解消されてしまうのである．必然的に結果は非常に良好で，検証実験を実施した結果，300 サンプルで全部正解となった（旧来の方法では時により数例間違いもあった）．DNA の配列は基本的に一生変わらないものであるから，不正解は許されないが，Web 上で遺伝子検査を受注している企業のほぼすべては，自社の遺伝子検査の正確性に関して何も言及していない．嘘だと思うなら探してみてほしいが，悲しい現実である．

上記の研究成果を社会に還元するため，アルコールの遺伝子検査とともに飲酒教育を合わせて，大学の初年時教育や企業での啓発セミナーなどの活動を実施している．大学という枠組みの中での難しさ，個人情報保護の問題，治療・診断を伴う医療行為との兼ね合い，サンプルや情報をやりとりするための企業連携の難しさ，など解決すべき課題は多かったが，少しずつ理解者が増えてきていると感じている．

この研究開発過程では，実験以外に問題になった点がある．それは，人間を扱う場合に必要な倫理審査である．所属大学にも研究倫理委員会があるが，残念ながら“遺伝子解析研究に関する倫理指針”について完全に理解しているとは言いがたい．筆者らの研究室では遺伝子解析の結果を医学的に使用するわけではないので，サンプルはすべて完全匿名化している．つまり誰がどのサンプルかを知る術はない．この場合，先の倫理指針はもちろん，個人情報保護法においても，ほぼ自由に実験できるはずである（申請は必要）．しかし“ただし書き”があって，“所属機関の長の許可を受けたときに限り”できるのであって，研究倫理委員会で拒否されれば実施不可能である．そのため，個別の遺伝子について，実験対象者と実験期間を区切って審査請求をすることになり，筆者らはもちろん，審査委員本人も忙殺されている．薬剤師も個人情報を扱う以上，的確な“倫理”感をもって職務・研究に臨んで欲しい．

18・4　遺伝子を薬学教育へ —— 転換期

筆者らの目指していた遺伝子検査法がほぼ確立できた．“誰でもできる，誰でもわかる”遺伝子実験は，時にその有用性を理解されないこともあるが，技術を開発することが目標ではなく利用すること，社会に還元することにこそ意義がある．筆者らの研究室にも卒業研究の学生が配属されるので，何の遺伝子検査をやりたいのか自由にテーマを選ばせて実験させている．薬学生ということもあり，そのうちのいくつかは薬物代謝に関連する遺伝子群であった．筆者らの研究室で開発した新規遺伝子検査法は非常に低コストで解析できるため，いくつかの薬物代謝酵素について1000人程度を対象に解析しても数百万円程度で済んでしまう．小さな研究室にはかなりの重荷であるが，博士課程進学者がいたので

表 18・1　主要なシトクロム P450（CYP）により代謝される化合物[a]

遺伝子名	化 合 物
CYP1A2	カフェイン，テオフィリン，ドンペリドン，オランザピン
CYP2C9	ワルファリン，トルブタミド，ジアゼパム，セレコキシブ，ロサルタン，ジクロフェナク，イブプロフェン，ナプロキセン，ピロキシカム
CYP2C19	オメプラゾール，メフェニトイン，プログアニル，シタロプラム，アミトリプチリン，クロミプラミン，プロプラノロール
CYP2D6	タモキシフェン，アンフェタミン，コデイン，ノルトリプチリン，デキストロメトルファン，パロキセチン，フルボキサミン，ハロペリドール，プロパフェノン，デブリソキン
CYP3A5	ミダゾラム，タクロリムス，リファンピシン

a）武庫川女子大学バイオサイエンス研究所年報第19号，p.58〜63より改変．

継続的なテーマとして掲げることにした．さすがにすべての薬物代謝遺伝子という訳にはいかなかったので，日本人に変異の多い遺伝子のピックアップと，日本で使用されている薬剤の代謝に大きく関わる遺伝子を選び出した（表18・1）．

五つのCYP遺伝子の六つのSNPを対象に，最低1000サンプルを目標に遺伝子解析を開始した．1000人というのは1％程度の変異率を有意に議論できるデータとして扱うために必要な人数である．最終的に2年以上の実験期間と半年以上のデータ解析・議論を経て，論文掲載と博士号（研究室第1号）の両方を成し遂げた[3]．現在はこのデータを基に個別化医療（personalized medicine）を実働可能な方法論にまで昇華するための研究を開始した．各個人で五つ以上の遺伝子検査を個別に実施すると，実験回数の増加やデータ処理の煩雑化に直面する．

これは筆者らが目指している“簡便化”とは逆方向である．そのため変異の種類（SNPやコピー数多型など）も加味しながら，できるだけ一度に処理する技術開発を行っている．

表 18・2　日本人における主要なシトクロム P450（CYP）遺伝子の遺伝子頻度（n=1,017）[a]

遺伝子名	遺伝子型	表現型	人数	頻度〔%〕
CYP1A2	*1A/*1A	EM	593	58.3
	*1A/*1C	IM	372	36.6
	*1C/*1C	PM	52	5.1
CYP2C9	*1/*1	EM	963	94.7
	*1/*3	IM	54	5.3
	*3/*3	PM	0	0
CYP2C19	*1/*1	EM	345	33.9
	*1/*2	IM	377	37.1
	*1/*3	IM	142	14
	*2/*2	PM	80	7.9
	*2/*3	PM	63	6.2
	*3/*3	PM	10	1
CYP2D6	*1/*1	EM	387	38.1
	*1/*10	IM	375	36.9
	*10/*10	IM	241	23.7
	解析不能		14	1.4
CYP3A5	*1/*1	EM	61	6
	*1/*3	IM	362	35.6
	*3/*3	PM	594	58.4

a）武庫川女子大学バイオサイエンス研究所年報第19号，p.58〜63より改変．

病気の際に遺伝子型（表18・2）を調べて治療薬や方針を決めることは，すでに医療現場で実行さ

れている．筆者らが目的にしているのはこの代替ではない．薬に付随したコンパニオン診断薬としての遺伝子検査は日本では2万円（2000点）と決められている．病気になった人が支払う金額としては妥当（安すぎる？）だが，健康な人が実施すれば保険外で全額負担である．“precision medicine”プロジェクトを始めたイギリスや，個別化医療先進国の米国でも一般化していない理由でもある．筆者らの簡便で安価な実験法は，健常人にこそ役立つものであり，国民皆保険と定期健康診断の制度をもつ日本でのみ実現可能であると推測している．普通の人々がちょっとした風邪で薬局に薬を購入に行った際にCYPなどの遺伝子検査を実施しておき，数年後，数十年後に服用する医薬品の効能や副作用に関する情報をもっておくという，漢方の“未病”にも通ずる国家的なシステムを構築するのが，筆者らの夢である．

さて薬学の中で自分たちの研究の礎は何とか固めることができ始めた．しかしこれは研究室の中での出来事であり，普通の薬学生は遺伝子検査に協力はしてくれるが，“ふ～ん”，“おもしろい”という程度の影響力である．遺伝子検査そのものは身近な生活の中にも浸透し始めてきており，ドラマの中できれいな女優さんが犯罪捜査の一環として実施していたり，芸能人夫婦の子供の認知に使用されたり，米国の女優さんが遺伝子検査結果に基づいて乳がん予防や転移予防措置を行ったりと，例には事欠かない．筆者らも遺伝子検査法開発の題材として，一番身近な薬剤であるアルコール代謝関連遺伝子を扱っていたので，初期の頃からアルコール飲酒教育に絡めて遺伝子検査を行ってきた．ここでもさまざまな経験をした．まず学内で実施すると，遺伝子教育を受けた経験のない一部の教員が遺伝に関する偏見から“いかがなものか”と発言して実施できないことがあった．研究倫理委員会がOKを出していることに対して，自分の倫理観（気分）で口をはさみ，学生の学習の機会を踏みにじっても何とも思わない．また，不思議なことに，他大学において医学部，農学部などではすぐに実施でき，また歓迎されるのだが，薬学部では拒否されることが多い．恨み節では仕方ないので，これらの経験を活かして，“遺伝（子）教育は若い次世代にすべし”というテーマを掲げて幸いにも科研費を取ることができた．

現在は遺伝子教育を実生活に活かすべく教育活動を行う第二段階が始まっている．しかし，その間に中学・高校の学習指導要領が改訂され，教えるべき内容の増加とともに新しい項目が大量に追加されたため，現場の教員は対応に追われた．完成年度を迎えてようやく落ち着いたのと，遺伝子に関する記述が非常に増えたため教員が教えきれなくなったこともあり，これからが私たちの出番かもしれないと期待している．その出番を待つ間に遺伝子と形質の関係についてさまざまな分野で研究を行ってきた．その一つとして，筋肉の強さに関わる遺伝子とスポーツ障害の関連性を指摘することができた[4]．“あなたは腱が切れます”というのを予測・診断したいのではなく，“切れる可能性があるので予防しましょう”という教育が可能になった．所属大学にもスポーツを専門にする学科があるので，集団競技での遺伝子タイプ別役割や，指導法・強化法も含めてこれからの課題である．もっと若い世代に対しては，スポーツ時のみならず普段の生活でも問題になる熱中症の重篤化と遺伝子の関わりについて，教育プログラムを策定中である．このように身近な問題から遺伝子について学ぶ教材が必要と考えている．序論に述べた米国では教育システム（Next Generation Science Standards）に加えて，DNA interactiveのようなネット上の教材も豊富である．また遺伝子組換え実験もP1レベルなら普通の実験室で可能なため，教材用の試薬キットも多数販売されている．日本では機関承認と実施者の教育が必要で，大学の実験科目でもハードルが高い．

教育研究は，実施してもその成果が出るのは早くて数年後，またアンケートなどをとっても成果を数値として評価するのが非常に難しい領域である．研究費を継続して獲得するには試行錯誤を繰返しながらでも成果とよべるものを出す必要があり，まだまだ苦闘の日々は続く．

薬学生への教育という観点では，初年次教育としてのアルコール代謝遺伝子検査はもちろん重要であるが，やはり“おもしろい”程度の興味に終わってしまう．上述した薬物代謝遺伝子群の解析は，4年次までの講義と5年次の病院・薬局実習を経た学生にとって，自身のさまざまな知識・経験を結びつけるための非常に重要なツールとなり，また個々のケースに合わせた治療提案という形で議論に値する課題であると考えている．改訂コアカリのアドバンスト科目としての採用を目指して，遺伝子検査と薬物動態を薬剤師の立場で学べるプログラム作成に取掛かった．日本薬学教育学会での議論の場で切磋琢磨できることを期待している．もちろん読者の中で取組みたい（教員としてでも学生としてでも）と考える方には協力を惜しまないので，まずはご相談いただきたい．

18・5 後進へのメッセージ

これから薬剤師になられる皆さんに一言．改訂モデル・コアカリキュラムの中に，薬物療法における実践的能力について言及がある．薬剤師は，“薬物療法を総合的に評価し，安全で有効な医薬品の使用を推進するために，医薬品を供給し，調剤，服薬指導，処方設計の提案等の薬学的管理を実践する能力を有する”，という項目である．私たちが準備を進めている“個別化医療”を実現するためには，かかりつけ薬剤師として薬物代謝酵素遺伝多型に関するパーソナルゲノム情報を把握・理解することで，患者に最適な処方設計（用法・用量）提案を，医師とともに積極的に実施できることが重要だと考えている．病気になれば医者が主担当だが，病気になる前の普通の人に対応する役割は，薬剤師をおいて他にはいない．そのためには，薬だけを見ているのではなく，“人の顔”を見て話のできる薬剤師になって欲しい．その際の話題として遺伝子検査や体質の情報が役立つよう，少しでも手助けができれば，というのが筆者らの夢である．

参考文献

1）A. Tanaka *et al.*, *Anal. Sci.*, **25**(**1**), 109–114 (2009).
2）M. Hayashida *et al.*, *Anal. Sci.*, **30**(**3**), 427–429 (2014).
3）T. Ota *et al.*, *Int. J. Med. Sci.*, **12**, 78–82 (2015).
4）K. Iwao-Koizumi *et al.*, *J. Mol. Biomark. Diagn.*, doi: 10.4172/2155-9929., S6–002 (2014).

研究例 19 データマイニング手法を用いた副作用シグナルの検出時期に関する検討

望月眞弓，橋口正行

関連する SBO（本シリーズ他巻）

1. 主作用・副作用・毒性：6 医療薬学 I，SBO 25, 26
2. HMG-CoA 還元酵素阻害薬：6 医療薬学III，SBO 16
3. 抗菌薬：6 医療薬学IV，SBO 1
4. 医薬品の市販後に得られる情報：6 医療薬学 V，SBO 4
5. 医薬品情報に関係する法律と制度：6 医療薬学 V，SBO 5

研究を開始するにあたり，まず成すべきことは明確なリサーチクエスチョン（RQ）を立案し，次に研究課題に関する国内外の研究成果を調査し，綿密な研究計画(書)を作成し，実施できるようにすることである．RQ の立案では，学生が病院や薬局実習において実務に関して遭遇した疑問に対して科学的な回答を得ようとする姿勢が研究テーマのヒントに繋がることも多い．その疑問の解決には，それに関連する過去の研究論文を徹底的に調査して，それでもなお回答が得られない場合には，独自に RQ に関する研究を実施して回答を作成することになる．

研究の実施の手順を要約すると，1）明確なリサーチクエスチョン（RQ）の立案，2）過去の国内外の研究を文献調査により徹底的に調査し，背景情報を得る，3）研究計画(書)の立案，4）研究の実施と解析，5）結果のまとめと考察，6）学会発表または論文投稿，となる．

本章では，ドライ系の薬学研究の例として，“データマイニング手法を用いた副作用シグナルの検出時期に関する検討[1)]”について紹介する．

19・1 リサーチクエスチョン（RQ）の立案で研究の意義を明確化する

本研究の RQ の背景として，近年，日本人データが少ないまま承認に至る新薬が増えていることがあげられる．“ドラッグ・ラグ”を根本的に解決するための有効な手段の一つとして，国際共同治験への日本からの参加があるが，国際共同治験では，日本人の被験者数は限定的である．このような場合，日本人でのその医薬品の有効性と安全性がきちんと評価できていないため，市販後の安全性情報の収集と，適切な解析および提供が非常に重要になる．市販後の医薬品安全性監視（ファーマコビジランス）の方法の一つとして薬剤疫学研究がある．大規模データベースを利用した薬剤疫学研究は医薬品と副作用の関係を検討するための有用な研究手法であり，近年，副作用自発報告データベースを用いたデータマイニング手法に基づくシグナル検出が注目されている．治験では検出されない未知の副作用のシグナルをいち早く検出するためには，シグナルの検出時期に影響を与える要因を把握しておくことが重要であり，それによって，製造販売後の有効な安全監視対策を講ずることが可能となることが期待される．

そこで，副作用自発報告データベースを用いて，副作用シグナル検出時期に影響を与える要因を検討することを RQ に設定した．

19・2 過去の研究を文献調査により徹底的に調査する

まず，研究を開始する前に，二次資料データベースである MEDLINE，EMBASE，医学中央雑誌などを用いて，国内外でデータマイニング手法を用いた副作用シグナル検出時期に影響を与える要因に関する研究（RQ）がなされていないかを調査したが，見つからなかった．

19・3 研究計画を立案する

用いるデータベースおよび対象とする薬剤と副作用を選定する

データベースは連結不可能匿名化された副作用自発報告データベースである FDA Adverse Event Reporting System（FAERS）を一般財団法人日本医薬情報センター（JAPIC）により編集された JAPIC-AERS を用いることとした．データベースを利用する際には研究倫理委員会の承認が必要かどうかを検討することが重要である．JAPIC-AERS

は，“1）すでに学術的な価値が定まり，研究用として広く利用され，かつ，一般に入手可能な資料・情報，2）すでに連結不可能匿名化されている情報”であることから，本研究は“人を対象とする医学系研究に関する倫理指針”に該当しないため，施設内の研究倫理委員会での審査は不要と考えられた．データセットは症例基本情報（DEMO），使用医薬品情報（DRUG），有害事象情報（REAC），報告者情報（RPSR）の四つを使用した．

対象薬剤は，予備調査にて報告件数が多かった副作用のなかで，横紋筋融解症がよく知られているHMG-CoA還元酵素阻害薬のロスバスタチン（RSV）および，重篤な肝障害（肝不全，肝性脳症）が市販前に未知であったケトライド系抗菌薬のテリスロマイシン（TEL）とした．副作用の定義は，表19・1に示すMedDRAの基本語（PT：preferred term）を用いて，それぞれ横紋筋融解症，重篤な肝障害の発生とした．重篤な肝障害には，肝不全，急性肝不全，亜急性肝不全，肝性脳症が含まれている．JAPIC-AERSでは副作用名の用語は，MedDRAにより統一されている．MedDRAは，SOC（器官別大分類），HLGT（高位グループ用語），HLT（高位用語），PT（基本語），LLT（下層語）の5階層構造からなっており，いずれの階層のMedDRAコードを利用するかにより，解析対象とする副作用症例数が異なってくる．そのため，利用したMedDRAでの副作用の定義が重要である．

表19・1　MedDRAのPTコード対応表

PTコード	PT漢字名	PT英語名
横紋筋融解症		
10039020	横紋筋融解症	rhabdomyolysis
重篤な肝障害		
10019663	肝不全	hepatic failure
10000804	急性肝不全	acute hepatic failure
10056956	亜急性肝不全	subacute hepatic failure
10019660	肝性脳症	hepatic encephalopathy prophylaxis

適切な解析方法の選択と実施

ここでは，副作用シグナル検出の方法として，大量のデータの中からそれまで知られてなかったもしくは不完全にしか立証されていなかった有害事象と医薬品との因果関係の可能性に関する情報（シグナル）を掘り出す（マイニング）する方法を選択した．シグナル検出の統計学的手法としては，proportional reporting ratios（PRR）法，reporting odds ratio（ROR）法，Bayesian confidence propagation neural network（BCPNN）法を用い，それぞれのシグナル指標であるPRR，ROR，information component（IC）の3種類を用いて検討した．

まず，RSV，TELとそれ以外の薬剤を縦軸に，横紋筋融解症，重篤な肝障害の報告とその他の副作用についての報告を横軸に2×2分割表（表19・2）を作成し，それを基にPRR，ROR，IC（BCPNN法）を表19・3に示した計算式を用いて算出した．各シグナル指標におけるシグナルの定義を表19・3に示す．報告数のカウントは組合わせベースで行った．

表19・2　2×2分割表

	対象副作用	その他の副作用	合 計
対象薬剤	n_a	n_c	n_{a+c}
その他の薬剤	n_b	n_d	n_{b+d}
合　計	n_{a+b}	n_{c+d}	n_e

表19・3　各アルゴリズムの算出法とシグナルの定義

指標	計算式	シグナルの定義
PRR	$PRR = \frac{n_a \times n_{b+d}}{n_b \times n_{a+c}}$	$PRR \geqq 2$ $\chi^2 \geqq 4$ $N_a \geqq 3$
ROR	$ROR = \frac{n_a \times n_b}{n_c \times n_b}$	$ROR - 1.96SE > 1$
IC	$IC = \log 2 \frac{n_a \times n_e}{n_{a+c} \times n_{a+b}}$	$IC - 2SD > 0$

シグナル指標の変化の観察は，RSVについては米国販売開始年月である2003年8月から3年間，3カ月ごとにPRR，ROR，ICの値を算出し，横紋筋融解症のシグナルが検出される時期を調査した．TELについては米国販売開始年月である2004年4月から3年間，3カ月ごとにPRR，ROR，ICの値を算出し，重篤な肝障害のシグナル検出がされる時期を調査した．JAPIC-AERSのデータセットは3カ月ごとに区切られており，1月から3月をQ1，4月から6月をQ2，7月から9月をQ3，

10月から12月をQ4と定義している．したがってRSVでは2003年Q3〜2006年Q2のデータを，TELでは2004年Q2〜2007年Q1のデータを対象とした．

タイムラグの調査は，RSVによる横紋筋融解症およびTELによる重篤な肝障害に関して，副作用発生日からFDA報告日までのタイムラグについて調査した．副作用発生日からFDA報告日までのずれが15日以上ある症例をタイムラグありと定義し，タイムラグありの症例が副作用発現から15日でFDA報告を行ったとした場合，シグナル検出がどのくらい早まるかを検討した．タイムラグが15日以内の症例では，発生日から報告日までの実日数を使用した．

統計解析ソフトウエアはSAS9.2（SAS Institute Inc. NC. USA）を使用した．

19・4 結果の提示

RSVによる横紋筋融解症のシグナル検出時期の調査では，2003年Q3〜2006年Q2でのJAPIC-AERSにおける全副作用報告数は3,376,264件であった．そのうち，RSVによる横紋筋融解症の副作用報告は163件であった．横紋筋融解症のシグナルが初めて検出されたのはRORおよびPRRにおいて2003年Q4，ICにおいて2004年Q2で

表19・4　RSVによる横紋筋融解症の報告数の推移†

期間	小計				累計			
	n_a	n_b	n_c	n_d	n_a	n_b	n_c	n_d
2003年Q3	0	896	25	242,115	0	896	25	242,115
2003年Q4	1	613	95	228,796	1	1,509	120	470,911
2004年Q1	6	852	665	245,967	7	2,361	785	716,878
2004年Q2	13	552	329	225,008	20	2,913	1,114	941,886
2004年Q3	27	743	2,675	273,792	47	3,656	3,789	1,215,678
2004年Q4	21	626	506	258,711	68	4,282	4,295	1,474,389
2005年Q1	28	635	1,319	267,911	96	4,917	5,614	1,742,300
2005年Q2	22	831	793	305,549	118	5,748	6,407	2,047,849
2005年Q3	16	539	366	305,764	134	6,287	6,773	2,353,613
2005年Q4	14	653	434	328,207	148	6,940	7,207	2,681,820
2006年Q1	11	821	407	334,096	159	7,761	7,614	3,015,916
2006年Q2	4	469	435	343,906	163	8,230	8,049	3,359,822

† n_a: RSV服用で横紋筋融解症の報告，n_b: その他の薬剤服用で横紋筋融解症の報告，n_c: RSV服用でその他の副作用の報告，n_d: その他の薬剤服用でその他の副作用の報告．

表19・5　RSVによる横紋筋融解症のシグナルの推移†

期間	PRRシグナル（PRR ≧ 2，n_a ≧ 3，χ^2 ≧ 4）			RORシグナル（ROR − 1.96SE > 1）	ICシグナル（IC − 2SD > 0）
	n_a	PRR	χ^2		
2003年Q3	0	−	−	−	−
2003年Q3〜2003年Q4	1	2.59	0.98	0.63	−2.65
2003年Q3〜2004年Q1	7	2.69	7.45	1.96	−0.09
2003年Q3〜2004年Q2	20	5.72	77.61	5.36	1.60
2003年Q3〜2004年Q3	47	4.09	108.5	3.84	1.43
2003年Q3〜2004年Q4	68	5.38	239.53	5.21	1.92
2003年Q3〜2005年Q1	96	5.97	391.10	5.96	2.14
2003年Q3〜2005年Q2	118	6.46	535.23	6.38	2.29
2003年Q3〜2005年Q3	134	7.28	713.00	7.23	2.49
2003年Q3〜2005年Q4	148	7.79	860.75	7.77	2.60
2002年Q4〜2006年Q1	159	7.97	952.12	7.96	2.65
2002年Q4〜2006年Q2	163	8.12	1000.83	8.11	2.68

† 網掛け: シグナル検出．

表 19・6 TEL による重篤な肝障害のシグナルの推移[†]

期 間	PRR シグナル（PRR ≧ 2, n_a ≧ 3, χ^2 ≧ 4）			ROR シグナル（ROR − 1.96SE > 1）	IC シグナル（IC − 2SD > 0）
	n_a	PRR	χ^2		
2004 年 Q2	0	−	−	−	−
2004 年 Q2〜2004 年 Q3	0	−	−	−	−
2004 年 Q2〜2004 年 Q4	0	−	−	−	−
2004 年 Q2〜2005 年 Q1	0	−	−	−	−
2004 年 Q2〜2005 年 Q2	2	0.97	0.02	−0.41	−0.87
2004 年 Q2〜2005 年 Q3	2	0.76	0.00	−0.62	−3.22
2004 年 Q2〜2005 年 Q4	6	2.01	3.06	1.62	−0.63
2004 年 Q2〜2006 年 Q1	13	3.56	23.86	3.02	0.71
2004 年 Q2〜2006 年 Q2	17	3.94	37.16	3.48	1.00
2004 年 Q2〜2006 年 Q3	22	4.53	60.38	4.14	1.32
2004 年 Q2〜2006 年 Q4	27	5.08	88.06	4.73	1.56
2004 年 Q2〜2007 年 Q1	28	5.09	91.64	4.75	1.58

† 網掛け：シグナル検出.

あった．これはそれぞれ RSV の米国販売から 5〜7 カ月，8〜10 カ月後であった．報告数の推移については表 19・4 に，各シグナル指標の推移とシグナル検出の結果については表 19・5 に示す．

TEL による重篤な肝障害についても，RSV と同様に解析した．調査は，2004 年 Q2〜2007 年 Q1 で行い，JAPIC-AERS における全副作用報告数は 3,794,968 件であった．そのうち，TEL による重篤な肝障害の報告は 28 件であった．PT コードとして報告が最も多かったのは，肝不全 26 件（93.0%）であった．

重篤な肝障害のシグナルが初めて検出されたのは ROR において 2005 年 Q4，PRR および IC において 2006 年 Q1 であった．これはそれぞれ TEL の米国販売開始から 18〜20 カ月，21〜23 カ月後であった．各シグナル指標の推移とシグナル検出の結果については表 19・6 に示す．

RSV による横紋筋融解症の報告 163 件のうち，副作用発生日の報告があったのは 107 件（65.6%）であった．副作用発生日から FDA 報告日までのタイムラグは，平均（± 標準偏差）は 112.5（± 98.2）日であった．TEL による重篤な肝障害の報告 28 件のうち，副作用発生日の報告があったのは 18 件（64.2%）で，タイムラグの平均（± 標準偏差）は 196.7（± 182.5）日であった（表 19・7）．

タイムラグありの症例報告は RSV による横紋筋融解症群で 97 件，TEL による重篤な肝障害群で 15 件であった．これらの症例のタイムラグをすべて 15 日と仮定してシグナル検出を行ったところ，RSV による横紋筋融解症群のシグナルは全指標において 2003 年 Q3 に検出された．これは元のデータと比較して ROR，PRR で 4〜7 カ月，IC で 7〜10 カ月シグナル検出が早まる結果となった．また，TEL による重篤な肝障害のシグナルは全指標において 2005 年 Q2 に観察された．これは ROR で 4〜8 カ月，PRR および IC で 7〜11 カ月シグナル検出が早まる結果となった．タイムラグを 15 日と仮定した場合のシグナル検出の時期と短縮されたシグナル検出までの期間を表 19・8 に示す．

表 19・7 副作用発現日から FDA 報告日までのタイムラグ

	副作用発現日報告数（報告割合[†]）	平均日数（±標準偏差）	最大日数	最小日数
RSV による横紋筋融解症	107 件（65.6%）	112.5 日（±98.2）	89 日	2 日
TEL による重篤な肝障害	18 件（64.2%）	196.7 日（±182.5）	563 日	4 日

† 副作用発現日の報告数÷RSV による横紋筋融解症の報告数または TEL による重篤な肝障害の報告

表 19・8　タイムラグを 15 日と仮定した場合のシグナル検出時期の変化

	シグナル指標	元のシグナル発現時期（米国販売からの期間）	修正後のシグナル発現時期（米国販売からの期間）	シグナル検出が早まった期間
RSV による横紋筋融解症	PRR シグナル	2004 年 Q1（5～7 カ月）	2003 年 Q3（～1 カ月）	4～7 カ月
	ROR シグナル	2004 年 Q1（5～7 カ月）	2003 年 Q3（～1 カ月）	4～7 カ月
	IC シグナル	2004 年 Q2（8～10 カ月）	2003 年 Q3（～1 カ月）	7～10 カ月
TEL による重篤な肝障害	PRR シグナル	2006 年 Q1（21～23 カ月）	2005 年 Q2（12～14 カ月）	7～11 カ月
	ROR シグナル	2005 年 Q4（18～20 カ月）	2005 年 Q2（12～14 カ月）	4～8 カ月
	IC シグナル	2006 年 Q1（21～23 カ月）	2005 年 Q2（12～14 カ月）	7～11 カ月

19・5　考　察

研究のプロセスと結果を簡潔にまとめる

本研究では JAPIC-AERS を用いて，市販前に既知であった RSV による横紋筋融解症と，市販前に未知であった TEL による重篤な肝障害（肝不全，肝性脳症）について，三つのシグナル検出指標を利用して，市販開始からシグナル検出までの期間について調査を行い，シグナル検出期間に影響を与える要因について検討を行った．

過去の報告と本研究での TEL と RSV の個々の結果について考察する

RSV に伴う横紋筋融解症のシグナルの推移より，横紋筋融解症のシグナルが初めて検出されたのは ROR および PRR において 2003 年 Q4，IC において 2004 年 Q2 であった．これはそれぞれ RSV の米国販売開始から 5～7 カ月，8～10 カ月後であった．TEL に伴う重篤な肝障害のシグナルの推移より，重篤な肝障害のシグナルが初めて検出されたのは ROR において 2005 年 Q4，PRR および IC において 2006 年 Q1 であった．これはそれぞれ TEL の米国販売開始から 18～20 カ月後，21～23 カ月後であった．よって RSV による横紋筋融解症の方が TEL による重篤な肝障害に比べ，全シグナル指標において検出までの期間が短かったことが示された．副作用発生日と FDA 報告日のタイムラグの調査では，RSV による横紋筋融解症群で副作用発生日から FDA 報告日までの平均（±標準偏差）は 112.5（±98.2）日であり，TEL による重篤な肝障害群で，副作用発生日から FDA 報告日までの平均（±標準偏差）は 196.7（±182.5）日であった．したがって，RSV による横紋筋融解症の方が TEL による重篤な肝障害に比べ副作用発生から報告までの期間が短かったことが示された．シグナル検出までの期間が，RSV による横紋筋融解症の方が TEL による重篤な肝障害に比べ短かった理由として，RSV による横紋筋融解症は添付文書に記載がある既知の副作用であったため，副作用発現時に RSV が被疑薬として疑われた可能性が高いこと，TEL による重篤な肝障害は添付文書に記載がない未知の副作用であったため，副作用発現時に薬剤との因果関係が疑われなかった可能性があること，の 2 点が考えられた．また，副作用発生日と FDA 報告日までのタイムラグが RSV による横紋筋融解症の方が短かったため，このタイムラグもシグナル検出までの期間に影響していると考えられた．しかし，タイムラグが生じた根本的な原因は，TEL による重篤な肝障害が未知であったため，副作用と薬剤との因果関係を疑うまでに時間を要したことによるものであると考えられた．そのため，両群で生じたタイムラグの差も，副作用が既知か未知かに起因するものであると考えられた．

タイムラグを 15 日とした場合のシグナル検出時期に関する検討では，RSV による横紋筋融解症群のシグナルは全指標において 2003 年 Q3 に検出された．これは元のデータと比較して ROR および PRR で 4～7 カ月，IC で 7～10 カ月シグナル検出が早まる結果となった．また，TEL による重篤な肝障害のシグナルは全指標において2005年Q2に観察された．これはRORで4〜8カ月，PRRおよびICで7〜11カ月シグナル検出が早まる結果となった．本研究により，医療従事者等の報告者が，有害事象発現時にただちにAERSに自発報告を行えば，よりシグナルが早く検出されていたことが示された．特に未知の副作用であったTELによる重篤な肝障害が発症後いち早く報告されていれば，2006年の6月にされたlabelの改訂に関しても，より早く行われていた可能性が考えられた．

TELによる重篤な肝障害の報告28件のうち，21件は2006年Q1以降に報告されていた．Haubenらは，スピロノラクトンとACE阻害薬の併用により，重篤な高カリウム血症が引き起こされるリスクが高まることを示したRALEスタディの公表後に，スピロノラクトンによる高カリウム血症の自発報告数およびPRR，EB05が，顕著に増加したと報告している．この結果はある副作用が社会的に広く知れ渡ることにより，その副作用の自発報告数およびシグナルが上昇することを示しており，これはマスコミで有名になった副作用の報告が急増する“bandwagon phenomenon”であると考えられる．TELによる重篤な肝障害では，2006年1月20日に3症例のケースレポートが発表され，これをきっかけにFDAはTELと重篤な肝障害との因果関係の調査を開始し，2006年6月のlabelの改訂に至っている．

本研究ではPRR，ROR，ICの各シグナル指標でシグナル検出の時期にずれが生じた．RSVによる横紋筋融解症群ではRORとPRRが最も早く，次にICの順にシグナルが検出され，TELによる重篤な肝障害群ではRORが最も早く，次にPRR，ICが同時に検出された．このシグナル指標ごとの検出時期の違いの要因として，シグナルの感度があると考えられた．データマイニング手法の導入に関する検討結果報告書の“シグナル検出手法の妥当性評価”の項によると，AERSを用いて組合わせベースでシグナル検出を行った際の感度は，RORで47.6%，PRRで35.2%，ICで34.3%とされている．これは今回示されたシグナル検出の早さの順と一致しており，シグナルの感度の差がシグナル検出の時期に影響していたことが考えられた．同報告書では，感度と特異度はトレードオフの関係にあるとされており，シグナル検出が早ければそのシグナル指標が優れているとは限らないとしている．各シグナル指標の特徴を把握したうえで，今後も複数のシグナルを併用しながらシグナル検出を行うべきであると考えられる．

本研究がもたらした成果と本研究の限界

本研究では，“副作用が既知か未知か”がシグナル検出までの期間に影響を与える要因である可能性が示唆された．また，未知の副作用では副作用発生からFDA報告までの期間が長くなる可能性が示された．仮に副作用発生時にFDAに速やかに報告がされていれば，早い段階でシグナルが検出されていたと考えられた．今回の結果から，未知の副作用は薬剤との因果関係が疑われにくく，副作用が発生していてもFDAに報告がされていない可能性が示唆された．医療従事者を始めとした報告者は，有害事象発生時に薬剤との因果関係が不明であっても，積極的に副作用報告を行うべきであると考えられた．

本研究の限界として，データ解析の簡便さから，組合わせベースで報告数のカウントを行った．報告数のカウント方法に関しては症例数ベースと比較して感度，特異度に関しては大きな差がなく，優劣の差はないとされている．しかし，症例数ベースで検討を行った場合，結果に若干の違いが生じた可能性も考えられるため，さらなる検討が必要である．今後，薬剤数を増やして検討し，今回示唆された未知の副作用は薬剤との因果関係が疑われにくく，副作用が発生していてもFDAに報告がされにくいという仮説を検証し，併せてこの問題に対する解決策を検討していく必要がある．

19・6　ドライ系の研究としての“まとめ”

本研究では，有害事象の自発報告データベースであるFAERSを用いた薬剤疫学研究の例を紹介した．本データベースは，医療従事者，当該医薬品の製造販売業者や患者・家族などからの自発的な有害事象報告を収集したものである．現在，900万の報告が収載された大規模データベースである．

例数の少ない臨床試験（治験）では発生頻度の低い副作用は検出されないが，製造販売後に，多様な患者背景をもつ多くの患者に使用されることにより，未知で重篤な有害事象が発見されることがある．

治験では検出されない副作用を製造販売後にいち早く検出するためには，このような大規模なデータベースを利用した副作用シグナルの検出は大変有用である．同時に，副作用シグナルの検出時期に影響を与える要因を医療従事者が認識しておくことも必要である．それによって，製造販売後の有効な安全監視対策を講ずることが可能となる．

19・7　後進へのメッセージ

医療情報データの２次利用が可能となり，日本ではレセプト情報・特定健診等情報データベース（NDB）も研究に利用できるようになっている．そのほかにも日本において薬剤疫学研究に利用可能な大規模データベースの数も増えてきている．

このようなデータベースは大多数の症例に関する種々のデータを蓄積しており，集団を対象にできるため疫学研究手法の適用には最適な材料である．しかしながら，疫学研究は観察研究であり，データの中には種々のバイアス・交絡も含まれる．そのため，バイアスの除去，交絡の調整のための疫学研究デザインの立案，データ処理・解析，結果の解釈などは，正しく行うべきである．また得られた結果の信憑性は過去の基礎研究や臨床研究の報告も参考にしつつ，評価すべきである．

データベースを用いて薬剤疫学研究を行おうとする者は，疫学研究手法の知識・技能だけでなく，医療現場の実状やデータの収集法，データベースの性質や特徴などを把握し，それらの有用性と限界をよく知り，研究に利用すべきである．このことにより，非常に貴重な医療情報の薬剤疫学研究への利活用を促進し，その成果を社会に発信させていくことができる．

参 考 文 献

1）M. Hashiguchi, S. Imai, K Uehara, J. Maruyama, M. Shimizu, M. Mochizuki, 'Factors Affecting the Timing of Signal Detection of Adverse Drug Reactions', *PLoS One*, **10**(**12**), e0144263(2015). doi: 10.1371/journal.pone.0144263. eCollection 2015.

C. 民間企業における研究

研究例 20 アゴニストがアンタゴニスト作用をもつパラドキシカル効果の不思議 ── リュープロレリン酢酸塩徐放性製剤[1)]

日下雅美

関連する SBO（本シリーズ他巻）

1. ペプチドアナログ：3 化学系薬学 II，SBO 32
2. 生殖器系：4 生物系薬学 II，SBO 22
3. 内分泌系：4 生物系薬学 II，SBO 23
4. 性ホルモン：4 生物系薬学 II，SBO 30
5. 生殖器系疾患：6 医療薬学 II，SBO 34
6. 性ホルモン関連薬：6 医療薬学 III，SBO 18
7. 徐放性製剤：6 医療薬学 VII，第 9 章

20・1 一般名の由来

天然の LH-RH と構造が異なる部位と，下垂体刺激ホルモンを表す語尾をつないで〔(6 位の) leucine +（10 位の）proline amide + relin（下垂体刺激ホルモンを表す語尾)〕，リュープロレリン（leuprorelin）と命名した．

20・2 この製品がもたらした社会的・時代的意義

前立腺がんは，手術療法，放射線療法が主体であるが，リュープロレリン酢酸塩（商品名：リュープリン，以下リュープロレリン）は，去勢手術と比較して，きわめて侵襲度の低い，通常使用されている注射器による皮下・筋肉内投与によって同等の効果が期待できる治療を可能にした．患者の立場に立った非侵襲的な治療法を開発した意義は大きい．

20・3 研究開発の契機

“ノーベル賞の決闘”といわれた激烈な研究競争

1965 年頃，Guillemin を中心とするソーク研究所の研究グループと，Schally を中心とするチューレン大学の研究グループが，視床下部で産生されるホルモンについて，後に“ノーベル賞の決闘[2)]”とまでいわれた激烈な研究競争を展開していた．その結果，長年その存在が推測されていたものの実体が不明であった視床下部ホルモンの一つである甲状腺刺激ホルモン放出ホルモン（thyrotropin-releasing hormone, TRH）の構造が決定された．その後，LH-RH（luteinizing hormone-releasing hormone, 黄体形成ホルモン放出ホルモン）の構造が発表され，小さなペプチドであるという驚き（これら小さなペプチドの作用で大きな糖タンパク質の分泌がコントロールされている）とともに，発展途上のペプチド合成研究の挑戦が始まり，多数の LH-RH 誘導体の合成研究が展開された．

20・4 研究開発の開始時期

LH-RH の構造解明後の熾烈な誘導体開発競争の幕開け

上述の Guillemin を中心とするソーク研究所の研究グループは 50 万頭のヒツジの視床下部を購入し数種の視床下部ホルモンの単離を試みた．また，Schally を中心とするチューレン大学の研究グループも，精肉会社から 30 万頭分のブタ視床下部の提供を受け視床下部ホルモンの単離を試みた．両者は 1969 年のほぼ同時期に TRH の単離に成功し，構造を決定した．LH-RH については，1971 年に Schally らがブタ LH-RH の構造発表で先行し，半年遅れで Guillemin らがヒツジ LH-RH の単離に成功した．武田薬品工業（以下タケダ）の LH-RH 誘導体研究の開始は早く，Schally らが単離に成功した頃であった．

世界初の LH-RH 高活性誘導体

LH-RH はわずか 10 個のアミノ酸から構成されていることがわかった．そして薬理学的活性が高い LH-RH 誘導体の合成に注目が集まった．しかし，合成には困難が伴い，LH-RH 活性の高い誘導体はなかなか見いだせなかった．しかし，藤野グループの若い研究者が末端のグリシンアミドをエチルアミンに置き換えると活性が上がることを見いだし，さらに別の若い研究者が 6 番目のアミノ酸を換えた誘導体の活性が LH-RH の 50 倍以上になることを

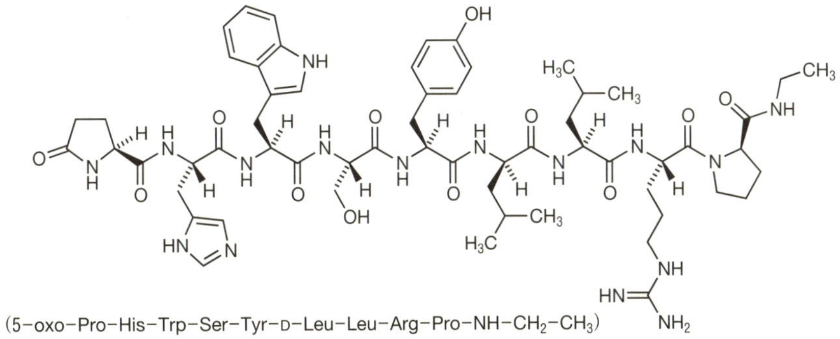

(5-oxo-Pro-His-Trp-Ser-Tyr-D-Leu-Leu-Arg-Pro-NH-CH_2-CH_3)

図20・1　リュープロレリンの構造

見いだした．この発見はL-Leuのつもりでラセミ体（DL-Leu）を使用していた偶然の賜物であった．そして，6番目のアミノ酸をD-LeuとしたときにLH-RH活性がそれまでの最大となる80倍の活性を示した[3]．当時は高速液体クロマトグラフィー（HPLC）や高分子化合物に使用できる質量分析計などの分析機器がなかったため，気づくのに手間取ったが，幸運にも高活性誘導体を見いだすことができた．これがリュープロレリン（図20・1）の創出の瞬間であった．リュープロレリンは世界で初めて合成されたLH-RH高活性誘導体である．

製剤部門の協力

ペプチドであるリュープロレリンは毎日欠かさず投与する必要があり，患者にとって大きな負担になることが予想された．そこで，製剤部門との連携で患者の負担が少なく，薬効を最大限に発揮できる合理的な投与剤形の研究がいち早く開始された．

20・5　研究開発のエピソード：非臨床試験 LH-RHを連日投与することにより得られた事実

リュープロレリンの作用（図20・2）を評価するため動物に連日注射したとき，それまでには考えられないような現象が起こった．性腺の機能が，投与数日間は高く維持されたが，その後は逆に機能がしだいに低下していった（パラドキシカル効果）のである．この現象はリュープロレリン以外のその後に合成された高活性誘導体でも確認された．

この発見は二つの課題を提示した．一つは連日投与するとなぜこのような逆の作用が生じるのか．もう一つは医療への適応領域が性腺機能を低下させることによって治癒する疾患へと変化したことであ

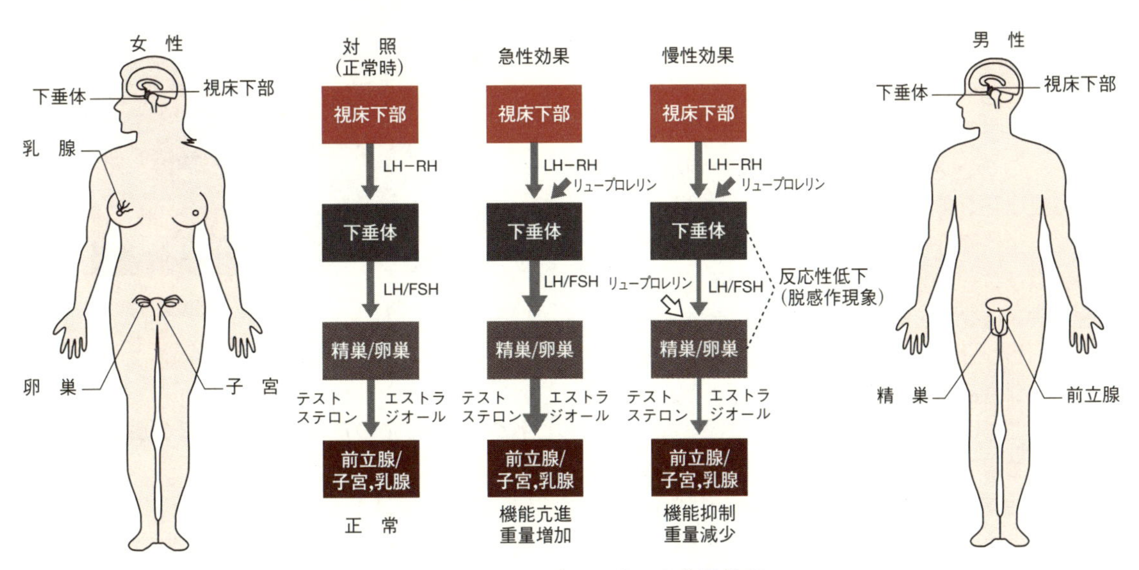

図20・2　リュープロレリンの作用機序

る．前者については，下垂体LH-RH受容体が常に高活性誘導体に暴露されていると受容体自身の供給が追いつかなくなり，受容体の数が減少する“ダウンレギュレーション”理論によって説明された．実際に，下垂体はリュープロレリンによってLH-RHに反応しなくなった（下垂体の脱感作現象）．後者の課題は，1966年にノーベル生理学・医学賞を受賞したHugginsによる，血中テストステロン濃度を低下させると前立腺がんの進行が抑制できるという発見から解決された．実際，ホルモン依存性のがんを移植した動物にリュープロレリンを連日投与すると，がんの進行を抑制することが示された．その一方で，この結果は新しい大きな課題を示唆した．それは，連日の注射は患者に大きな負担をかけるということである．

ヒトへの投与を考えた発想——リュープロレリンのDDS化

毎日投与することは，患者の通院の負担を考えると，現実的ではなかった．そこで，DDS（drug delivery system，薬物送達システム）の工夫が必要とされた．リュープロレリンは連日投与しないと前立腺がんには奏効しない．経口投与では消化管より吸収されないため，投与経路は注射が基本となる．したがって，患者にとって毎日，何年間も病院に通院して注射を受ける必要があるが，実際には無理なことである．そこで，リュープロレリンを1回注射すると1カ月間有効に作用するようなDDS作製に挑戦した[4)]．

ヒトの体内で分解する高分子を用いて，リュープロレリンを均一に封入したカプセル（モノリシックマイクロカプセル）の検討を，1980年に開始した．しかし，このときすでにSchallyらが同様の発想ですでに研究を開始しており，熾烈な特許争いが始まった．生体で分解する基剤として採用した乳酸あるいはグリコール酸の重合体は，その環状二量体を重金属のスズなどを触媒にした開環重合法で合成していた．しかし，この方法では触媒が重合体末端のカルボキシ基と塩を形成し残存してしまう．医薬品の注射剤において重金属の混入は望ましくないこともあり，触媒を使用しないで乳酸とグリコール酸の重合体を合成することに挑戦し，成功したのである．実際にラットの皮下に埋め込んで経時的にその重量変化を測定したところ，約1カ月で投与部位から重合体の消失が認められた．

マイクロカプセル化との戦い

1カ月で投与部位から消失する重合体の合成に成功した後，次の課題はマイクロカプセルにリュープロレリンを高い濃度で封入することであった．封入には相分離法と液中乾燥法の2法があるが，設備上の制約から，封入率が低い液中乾燥法の検討を開始した．研究者はいろいろな条件を設定し，実験を繰り返した．その結果，マイクロカプセルへの封入率が95％という高い条件が見いだされた．すなわち，冷却温度を低くして製造することであった．水と油のエマルジョン工程で温度を下げるとエマルジョン全体の粘性が上昇する．この状態でさらにエマルジョンを調製すると油相での内水相の動きが抑制され，外水相との混合を防ぐことで封入率が向上したのである．そして直径約20 μmのカプセルを作ることに成功した（図20・3）．

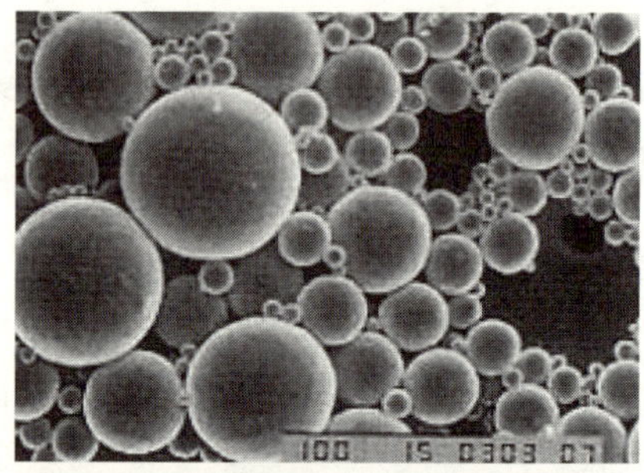

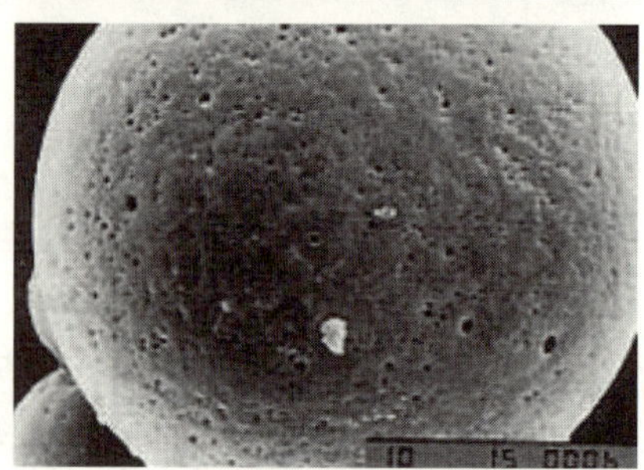

図20・3 1カ月製剤の電子顕微鏡写真

ヒトへの実用化のために，工場での製造工程も1からのスタート

研究の段階では手作りで製剤を作っていたが，ヒトへの実用化となると，工場での製造を検討する必要があった．無菌化のため熱処理も考えられたが，

マイクロカプセルが壊れてしまうため採用できず，すべて無菌製造とすることに取組んだ．これは想像を超えた困難な仕事となり，全工程に使用する製造機械についてその性能の保障を一つ一つ実測したレポートは1000報以上にもなった．

品質試験におけるエピソード

徐放性製剤は従来の医薬品とは異なる製剤であるため，品質試験も新しい方法を講じなければならなかった．1カ月かけて動物で品質試験を行うわけにもいかず，短期間に品質を評価する方法を研究した．1カ月の放出速度に対応する加速放出試験として，3日で製造ロットの適否を判定する*in vitro*薬物放出試験を考案し，1985年に初めてヒトに投与できるサンプルが製造された．

毒性試験におけるエピソード

毒性試験では当初はリュープロレリン水溶液の動物への筋肉内あるいは皮下投与で行ったが，徐放性製剤開発には1週間あるいは1カ月に一度の投与で行った．その結果，予想どおりリュープロレリンの持続曝露に起因したラットやイヌの生殖器における萎縮性変化が発現した．一方，長期投与ではラットで下垂体に良性腫瘍が認められたが，これは下垂体を刺激するという薬理作用起因のもので，マウスなどの他の動物では発現しないラット特有の現象であることを明らかにした．

20・6　臨床開発のエピソード：臨床開発前立腺がんへの効果は動物実験での知見同様，効果抜群

前立腺がんでの臨床評価は日本よりも欧米が先行し，動物と同様1カ月に1回投与で有効であった．前立腺がんに対する奏効率は，がんの縮小を伴う効果が52%，進行抑制も加えると90%，累積生存率は83%と驚異的な数字であった．リュープロレリンの1カ月製剤は，米国では1989年に，日本では1992年発売された．薬物の合成研究開始から20年，マイクロカプセルの研究開始から12年の歳月が費やされていた．

20・7　リュープロレリン開発で得られたもの前立腺がん治療法を変えた非侵襲的治療

冒頭でも述べたことであるが，手術療法，放射線療法が主体であった前立腺がんに対して，リュープロレリンの1カ月に1回の皮下投与である非侵襲的治療方法で，患者の立場に立った治療法を開発した意義は大きい．リュープロレリンという高活性化合物の発見，そして薬理試験結果を基にした適応症の探索，さらに独自の製剤技術などが組合わさって，患者，家族および医療従事者にとって重要な医薬品となった．

さらに，当初1カ月に1回の投与であったリュープロレリンは，メディカルニーズに対応して技術開発を行い，その投与間隔を3カ月に1回そして6カ月に1回と延長してきた．これにより，患者や医療従事者にとってより優しく使いやすくなり，長きにわたって支持される医薬品に成長したといえる．

20・8　研究者の連携，毎日の愚直な努力，およびそれを継続させることの重要性

研究初期段階には米国アボット社の*in vitro*アッセイとタケダの誘導体合成に関わる研究者が非常に協力的に働いて，LH-RH研究の先端を走る研究ができた．ここに至ったのは，それまでのACTH研究でタケダのペプチド合成力が米国アボット社の研究者によく知られていたこと，比較的早期から製剤研究を開始したことが重要であった（グループ内情報共有の重要性）．また，社内では経口投与のできないペプチドなど薬になるのかとの批判，前述のパラドキシカル効果への批判，開発への移行段階で期待売上高9億円と評価され開発課題としての重要度が低いとされた環境のなかで，信念をもって研究を続行できたことが大きな成果につながった．これらのことは，情報共有に基づく研究者の連携，地道な努力，およびそれを継続させることが重要であることを示している．

参考文献

1）本稿は武田薬品工業株式会社発行の“History of Innovative Research and Drug Discovery at TAKEDA”の原稿の一部を改変し，転載．
2）Nicholas Wade著，丸山工作，林泉訳，“ノーベル賞の決闘”，岩波書店（1992）．
3）M. Fujino *et al.*, *Biochem. Biophys. Res. Commun.*, **60**, 406–413（1974）．
4）H. Toguchi *et al.*, *YAKUGAKU ZASSHI*, **111**, 397–409（1991）．

研究例 21　セレンディピティーはネガティブデータのすぐそばに──高尿酸血症・痛風治療薬フェブキソスタット

近 藤 史 郎

関連する SBO（本シリーズ他巻）

1. 泌尿器系：❹ 生物系薬学 II，SBO 21
2. 尿生成・尿量調節：❹ 生物系薬学 II，SBO 36
3. 高尿酸血症・痛風治療薬：❻ 医療薬学 I，SBO 24，❻ 医療薬学 III，SBO 17

21・1　フェブキソスタットの概要

フェブキソスタット（商品名：フェブリク）は従来の治療薬であるアロプリノール[1)]とは構造が異なる新しい尿酸産生阻害薬であり，高尿酸血症治療薬としては約 40 年ぶりとなる新薬である（図 21・1）．

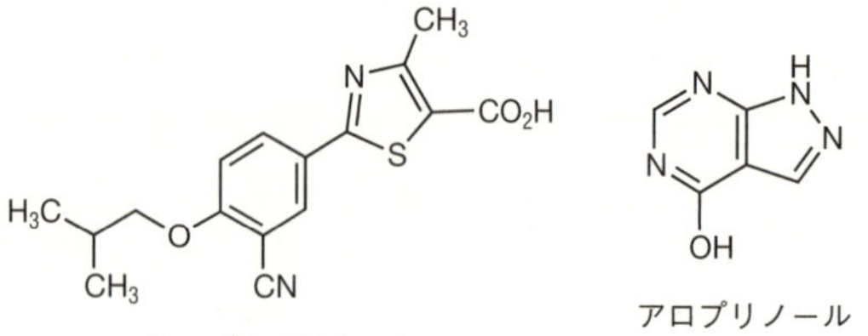

CH_3　N　S　CO_2H　H_3C　O　CH_3　CN

フェブキソスタット

N　H　N　N　N　OH

アロプリノール

図 21・1　フェブキソスタットとアロプリノールの構造

本薬はキサンチンオキシダーゼ（XO）を阻害してヒポキサンチンおよびキサンチンからの尿酸合成を阻害する．強い血清尿酸低下作用をもち，1 日 1 回，40 mg の服薬により，“高尿酸・痛風の治療ガイドライン”[2)]において推奨されている血清尿酸値の管理目標値（6 mg/dL）を 80%以上の患者で達成する．さらに 5 年間の長期服薬試験では，尿酸値を 6 mg/dL 以下に抑えることにより，痛風発作を大幅に減少させることが明らかにされている[3)]．

本薬はおもに肝臓で代謝され，大半が不活性物質となって尿糞中にバランス良く排泄されるため，軽度から中等度に腎機能が低下した患者でも効力の変化が少なく，幅広い患者に使うことができる．これらの特徴から本薬は，国内のみならず海外 100 カ国以上に導出，あるいは販売契約が締結され，世界中で高尿酸血症および痛風の患者に使われている．

なお，一般名のフェブキソスタット（febuxostat）は国際的な命名基準に則り申請するもので，末尾のスタット（−stat）は一般的に酵素阻害薬を示し，残りは構造的な特徴であるフェニル基やブチル基，およびキサンチンオキシダーゼに由来している．

21・2　痛風および高尿酸血症の治療

痛風は，高尿酸血症を基礎疾患とし，尿酸塩の結晶析出による急性の関節炎をおもな症状とする，成人男子に好発する疾患である．古くから知られている疾患で，アレクサンダー大王やルイ 14 世，レオナルド・ダ・ヴィンチなど，歴史上の政治家や宗教学者，科学者が痛風に悩まされたといわれている．

痛風性関節炎，いわゆる痛風発作の発症時には非ステロイド性抗炎症薬が用いられるが，それが治まると血液中の尿酸を下げる薬が処方される．血清尿酸値が 7 mg/dL を超えていると高尿酸血症と診断され，その治療薬は尿酸排泄促進薬と尿酸産生阻害

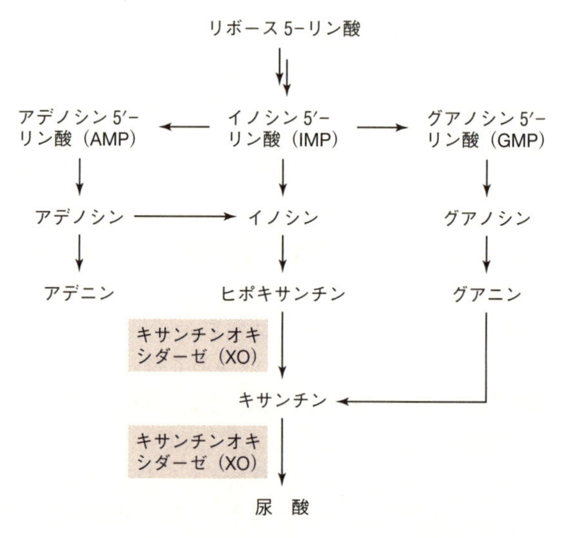

図 21・2　尿酸産生に関わるプリン代謝経路

薬に大別される．前者にはプロベネシドやベンズブロマロンがあり，尿細管からの尿酸の再吸収を阻害する．後者はアロプリノールがよく知られている薬剤で，キサンチンオキシダーゼ（XO）を阻害し，キサンチンおよびヒポキサンチンからの尿酸産生を

抑制する（図 21・2）.

21・3　要因分析と研究課題の設定

1960 年代にアロプリノールが世界各国で上市されて痛風治療は大きく進歩した．しかし，必ずしも十分な効果が得られない場合があり，また薬剤が腎排泄性のため，腎機能低下患者での使用の注意が指摘されていた．そこで，1970 年代から既存薬の改良を目指して世界中のさまざまな企業や大学の研究者が新薬の開発を目指したが，いずれも成功に至らなかった．

後続の化合物のなかには，XO を阻害する作用が既存薬より数 10 倍から 100 倍以上高いものがいくつか報告されたが，開発に至るものはなかった．これらの化合物の多くは核酸塩基構造をもっていたため，副作用で開発を断念したことも考えられたが，それだけでは説明がつかなかった．実際に文献で報告されている高活性化合物をいくつか合成してみたところ，試験管での XO 阻害作用は既存薬より 100 倍ほど強いものの，マウスでの尿酸低下作用は逆に 10 分の 1 と弱く，酵素阻害作用と実際の生体内の尿酸低下作用には大きな乖離があることがわかった．おそらく過去の研究者も高活性な阻害剤を発見したにもかかわらず，動物やヒトで効果が出ないことを解決できず，プロジェクトを断念したものと思われる．

そこで筆者らは，この試験管と動物での評価結果のギャップには何か大きな落し穴があると考え，種々の文献を解析し，また酵素研究の専門家の話を聴取した．その結果，“試験管内でのアロプリノールの酵素阻害活性は過小評価されている”との仮説に到達した．

XO の働きは，試験管内ではキサンチンを酸化して尿酸を産生するのみであるが，生体内では酸化と還元を繰返しながら一方で尿酸を産生し，もう一方で活性酸素などを産生する（図 21・3）．アロプリノールは基質のヒポキサンチンの構造異性体であり，基質と競合的にこの酵素を阻害する．その阻害作用は IC_{50} 値として約 1 μmol/L であり，決して強い作用ではない．後続の化合物はこの値を超えることを目標に合成され，なかには IC_{50} 値が 50 nmol/L から 10 nmol/L を示す化合物もあった．既存薬より 20 倍から 100 倍低い濃度で同等の阻害作用を発揮することになり，言い換えれば 20 倍から 100 倍強力な化合物といえる．

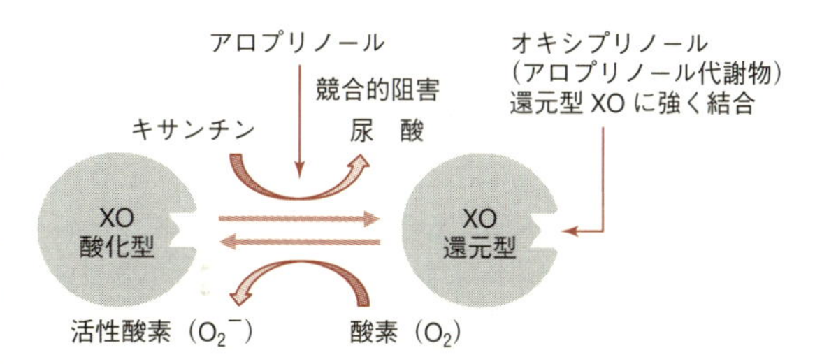

図 21・3　アロプリノールと代謝物の酵素阻害メカニズム

しかし，アロプリノールは身体の中で XO を阻害すると同時に，自身も XO によって代謝されてオキシプリノールという物質になる．実はこのオキシプリノールが XO の還元型に非常に強く結合し，酸化型に戻るのを阻害する．すなわちアロプリノールの真の活性はオキシプリノールにあり，その強さは種々の解析から，1 nmol/L に相当すると考えられた．これまでの後続の化合物は強いものでも IC_{50} が 10 nmol/L なので，基本活性自体が 10 倍以上弱く，そのため動物での効果も弱かったと考えられた．そこで筆者らは，

1）阻害活性の目標値を 1 nmol/L とし，それを超える強力な阻害剤
2）副作用や排泄経路を変えるため，既存薬や後続化合物とはまったく異なる構造をもつ阻害剤

の取得を目指して探索研究を進めた．

21・4　リード化合物の設定と構造展開

既存薬の核酸塩基構造から脱却するため，過去の高活性化合物を参考にしながら，縮合環ではなく，5 員環と 6 員環を単結合させる基本骨格を設定した．5 員環はヘテロ元素を 1，2 個もち，6 員環は置換基を入れやすいベンゼン環としていくつかの母核を合成した（図 21・4）．既存薬から大きく離れた構造から出発したため，当初はほとんど阻害活性を認めなかったが，時間をかけて種々の母核を合成すると，フェニルチアゾールカルボン酸に IC_{50} が 730 nmol/L と弱いながらも活性を認めた．目標活性より 700 倍以上弱いが，これをリード化合物として，ベンゼン環の置換基を変化させていくと阻害作用は大きく向上し，1 nmol/L の目標活性に到達

する化合物がいくつか得られた．

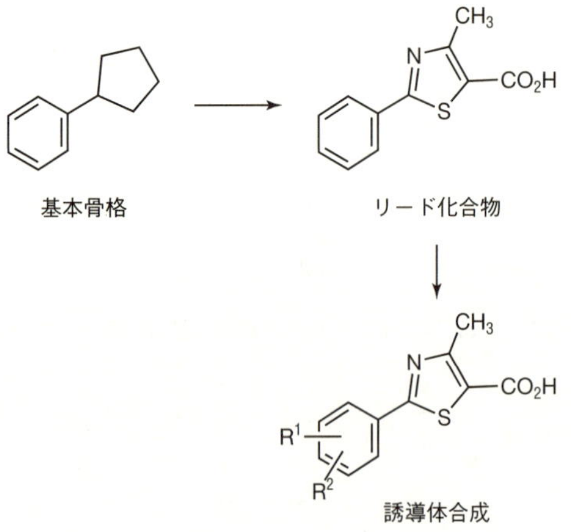

基本骨格　　リード化合物

誘導体合成

図 21・4　リード化合物の発見と誘導体合成

しかし，創薬研究において，試験管レベルでは高活性を示してもモデル動物で薬効が現れない現象によく直面する．腸管からの吸収が悪かったり，吸収されても肝臓ですぐに代謝されて不活化するなど要因はさまざまである．実際に既存薬はわずか，0.5 mg/kg の投与でマウスの血清尿酸値を強く抑制するが，筆者らの化合物は倍以上の量を投与してもほとんど作用が認められなかった．

要因を想定しながらいくつかの仮説を立て，多くの化合物を合成したが，マウスでの作用はいずれも弱いままであった．“IC_{50} が 1 nmol/L を超えれば尿酸低下作用が発揮される” という仮説の妥当性が問われるとともに，大きな壁に直面した．しかし試行錯誤の末，“ベンゼン環に電子的効果を打ち消し合うような置換基を導入すると阻害活性が向上し，薬物の吸収や代謝も良くなる可能性がある” という仮説に到達した．

苦しい仮説ではあったが，実際にベンゼン環にニトロ基とイソプロピルオキシ基をもつ化合物を合成したところ，これが既存薬よりも明らかに強い尿酸低下作用を示した．この化合物をプロトタイプにして類縁体をつくると続々と高活性の化合物が得られ，世界で初めて既存薬を超える薬剤を手にできると確信した．

しかし，創薬には何度も落し穴がある．多数の開発候補化合物が得られたが，Ames 試験という変異原性を調べる試験ですべての候補化合物が脱落した．すでに予定の研究期間が過ぎ，手詰まりとなったため，プロジェクトをたたむつもりでいた．しかし最後に，わずかな構造の差ではあるが，イソプロピル基をより嵩高いイソブチル基に変換すると，薬効を維持したまま変異原性は見事に消失した．さらに，ニトロ基をシアノ基変換すると，変異原性はなく，かつ，より高い効力を示した（図 21・5）．再びプロジェクトは復活し，開発研究が進められた．予備的な毒性試験や物性試験，薬物動態試験などさまざまな評価を重ねた結果，フェブキソスタットが最も優れた作用をもつことが明らかにされた．本薬は IC_{50} が 0.6 nmol/L と非常に強い阻害作用をもち，XO との共結晶構造解析から，酵素の活性中心に近いところで強く結合していることが示された[4)〜6)]．

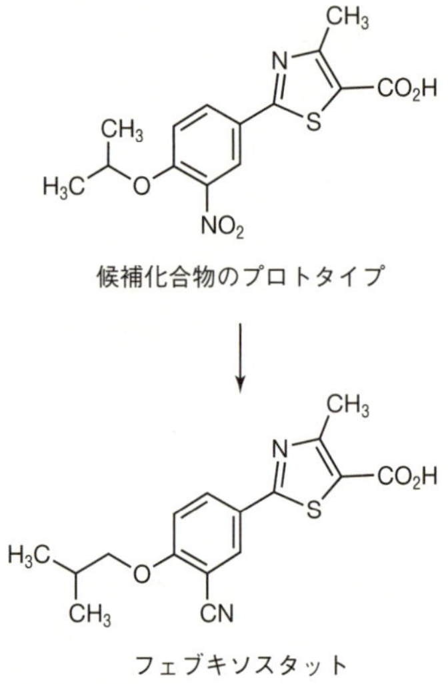

候補化合物のプロトタイプ

フェブキソスタット

図 21・5　候補化合物のプロトタイプとフェブキソスタット

21・5　研究開発のやりがいと心がけ

プロジェクトを立ち上げた当時は，痛風という疾患は現在ほど注目されておらず，市場も小さく，社内の賛同はあまり得られなかった．しかし，食生活の欧米化で高尿酸血症患者は増え続けており，いずれ治療薬のニーズが高まると考えてプロジェクトを開始した．本薬が上市されて，その治療効果が多数報告され，また，マスコミでも痛風や高尿酸血症の危険性や治療法などが取上げられるようになり，そこに貢献できたことは研究者冥利を感じる．

周囲の意見や反応は意識する必要があるが，それは現在の価値観で判断される部分が多い．しかし，将来必要な製品や技術は何かを自分なりによく考え，まずは挑戦してみることが重要である．もちろん合理的，合目的な目標値の設定とそれを達成するための時間軸を常に意識しておく必要がある．

さらに薬の開発は通常の工業製品とは異なり，最初の発明だけでなく，安全性や品質の確保から始まり，製造法や製剤処方の検討，臨床試験における効力や安全性情報の取得など，多大な時間と労力が必要となる．本薬もプロジェクトの立上げから20年以上の年月がかかり，多くの研究者や開発担当者の叡智と努力の成果である．常に周囲とのコンタクトをもち，お互いの目標を確認し，共有していくことが重要である．

参考文献

1) G. B. Elion, *Ann. Rheum. Dis.*, **25**, 608 (1966).
2) 高尿酸血症・痛風の治療ガイドライン，日本痛風・核酸代謝学会編 (2002).
3) H. R. Schumacher Jr., M. A. Becker, E. Lloyd, P. A. MacDonald, C. Lademacher, *Rheumatology*, **48**, 188-194 (2009).
4) K. Okamoto, B. T. Eger, T. Nishino, S. Kondo, E. F. Pai, T. Nishino, *J. Biol. Chem.*, **278**(**3**), 1848-1855 (2003).
5) K. Komoriya, Y. Osada, M. Hasegawa, H. Horiuchi, S. Kondo, R. C. Couch, T. B. Griffin, *Eur. J. Pharmacol.*, **250**(**3**), 455-460 (1993).
6) Y. Osada, M. Tsuchimoto, H. Fukushima, K. Takahashi, S. Kondo, M. Hasegawa, K. Komoriya, *Eur. J. Pharmacol.*, **241**(**2-3**), 183-188 (1993).

研究例22 筑波山からの贈り物──免疫抑制薬タクロリムス（FK506）

山下道雄，木野　亨，後藤俊男

関連する SBO（本シリーズ他巻）

1. 免疫細胞・組織：4 生物系薬学Ⅲ，第2章
2. 免疫抑制薬：4 生物系薬学Ⅲ，第4章，6 医療薬学Ⅱ，SBO 5, 17
3. 臓器移植：4 生物系薬学Ⅲ，第4章，6 医療薬学Ⅱ，SBO 12
4. 重症筋無力症：6 医療薬学Ⅱ，SBO 10
5. 関節リウマチ：6 医療薬学Ⅱ，SBO 13

22・1　はじめに

FK506（タクロリムスの開発番号）は，臓器移植でのゴールド・スタンダードとして，世界中の移植患者の命をつないでいる．しかし，その発見から開発への道は決して平坦ではなかった[1]．欧米では1960年代前半からアザチオプリンとステロイドで拒絶反応を抑えながら臓器移植が行われてきた．1970年代後半のシクロスポリン（CS）の開発（ケンブリッジ大学 Calne 教授，ピッツバーグ大学 Starzl 教授による移植臨床試験）により，臓器移植の成功率が飛躍的に高まり，治療法として欧米各国で普及していった．しかし，この CS には腎毒性や肝毒性などの重篤な副作用が報告されていた．

一方，藤沢薬品（現アステラス製薬，以下藤沢）での免疫亢進薬 FK156[2]，FK565 の開発を通じ，後藤らは当時としては先進的な免疫薬理実験系を蓄積していた．1983年4月，つくば市に新設された探索研究所において，木野・後藤は“副作用が少なくより有効性の高い免疫抑制薬を創出したい”と考え，微生物二次代謝産物のなかからその種を見つけ出す探索研究をスタートさせた．

ただし，日本では，その当時ほとんど移植手術が行われていない状況で，臨床試験を進めるのが困難であったばかりでなく，事業採算性の観点からも企業内での研究優先順位は高くなかった．しかし，研究プロジェクトリーダーとしての後藤は，“目標とする免疫抑制薬さえ発見できれば，日本での開発が困難でも欧米での開発を先行させることで早期開発は可能であり，大勢の患者のためにも挑戦しがいがある”として研究プロジェクトを継続させた．FK506 の発見から上市，適応拡大までを以下に概説する．研究開発の各段階において，プロジェクトメンバーは，グローバル開発を意識して日米欧各極の最新レギュレーションに則した計画を遂行したことは言うまでもない．

22・2　探索研究（スクリーニング）

アッセイ系構築の重要性

保有する多種の合成化合物ライブラリーから，自動ロボットを用いて目的の創薬ターゲットタンパク質に対するヒット化合物を探すハイスループットスクリーニング（high throughput screening）とは異なり，微生物二次代謝産物からの天然物探索研究ではたった一つのサンプルの中にも活性をもつ多様な化合物（免疫亢進・抑制物質や毒性物質など）が混在している．夾雑物の多い培養液を分画・粗精製するには多くの手間がかかる．また薬物標的タンパク質を特定した探索研究は天然物には向かない．それゆえ，藤沢の発酵探索研究では疾患原因細胞を用い，疾患表現型を顕微鏡下で観察できるハイコンテントスクリーニング（high contents screening, HCS）系を構築し新物質探索を行ってきた．この手法で FK506 以外に，*Candida albicans* のプロトプラスト（細胞壁がなくなり膨潤した細胞）形成能を指標にした真菌の細胞壁合成阻害剤探索系から原体化合物を見いだし誘導体研究の末に FK463（一般名：ミカファンギン，深在性真菌症治療薬）[3]を，また，膀胱がんから分離した *Ha-ras* がん遺伝子の形質転換細胞の形態を元の正常細胞の形態に復帰させる能力を指標にした探索系から FK228（一般名：ロミデプシン）[4]を見いだし，ともに製品化にも成功している．FK228 に関しては，理化学研究所の吉田主任研究員との共同研究でその作用機序を明らかにし，ヒストン脱アセチル酵素（HDAC）阻害活性をもつ抗悪性腫瘍薬（抗がん剤）として開発した．

このように天然物探索研究では，HCS が非常に有用であるが，生産菌の多様性もまた大切な要素である．高付加価値の有用化合物を生み出す微生物は貴重な国家財産という考え方が広がり，生物多様性条約を批准する国が増えた．これらの国から土壌や微生物を勝手に国外に持ち出すことはできない．

免疫抑制薬探索のための独自アッセイ系構築

1960 年代初頭“胸腺摘出新生仔マウスにおいては同種皮膚移植片が拒絶されにくい”ことが観察された．それ以来，移植免疫学は著しい進歩を遂げ，後藤らが免疫抑制薬の探索研究を考え始めた 1980 年代初頭には，“同種移植片拒絶や自己免疫疾患では活性化 T 細胞が主要な役割をもち，T 細胞の活性化を試験管内免疫反応として取扱うことができる”という基本概念が確立されつつあった．混合リンパ球反応（MLR）は，主要組織適合抗原複合体

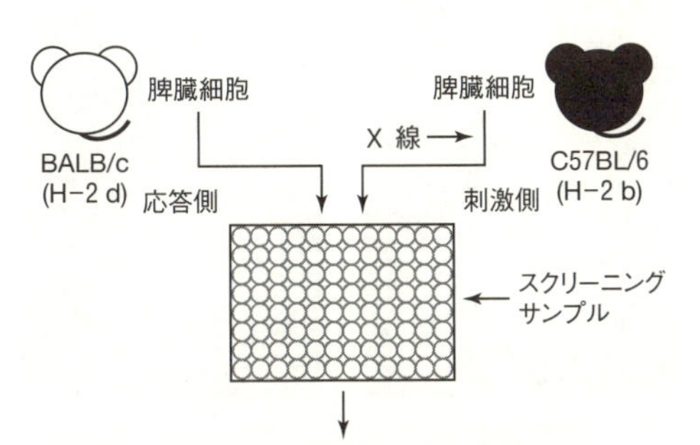

タクロリムスによる T 細胞の活性化抑制を観察

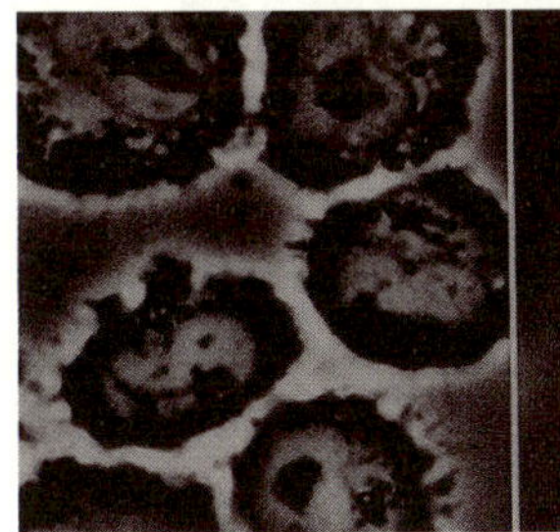
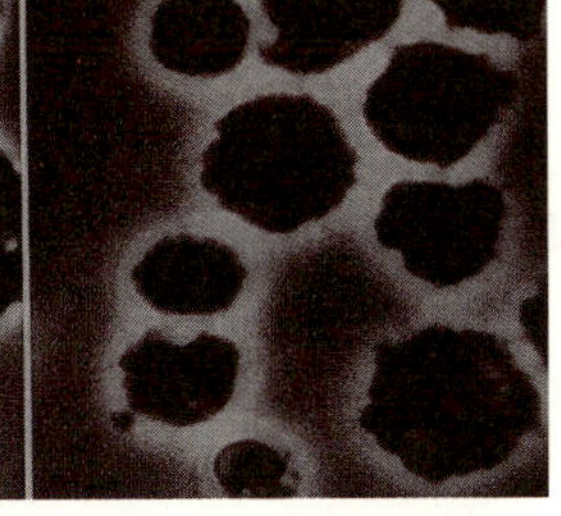

MLR（幼若し分裂・増殖）　FK506 1 ng/mL（幼若化阻害）

図 22・1　混合リンパ球反応（MLR）と活性化 T 細胞の誘導

（MHC）の異なる 2 種のリンパ球を混合するとリンパ球が分化・増殖する反応で，移植時における組織適合性の指標として汎用されてきた．移植臓器拒絶における免疫応答の主役は IL-2 依存性の T リンパ球であり MLR はそれを反映した試験管内反応である．したがって，MLR を臓器移植の際の拒絶抑制薬探索のための HCS として構築することとした．通常は 2 種のリンパ球のうち一方のリンパ球を不活化する手法が使われるが，木野により 2 種のリンパ球とも不活化しない Two-way MLR 法を用いたことが，探索の迅速化と簡便化のために大きく貢献した．また天然物中に夾雑する毒性物質を排除し特異性を担保するため，IL-2 に依存しないで増殖する T 細胞株も用いることとした[5)]（図 22・1）．

FK506 の 発 見

後藤・木野らは大阪中央研究所から新設されたつくば探索研究所に移動し，1983 年 4 月から探索研究を開始したが，10 カ月間はまったく目的とする免疫抑制物質はヒットしなかった．1984 年正月，プロジェクトメンバーは 3 月中に結果が出ないときにはプロジェクト中止も覚悟し決意を新たにした．プロジェクトスタート 1 年後の 1984 年 3 月 24 日，放線菌 No.9993 株の培養液に強力な MLR 抑制物質が存在することを見いだした．本菌は，メンバーの一人が 1 月に筑波山の麓で採取した土壌から分離したことから，*Streptomyces tsukubaensis* No.9993（図 22・2）と命名された．

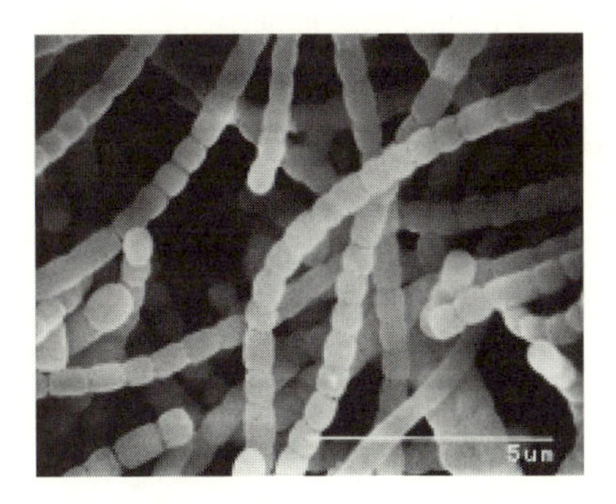

図 22・2　***Streptomyces tsukubaensis*** **No.9993 の電子顕微鏡写真**

FK506 の構造は，NMR などの各種機器分析ならびに分解物の合成と構造決定により推定し，X 線解析により確定した．FK506 は，融点 127～129 ℃，$C_{44}H_{69}NO_{12}\cdot H_2O$ の無色プリズム晶であり[5)]，23 員環マクロライド構造（図 22・3）をもつ[6)]．なお，FK506 の一般名タクロリムス（tacrolimus）は，医薬品の国際的一般名命名基準に則り，筑波（tsukuba）で発見されたマク

ロライド（macrolide）骨格をもつ免疫抑制薬（immunosuppressant）に由来している.

(a)

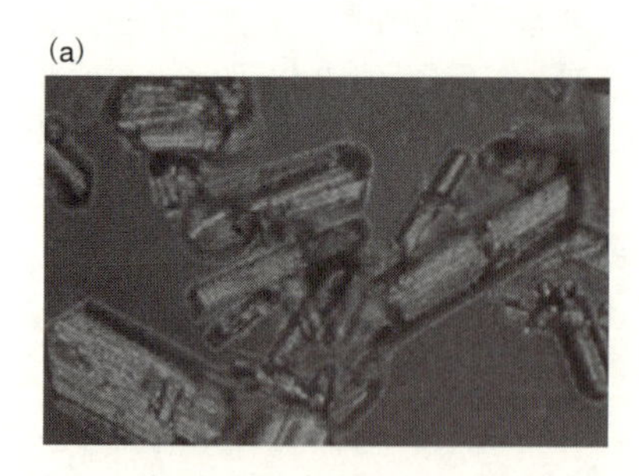

(b)

図 22・3　**FK506 の結晶**（a）**と分子構造**（b）

22・3　生 物 活 性

in vitro, *in vivo* 免疫抑制作用

マウスおよびヒト細胞を用いた MLR や細胞傷害性 T 細胞誘導や IL-2/3, IFN-γ などのリンホカイン産生に対する *in vitro* 活性は，CS の 100 倍程度強力であった[7]. 一方，骨髄細胞増殖に対する抑制作用は弱く優れた選択性が示された（表 22・1）. マウス *in vivo* での遅延型過敏反応，抗体産生，移植片対宿主（GvH）活性反応についても，CS より強い抑制作用を示した.

表 22・1　**FK506 とシクロスポリンの *in vitro* 免疫抑制作用比較**

テスト項目	動物種	IC_{50}〔nmol/L〕	
		FK506	シクロスポリン
混合リンパ球反応	ヒ　ト	0.2	14
細胞障害性 T 細胞増殖	マウス	0.3	24
IL-2 産生	ヒ　ト	0.068	7
IL-3 産生	マウス	0.3	32
IFN-γ 産生	ヒ　ト	0.05	0.2
IL-2 受容体発現	ヒ　ト	0.14	9.9
骨髄細胞コロニー形成	マウス	1400	800

動物移植モデルにおける免疫抑制作用

以上の結果を受け，ラット，イヌなどを用いた臓器移植試験（皮膚，心臓，腎臓）（図 22・4）に進めた. これらは，長年にわたり臓器移植の第一線で拒絶反応抑制の研究を行っていた落合武徳講師（千葉大学医学部第二外科）との共同研究で確認した. きっかけは，1984 年がん免疫療法研究会で，当時の青木初夫探索研究所長が落合講師に“最近，筑波で見つけた物質は，CS より 100 倍も強い免疫抑制効果があるのです”と話したことによる. 落合らは週末に筑波探索研究所で研修医 10 人ほどと共にイヌ腎移植実験を行った. 本実験においても CS の 100 倍近い低用量で効果を示し，FK506 の投与中断で拒絶反応は増悪したが，投与を再開すると改善された[8].

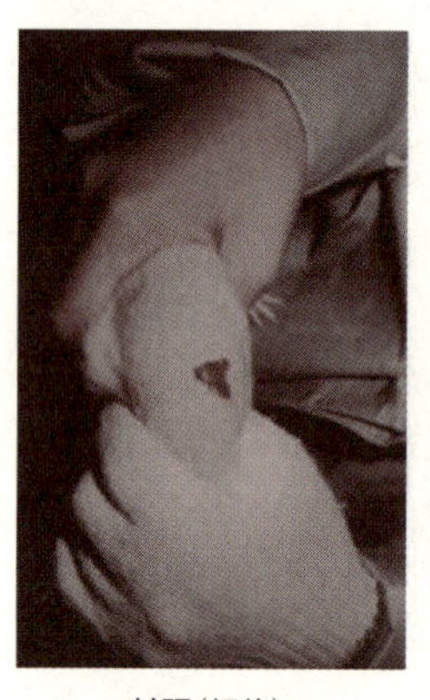

対照（拒絶）

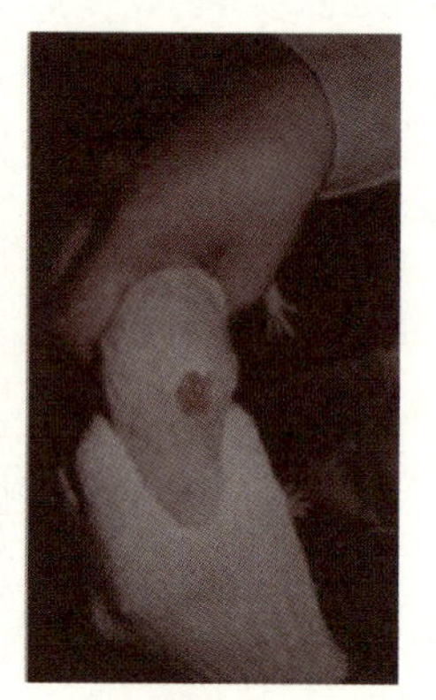

FK506 投与（生着）

図 22・4　**FK506 のラット皮膚移植試験**

22・4　開　　発

非 臨 床 試 験

1987 年 5 月から，FK506 の急性，亜急性，慢性の各種毒性試験を開始した. 一般薬理試験と体内動態試験も順次進め，並行して製剤化検討を行いカプセル剤とアンプル剤を開発した. FK506 は水に溶けにくく，かつ高 pH 低濃度では不安定なため安定なアンプル剤の作成は難航したが，各種検討の結果，溶解補助剤を用いて解決した. 代謝実験用 ^{14}C-FK506 は，^{14}C-ピペコリン酸を前駆体として生産菌に取込ませることで生合成したが，^{14}C-標識体の製造は，扱う放射線量が多いため，英国の貸実験室にて実施した. これらの非臨床試験の結果を総合的に判断し，安全性と有効性の面からヒトで

の臓器移植に対しての有用性が期待できると考えられた．

学会発表

1986年後藤らは日本抗生物質学協研究会においてFK506発見を，そして引き続き落合らは同年の第11回国際移植学会（ヘルシンキ）でラット心移植におけるFK506の免疫抑制効果を，初めて発表した．本発表は数多くの研究者や移植学者の興味を引き，ピッツバーグ大学のStarzl教授から接触があり，藤沢は教授の意向を快諾し，助教授の藤堂省が中心となって，ラット，イヌ，ヒヒでの移植動物実験を行い，薬理作用や安全性など詳細な検討を進めた．その結果は，翌1987年の第3回国際移植学会（スウェーデン）FK506サテライト・シンポジウムにおいて，後藤らから発見の経緯・非臨床試験結果，そして落合らからはイヌ腎移植の成績が発表された．臨床試験におけるFK506の有効性向上・副作用低減のためには，精密な血中濃度管理が必要となる．ヒト投与に先立ち，投与量が微量なため高感度測定法の確立が求められ，抗FK506マウスモノクローナル抗体を用いた酵素免疫法による高感度血中濃度測定法をアボット社と共同開発した．1993年には，より簡便でベッドサイドでの測定が可能な全自動免疫蛍光測定（IMx）法を確立した．

臨床試験およびグローバル開発

Starzlは，FDAに1986年12月IND(investigational new drug，米国における臨床試験申請で使われる用語）申請し，ピッツバーグ学内倫理委員会の承認を経て，1989年3月，肝臓再移植を受け他剤が無効であったため慢性肝拒絶となった27歳の女性患者にFK506を世界で初めて投与した[9]．このニュースは1989年10月18日のニューヨークタイムズ第1面に，ピッツバーグ大学でのFK506の臨床成績とともに大きく取上げられた．この臨床経過は，FK506開発の大きな分岐点となり，11月には英国保健省から外交ルートを通じて厚生省にFK506のサンプル提供要請があり，特例措置としてロンドンへ緊急空輸した．日本では，1989年11月に島根医科大学（現島根大学医学部）で先天性胆道閉塞症の小児への国内初の生体部分肝移植が行われ，厚生省の許可のもと，臨床試験用のFK506注射用製剤の救命的投与が行われたこともある．

FK506の臨床現場での使用は，従来の治療法で拒絶反応が生じたり，合併症や副作用のため治療が継続できなくなったりした場合の救急的救命投与から始められた．その後，肝臓移植だけでなく腎臓，心臓，肺などの移植にも使用されるようになった．

1990年の後半からは藤沢の欧米開発拠点を通じ，米国12施設，欧州4カ国8施設において肝臓移植を中心に第Ⅲ相臨床試験を開始した[10]．日本では1990年6月から，京都大学を中心にFK506の生体部分肝移植の臨床試験を開始した[11]．日本で脳死を前提とした臓器移植法が施行されたのは1997年10月である．

22・5 工業化研究

FK506の生産性を上げる試みは発見当初に探索研究所・発酵担当にて行われ，ついで1986年から非臨床評価サンプル製造を目的として菌株育種改良，培地培養条件の改良を含めた生産力価向上および抽出精製法改良が工業化第二研究所で行われた[12]．この結果当初に比較して数百倍の生産力価が得られた．これらと並行して類縁物質の精製除去法および簡便なHPLC定量法の開発の成果を組合わせ，工業化ノウハウを完成させた．

さらに，日米欧同時開発を実現するため，FDAやEMEA(European Medicines Agency，欧州医薬品審査庁）への対応，国際基準のGMPへの適合対応，環境への配慮にも取組んだ．

FK506は，富山工場とアイルランド工場において，発酵工程，精製工程，製剤，包装工程を経て商品化されている．

22・6 申請および上市

京都大学での臨床試験結果を基に，1991年12月に希少疾病用医薬品（適応症：肝臓移植における拒絶反応の抑制）としてFK506の新薬製造申請を厚生省に行い，1年半後の1993年6月にグローバル商品名プログラフとして注射液とカプセル剤を発売した．実に発見から9年2カ月，世界に先駆けてのFK506創出国日本での発売で，1992年の薬価新算定方式導入後初の画期性加算（10％強）が加えられた．

海外では，1993年6月ドイツで新薬承認申請に続き，米国，英国など欧米12カ国で申請を行った．米国では1994年4月肝移植での承認を受け，

Fujisawa USA Inc. を通じて発売したが，これは日本製薬企業が欧米で独自に臨床開発試験を行って発売に漕ぎつけた初めてのケースであった．英国でも最優先審査薬として，1994 年 6 月“肝移植および腎移植における拒絶反応の予防と他剤無効例での拒絶反応の治療”として承認，10 月 Fujisawa Ltd. を通じて発売した．これによりプログラフは，日米欧三極でその第一歩を踏み出した．その当時，後藤は研究所から本社に異動しグローバルプロジェクトリーダーとして三極での事業化に，また，ドイツに異動し欧州事業開発に従事した．発売 10 年後の 2003 年には 67 の国や地域で販売され，現在は約 100 の国と地域で販売され，20 万人以上の患者に投与されている．

22・7　適応拡大・剤形拡大・増産

FK506 の自己免疫疾患やアレルギー性疾患の治療応用を目指した臨床試験結果を受け，プログラフは研究所から開発本部に異動した木野がリーダーとして臨床開発を進め，2000 年に全身性重症筋無力症への適応が追加承認され，関節リウマチ，ループス腎炎，潰瘍性大腸炎など自己免疫疾患治療薬としても使われるようになり，最近では 2013 年に多発性筋炎・皮膚筋炎に合併する間質性肺炎への適応が追加された．服薬コンプライアンスの観点から 1 日 1 回服用の徐放性製剤グラセプターを開発，2008 年日本で承認を得て，すでに 30 カ国以上で発売されている．アレルギー性疾患では 1999 年にアトピー性皮膚炎治療薬プロトピック軟膏が発売され，2008 年に千寿製薬から春季カタル治療薬としてタリムス点眼液が発売されている．

適応拡大や剤形拡大による需要の拡大に伴い 2004 年にも FK506 原末の需要が現行生産能力を超える可能性が出てきたので，新原薬製造棟を富山工場内に建設することを決定した．かねてより高生産性菌株取得と生産能力向上につながる新製造ノウハウ確立および生産技術の改善を進めており[13]，この方法を 2001 年に竣工した新工場に移管した．これにより 4〜6 倍の原薬供給に対応可能となった．

22・8　作用機序

FK506 の免疫抑制作用のメカニズム解明は，FK506 の薬理作用発表を経てハーバード大学の Schreiber 教授を筆頭にいくつかのグループにより広範囲に進められた．Schreiber らは FK 結合タンパク質（FKBP）を発見．FK506 それ自体には薬物としての作用はなく，FKBP12 と結合して複合体をつくることにより双方の立体構造が変化し活性を発現すること[14]，複合体の標的分子は脱リン酸酵素のカルシニューリンであることなど T 細胞のシグナル伝達経路の重要な部分を解明する（図 22・5）とともに，“ケミカルバイオロジー”という新しい研究分野を築き上げた[15]．

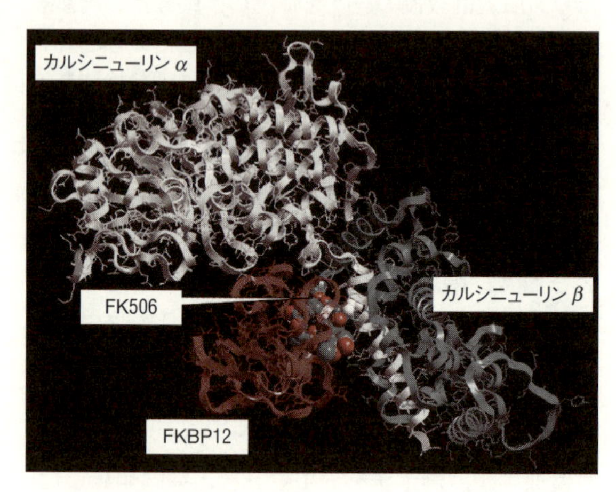

図 22・5　FK506-FKBP12-カルシニューリン α/β の複合体構造

22・9　お わ り に

FK506 の研究開発では研究，生産，開発部門の多くの担当者が関わり，各種課題を克服し上市に漕ぎつけた．また，海外での処方件数が圧倒的に多い薬剤であるため，欧米での臨床開発・生産では海外グループ会社の担当者も数多く関わった[1]．さらに，世界中の医師や研究者の注目を集めることとなり，研究者は基礎や応用研究に，移植医は生死と向き合う臨床現場でその最適処方確立のため英知を傾けた．公表された関連報文数は 7 万報を超えている．医薬品産業は知識集約産業といわれるが，FK506 は真に多くの関係者の英知と努力が集約された典型的な医薬品であり，そのような画期的新薬を世に送り出すための一翼を担うことができた著者らはこの上ない喜びを感じている．

22・10　後進へのメッセージ

創薬は，ライフサイエンス基礎・基盤技術研究の最大のイノベーション出口であり，社会的課題である疾患の解決とともに経済的価値も創造する．

医薬品モダリティばかりでなく，創薬基盤技術もヒトゲノム，構造生物，計算科学，AIと変化しているが，創薬で成功するには，治療法が限られている疾患の表現型をいかにして探索システムに外挿するのかが大事である．先端の科学技術で，ぜひ創薬に挑戦してほしい．

参考文献

1）山下道雄，‘タクロリムス（K506）開発物語’，日本生物工学会誌，**91**(**3**), 141–154 (2013).
2）T. Goto *et al.*, ‘Studies on a new immunoactive peptide, FK-156. II. Fermentation, extraction and chemical and biological characterization’, *J. Antibiot.*, **35**, 1286–1292 (1982).
3）S. Hashimoto, ‘Micafungin: a sulfated echinocandin’, *J. Antibiot.*, **62**, 27–35 (2009).
4）H. Ueda *et al.*, ‘FR901228, a novel antitumor bicyclic depsipeptide produced by Chromobacterium violaceum No. 968. I. Taxonomy, fermentation, isolation, physico-chemical and biological properties, and antitumor activity’, *J. Antibiot.*, **47**, 301–310 (1994).
5）T. Goto *et al.*, ‘Discovery of FK-506, a Novel Immunosuppressant isolated from a streptomyces’, *Transplant. Proc.*, **19**(**Suppl.6**), 4–8 (1987).
6）H. Tanaka *et al.*, ‘Structure of FK506, a novel immunosuppressant isolated from a streptomyces’, *J. Am. Chem. Soc.*, **109**, 5031–5033 (1987).
7）T. Kino *et al.*, ‘FK506, a novel immunosuppressant isolated from a streptomyces. II. Immunosuppressive effect of FK506 *in vitro*’, *J. Antibiot.*, **40**, 1256–1265 (1987).
8）T. Ochiai *et al.*, ‘Studies of the effects of FK506 on renal allografting in the beagle dog’, *Transplantation*, **44**, 729–733 (1987).
9）T. Starzl *et al.*, ‘FK 506 for liver, kidney, and pancreas transplantation’, *Lancet*, **2**, 1000–1004 (1989)
10）The US Multicenter FK506 Liver Study Group, ‘A comparison of tacrolimus (FK506) and cyclosporine for immunosuppression in liver transplantation’, *N. Engl. J. Med.*, **331**, 1110–1115 (1994).
11）S. Uemoto *et al.*, ‘Experience with FK506 in living-related liver transplantation’, *Transplantation*, **55**, 288–292 (1993).
12）添田慎介ら，‘タクロリムス（K506）の工業化研究’，日本生物工学会誌，**76**(**9**), 389–397 (1998).
13）長尾康次ら，‘醗酵天然物からの医薬品の開発――微生物の能力を引き出した生産技術の開発’，*YAKUGAKU ZASSHI*, **130**(**11**), 1471–1478 (2010).
14）S. L. Schreiber *et al.*, ‘A receptor for the immunosuppressant FK506 is a *cis-trans* peptidyl-prolyl isomerase’, *Nature*, **341**, 758–760 (1989).
15）J. Liu *et al.*, ‘Calcineurin is a common target of cyclophilin-cyclosporin A and FKBP-FK506 complexes’, *Cell*, **66**, 807–815 (1991).

研究例23　逆転の発想から生まれた，2型糖尿病治療薬カナグリフロジン——尿糖排泄を促す SGLT2 阻害薬

野村純宏

関連する SBO（本シリーズ他巻）

1. 泌尿器系：4 生物系薬学 II，SBO 21
2. 尿生成・尿量調節：4 生物系薬学 II，SBO 36
3. SGLT・GLUT：4 生物系薬学 I，SBO 21，4 生物系薬学 II，SBO 19
4. 血糖の調節：4 生物系薬学 II，SBO 30, 34
5. 糖尿病：6 医療薬学 III，SBO 15, 23

23・1　はじめに

SGLT2 阻害薬は，筆者らが世界に先駆けて研究開発を進めたまったく新しいタイプの抗糖尿病薬である．人類は進化の過程で長い飢餓時代を経て，狩猟など食物確保のため，また，敵から身を守るために瞬時にエネルギーを必要とし，血糖を高めるすべを多く備えたと考えられる．そのすべとはグルカゴン，アドレナリン，コルチゾールなどのホルモンであり，また後に説明するナトリウム-グルコース共輸送体(sodium glucose co-transporter, SGLT）もその一つである．しかし，近年，食生活の変化，飽食と車社会化の影響によりカロリー過多となり 2 型糖尿病患者が増加している．2 型糖尿病とは血糖を下げる唯一のホルモンであるインスリンの作用不足による慢性の高血糖状態を主徴とし，高血糖状態が続くとインスリン抵抗性，インスリン分泌不全が増悪し，それらはさらに血糖を高めてしまう．グルコース（ブドウ糖）はタンパク質のアミノ基と反応し変性タンパク質を生成し，その変性タンパク質の沈着が微小血管障害をきたし糖尿病合併症（網膜症，腎症，神経障害）の一因となっている．本来重要な栄養素の一つであるグルコースが過剰になると毒物として作用してしまう，これが糖毒性の概念である．

既存の経口血糖降下薬はインスリン抵抗性改善薬あるいはインスリン分泌促進薬がそのほとんどであり，これらの薬剤はインスリンに依存したメカニズムをもつことから，低血糖，インスリンを分泌する膵 β 細胞の疲弊そして体組織へのグルコース取込みによる体重増加がみられる．

23・2　新規糖尿病治療薬のコンセプト

そこで，インスリンに依存せずに糖毒性を解除する新規糖尿病治療薬のコンセプトを筆者らは提唱した．すなわち高血糖とは血中にグルコースが過剰に存在する状態である．ならば体の外にその過剰なグルコースを捨ててしまうことはできないか．もし，このことが可能であればエネルギーバランスが正常化し，体重増加抑制につながり，そして血糖降下作用による糖毒性の解除，すなわちインスリン分泌不全の改善，インスリン抵抗性の改善そして糖尿病合併症の予防，改善が達成できるものと考え，1990 年から本研究に着手した．

23・3　腎臓の SGLT

ところで生体は，正常な血糖維持のために，グルコース（Glc）の消費と産生はインスリン，グルカゴンなどのホルモンにより制御されている．そして血中のグルコースは腎臓の糸球体で老廃物とともに沪過される．しかし，グルコースは貴重なエネル

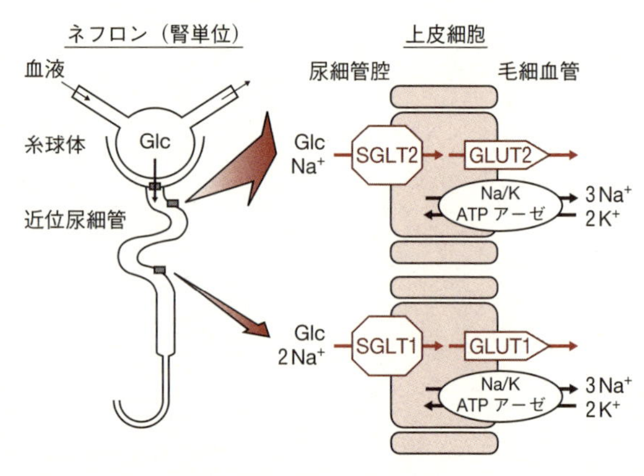

図 23・1　腎尿細管の SGLT によるグルコース（Glc）の再吸収　参考文献 1 の図を改変．

ギー源であるため，そのグルコースの大部分が近位尿細管の前半部に存在する SGLT2 にて，残りのグルコースが後半部の SGLT1 によって再吸収され，ついで GLUT（facilitated glucose transporter, 促進拡散型グルコース輸送体）の作用により血中に

戻される．SGLTはエネルギーを用いたナトリウムイオン依存性の能動輸送を行い，一方，GLUTは，濃度勾配により拡散させる受動輸送である（図23・1）．正常血糖の場合，沪過されたすべてのグルコースが上皮細胞の尿細管腔から血中に戻される．一方，高血糖時においてはグルコースの再吸収が飽和状態となり，尿糖排泄が血糖値に応じて増加する．

23・4 天然配糖体フロリジン

リンゴやナシなどの樹皮，根皮に含まれる天然配糖体であるフロリジン（図23・2）は静脈内投与などの非経口投与により，腎臓の近位尿細管上皮細胞に存在するSGLTを阻害して尿中に糖を排泄する，いわゆる腎性糖尿をひき起こすことが知られている．腎性糖尿とは血糖値が正常範囲内にあっても腎臓からグルコースが漏れてしまう症状である．これらの報告からわれわれは，“尿中に糖が出る”病気，すなわち糖尿病を“尿中に糖を出す”薬剤にて治療する，という逆転の発想に至った[3]．しかし，フロリジンを経口投与すると腸管のβ-グルコシダーゼでフロレチンとグルコースに加水分解され尿糖排泄促進作用を示さない（図23・2）．2型糖尿病治療薬としては，経口剤が望ましいことから経口活性をもつ化合物の探索を開始した．

23・5 経口投与可能なT-1095の発見

フロリジンの構造を修飾し，得られた検体をSprague-Dawley（SD）ラットに経口投与後，尿糖排泄を評価した（図23・2）．B環4′位のヒドロキシ基（OH）を除去するとβ-グルコシダーゼに抵抗し経口活性を示すことが判明した．A環は2環性のベンゾフランが強い活性をもっていた．最終的にB環にメチル基（CH_3）を導入したSGLT2選択的な阻害薬T-1095Aを見いだすことができた[4]．ヒトSGLT1，2（hSGLT1，2）に対するT-1095Aの50％阻害濃度（IC_{50}）は，それぞれ240，5.2 nmol/Lであった[2]．そしてさらに，β-グルコシダーゼに対し抵抗性のエステル（R＝CO_2CH_3）プロドラッグであるT-1095の創製に成功した（図23・2）[4]．

T-1095は経口投与後，小腸から吸収され，肝臓のエステラーゼで活性本体のT-1095Aに変換される．本物質が腎近位尿細管のSGLT2を阻害して尿糖排泄を促進する．そして各種糖尿病モデルにおいてインスリンに依存しない血糖低下作用を示した．たとえば，SDラットに膵β細胞を特異的に破壊するストレプトゾトシンを投与し，インスリン分泌を止めて作製した1型糖尿病モデルラットにT-1095を単回経口投与した結果，用量依存的に血糖を低下させた．

23・6 T-1095のバックアップ探索

経口投与されたT-1095は生体内において少なからず分解を受け糖が切れたアグリコン（非糖部分）を生成する．そして，臨床試験においてもこの薬物動態の問題を抱えた．そこで，代謝的により安定なバックアップ化合物の探索を開始した．T-1095関連化合物の発表後，多くの製薬企業がSGLT阻害薬の研究に参入し，特許も数多く公

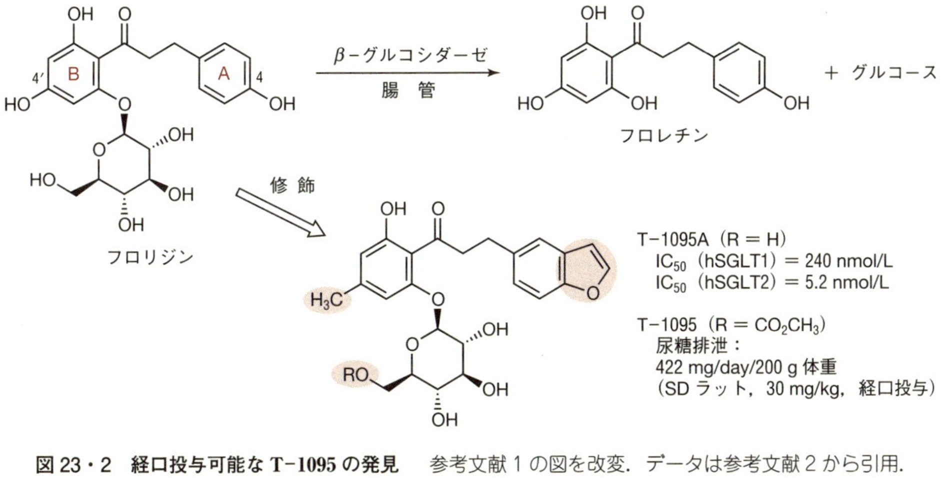

フロリジン　→（β-グルコシダーゼ，腸管）→　フロレチン ＋ グルコース

フロリジン　→（修飾）→

T-1095A（R＝H）
IC_{50}（hSGLT1）＝240 nmol/L
IC_{50}（hSGLT2）＝5.2 nmol/L

T-1095（R＝CO_2CH_3）
尿糖排泄：
422 mg/day/200 g 体重
（SDラット，30 mg/kg，経口投与）

図23・2 経口投与可能なT-1095の発見　参考文献1の図を改変．データは参考文献2から引用．

開された．そのなかで2001年Bristol-Myers Squibb社から炭素原子とグルコースが結合した*C*-グルコシド***1***が発表された（図23・3）．この*C*-グルコシドは酸素原子とグルコースが結合したT-1095の*O*-グルコシドに比べ代謝的に安定であった．そこで強いSGLT2阻害活性をもつ新規*C*-グルコシドを探索するためにヘテロ環（酸素，硫黄あるいは窒素原子を含む芳香環，複素環ともいう）をもつ*C*-グルコシド誘導体***2***を評価した（図23・3）．

23・7 カナグリフロジンの創製

種々のヘテロ環を導入した***2***のhSGLT2阻害活性とラット尿糖排泄を評価した結果，硫黄原子をもつチオフェン誘導体が優れた薬理作用を示した．R^1置換基は塩素やメチル基，そしてR^2置換基については4-フルオロフェニル基などが有用であった．これらチオフェン誘導体のなかからカナグリフロジンを開発品に選出することができた（図23・3）[2]．hSGLT1, 2に対するカナグリフロジンの50％阻害濃度はそれぞれ663, 4.2 nmol/Lであり，他のSGLT，GLUTにはほとんど阻害活性を示さなかった[5]．すなわち，カナグリフロジンは強力かつ選択的なSGLT2阻害薬である．ところで，SGLT2は腎特異的に発現しているがSGLT1は小腸，心臓にも存在する．SGLT1の遺伝子変異をもつ場合，小腸での糖質吸収不全が生じる．

一方，SGLT2の遺伝子変異においては腎性糖尿を呈するが，血糖値は正常であり健康に問題はないことが報告されている．また，腎でのSGLT1によるグルコース再吸収を阻害しないので低血糖の頻度は低いと考えられる．したがって，選択的なSGLT2阻害薬カナグリフロジンは2型糖尿病治療薬として有用である．カナグリフロジンはT-1095に比べ顕著に尿糖排泄を促進した．尿糖排泄の値はそれぞれ3696, 422 mg/day/200 g体重であった．尿糖排泄の値は検体30 mg/kgをSDラットに経口投与後，24時間の尿中グルコース量をラットの体重200 gで補正したものである．薬物動態試験においてカナグリフロジンはT-1095に比し高い血中暴露を示した．この薬物動態の改善が，強い尿糖排泄促進作用を支持している[2]．

カナグリフロジンを肥満2型糖尿病モデルであるZucker diabetic fatty（ZDF）ラットに単回経口投与すると有意な血糖低下が認められた．一方，正常対照ラットではわずかな血糖低下であった．この結果は，低血糖リスクが低いことを示唆している．

23・8 カナグリフロジンの臨床成績

食事と運動で血糖コントロール不十分な日本人の2型糖尿病患者にカナグリフロジン100 mgを1日1回24週間経口投与した結果，持続的な血糖コントロールの指標であるヘモグロビンA1c（HbA1c）は継時的に低下し，安定した低下作用が認められた．24週の時点では，ベースラインから−0.74％とプラセボ群（偽薬群）と比較して有意に低下した（図23・4）[6]．ベースライン時のHbA1cは7.98％であり，この低下により合併症予防の目標である7.0％に近い値となった．糖尿病の診断基準には血中のHbA1cの値が用いられている．HbA1cは血中のヘモグロビンにグルコースが結合した安定型糖化産物であり，その値は採血時か

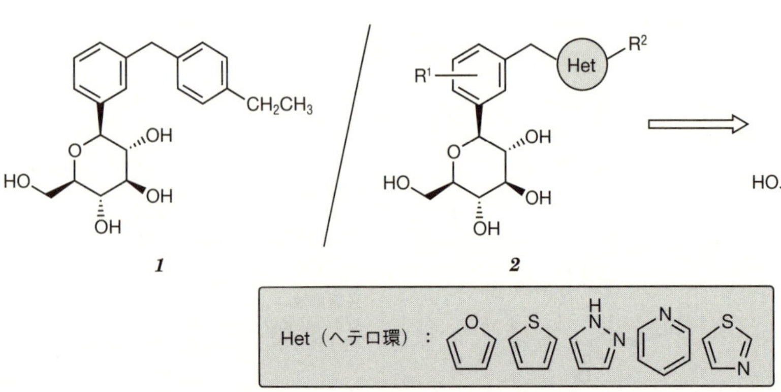

図23・3 ヘテロ環をもつ*C*-グルコシドの探索　参考文献1の図を改変．

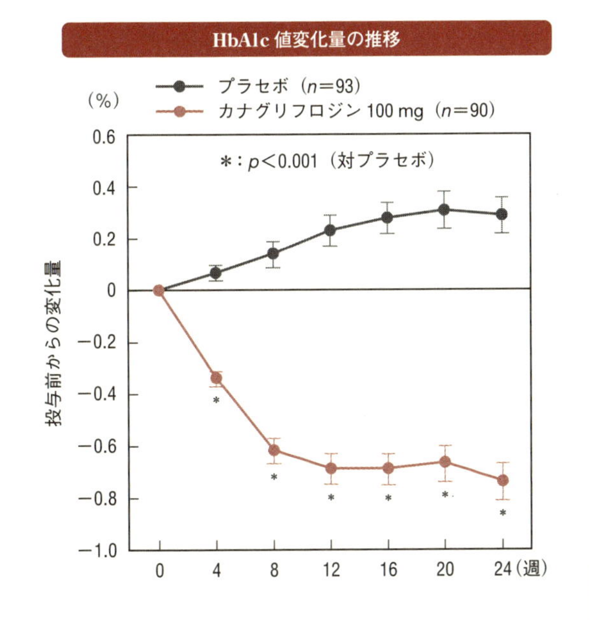

HbA1c 値変化量〔最終評価時（24 週）〕

(%)　プラセボ（n=93）　カナグリフロジン 100 mg（n=90）

$p<0.001$

投与前からの変化量

0.29 ±0.07

−0.74 ±0.07

投与前平均値（%）	8.04	7.98

調整済み平均値±SE 対比検定 LOCF（すべての測定時点）

図 23・4　国内第Ⅲ相検証的試験における HbA1c 値変化量　データは参考文献 6 から引用.

ら過去 1，2 カ月間の平均血糖値を反映している．6.5％以上で糖尿病が強く疑われ，合併症予防のために 7.0％未満が目標となっている．カナグリフロジンの良好な HbA1c 低下作用に伴い，糖毒性の軽減による膵 β 細胞機能の改善作用も認められた．

カナグリフロジンの優れた血糖コントロールに加え，体重についても有意な減少が認められた．24 週の時点で，ベースラインから 2.67 kg の減少であった[6]．その体重減少の約 2/3 が脂肪の減少であることが海外の臨床試験で確認されている．この体重減少は持続的な尿糖排泄促進によるカロリーロスの結果であると考えられる．カナグリフロジンの忍容性（副作用が耐えうるかの程度）は良好であり，低血糖の頻度は低く，軽微であった．これら多くの臨床試験において，カナグリフロジンの有効性と安全性が確認され，2013 年米国，欧州にて製造販売が承認され，日本においても 2014 年承認を取得した．

23・9　お わ り に

“尿中に糖が出る”病気を“尿中に糖を出す”薬剤にて治療する，という逆転の発想から T-1095 そしてカナグリフロジンが生まれた．カナグリフロジンは米国にて 2013 年 4 月にファースト・イン・クラスの SGLT2 阻害薬，商品名 INVOKANA® として発売された．INVO は“invoke（祈る）”から，KANA は本薬の一般名“canagliflozin（カナグリフロジン）”に由来する．日本では 2014 年 9 月からカナグル® として発売されている．グルコース（グル）を排泄し，健常者と同じような生活を送りたい，という希望を叶（カナ）える．カナとグルを組合わせて命名された．インスリン非依存的に糖毒性を解除することから，広い患者層で長期にわたり安定した血糖コントロールが期待される．なお，カナグリフロジンの研究開発は Janssen Research & Development 社と共同で進められている．

23・10　後進へのメッセージ

医薬品の創製を通じて，世界の人々の健康に貢献する企業で働く一人であることを誇りに思っている．薬づくりには長い年月を要し，一喜一憂はあるものの，薬の基となる化合物が進化していく過程は楽しみである．読者の皆さまも薬学で学んだ事柄を社会に還元し，仕事を楽しんでいただきたい．

参 考 文 献

1）野村純宏，ファルマシア，**50**, 538–542（2014）.

2) S. Nomura *et al.*, *J. Med. Chem.*, **53**, 6355–6360 (2010).
3) K. Tsujihara *et al.*, *Chem. Pharm. Bull.*, **44**, 1174–1180 (1996).
4) K. Tsujihara *et al. J. Med. Chem.*, **42**, 5311–5324 (1999).
5) C. Kuriyama *et al.*, *J. Pharmacol. Exp. Ther.*, **351**, 423–431 (2014).
6) N. Inagaki *et al. Expert Opin. Pharmacother.*, **15**, 1501–1515 (2014).

研究例 24　苦難と逆境を乗り越えた最高傑作 ── HMG-CoA 還元酵素阻害薬プラバスタチンの創製ものがたり

奈 良　太

関連する SBO（本シリーズ他巻）

1. コレステロールの生合成と代謝：**4** 生物系薬学 I SBO 44
2. 脂質異常症：**6** 医療薬学 III，SBO 16

24・1　は じ め に

HMG-CoA レダクターゼ（HMG-CoA 還元酵素）はコレステロール（以下，CL と略する）生合成系の律速酵素であり，その阻害薬は“スタチン”とよばれ，脂質異常症や家族性高 CL 血症に対する革新的な治療薬として世界で広く用いられている．スタチンは効果が大きくかつ長期投与による安全性も高いので，“CL のペニシリン（高 CL 血症患者に対するペニシリンの意）”ともよばれ，21 世紀初頭の 10 年間において，一つの品目としても一つのクラスとしても，世界的なブロックバスターとなった．スタチンは，脂質異常症患者の血液中の CL 量を減らし，がんと並ぶ代表的な死因である動脈硬化などの生活習慣病の原因を予防する．世界最初のスタチンは 1973 年に三共の醗酵研究所で微生物培養液から単離された ML-236B（別名はコンパクチン，メバスタチン）から始まった．この偉大なブレイクスルーがさらなる複数のブレイクスルーを誘発し引き寄せ，その結果として，日本を代表するプラバスタチン（日本での商品名はメバロチン）を創出した．以下，苦難の連続とそれらを乗り越えてきた研究開発の歴史を順を追って説明する．

24・2　スタチン時代の幕開け：ML-236B の発見！

心筋梗塞や脳梗塞などの動脈硬化を背景とする血管障害性疾患は，先進国を始めとする多くの国々で起こっている最も頻度の高い疾患である．この動脈硬化を促進する重要な要因の一つが脂質異常症（特に，高 CL 血症）である．心臓機能を維持する必須因子である酸素や栄養を補給する冠状動脈では，多くの要因により飽和・過剰になった血清 CL が長年にわたり徐々に蓄積していくことで fatty streak（脂肪線条）が形成され，やがてはその血管の破綻をきたす動脈硬化巣がつくられる

1970 年代初頭，米国では毎年 80 万以上もの人が心臓病で亡くなっていたことと，CL の生合成研究が盛んになってきたことから，当時，三共の遠藤章博士をリーダーとする研究チームは，fatty streak 形成を阻止することで動脈硬化を抑制することを考え，CL 合成系を阻害する低分子化合物を見つけることを始めた．すなわち，いかにして血清中の CL 量を低くするか，ヒト体内の CL プールは，1）肝臓における合成系，2）食餌から摂取・吸収する経路，3）体外への排出経路，以上 3 者のバランスにより維持されているが，当時ヒトの場合に合成される CL 量は，食餌によって吸収される量より 2 倍弱多い[1)]ことが報告されていたので，合成系の阻害が最終的に血清 CL 量を最も効率良く減少させることができると推測した．

このように，動脈硬化という複雑な現象の中で最も重要であると思われるポイントを想定し，いかに単純化して目標と実験とを一本化することができるかは，今後の創薬研究でも大事になってくる，いわば，目的に合致した阻害薬を獲得するキーポイントの一つである．なお，一般的に，合成系を阻害するには標的物質の直前を阻害するのが他への影響が少なく常道とされており，今回の場合，CL を直接作るデスモステロールレダクターゼに対する阻害薬を狙うことがそれに相当する．しかし，その当時見つかっていた同酵素に対する阻害薬トリパラノールは，脂溶性のデスモステロールが蓄積する副作用のため，開発は中止されていたので，社内では生体にとって必須成分である CL の合成系を阻害することに対する抵抗感はあったものの，1971 年，遠藤博士らはあえてデスモステロールレダクターゼには標的を絞らず，CL 生合成系全体をカバーする方法でスクリーニングすることに挑戦したのである．

遠藤博士らの CL 合成阻害薬のスクリーニング法は世界に先駆けたもので，^{14}C-酢酸，ラット肝臓ホモジネート画分にスクリーニング・ソースを混

ぜ，インキューベションを行い，その後，ステロール画分を抽出してその放射活性を測定することで行った．ちなみに，ラット肝臓ホモジネート画分の調製については，ケトン体合成活性の強いHMG-CoAリアーゼを含むミトコンドリアの破壊を防ぐためにルーズフィッティングのホモジナイザーを使い，可溶画分とミクロソームを最適な比率で混合して使う微妙なもので，その最終方法に至るまでかなり苦心している．また，スクリーニング源としては，当時の醗酵研究所で目玉として用いられていた微生物培養液抽出画分を使用した．同研究所の菌学者により採取されてきたカビ，放線菌など6000株の培養上清抽出液を用いて，約1年半の期間をかけて1日100～200アッセイを実施した．その結果，京都で採集された米殻から分離された青カビの一種，*Penicillium citrinum*から，1973年に強力なCL合成阻害活性をもつML-236A，B，Cの3種を単離することができた[2]．1974年，そのうち，最も活性が強く結晶性であったML-236BがX線解析により構造が決定された．本化合物はBeecham社が1976年に抗カビ剤として見いだしたコンパクチンと同一であったが（図24・1），彼らはCL合成阻害作用には気がついておらず，また，その物質特許は三共が抑えることができたのは幸いであった．なお，1973年は，後述するGoldsteinとBrown両教授がLDL受容体の存在を発表した年であり，また，WHHL（Watanabe-heritable Hyperlipidemic）ウサギが神戸大の渡辺嘉雄助教授（当時）により発見された年でもあり，CL創薬におけるブレイクスルー元年というべき年であり，そのことがプラバスタチン誕生を大いに後押しすることになった．ただ，当時の研究チームは，この化合物がその後の世界の創薬市場を劇的に変えることになるとは予想すらしていなかったので，読者の皆さんも日々の実験で遭遇する一つ一つの発見の芽を大事にしてもらえればと思う．

さて，ML-236Bは上述したスクリーニング・アッセイ系において7.0 ng/mLというきわめて低濃度で50%の阻害活性（IC_{50}値）を示し，また，その阻害部位はCL合成系の律速酵素であるHMG-CoAレダクターゼであることが明らかになった．阻害様式はその基質の一つであるHMG-CoAに対して拮抗的（K_i=2.66 nmol/L）で，それは構造の一部にHMGに類似している部位があることと符合している（図24・1）．一方，もう一つの基質であるNADPHに対しては非拮抗阻害を示した[3]．以上のように，CLの生合成に対する阻害薬のスクリーニングを実施したところ，結果的に，律速酵素に対する強力な阻害薬が見出されてきたことはある意味自然の理に適っており，すなわち，スクリーニング源として利用したある種の微生物が強力なCL阻害薬を合成しているという事実は，自然界における自己防衛としての抗菌作用の一つがこの阻害薬であったことを裏づけているのかも知れず大変興味深いことであると思う．

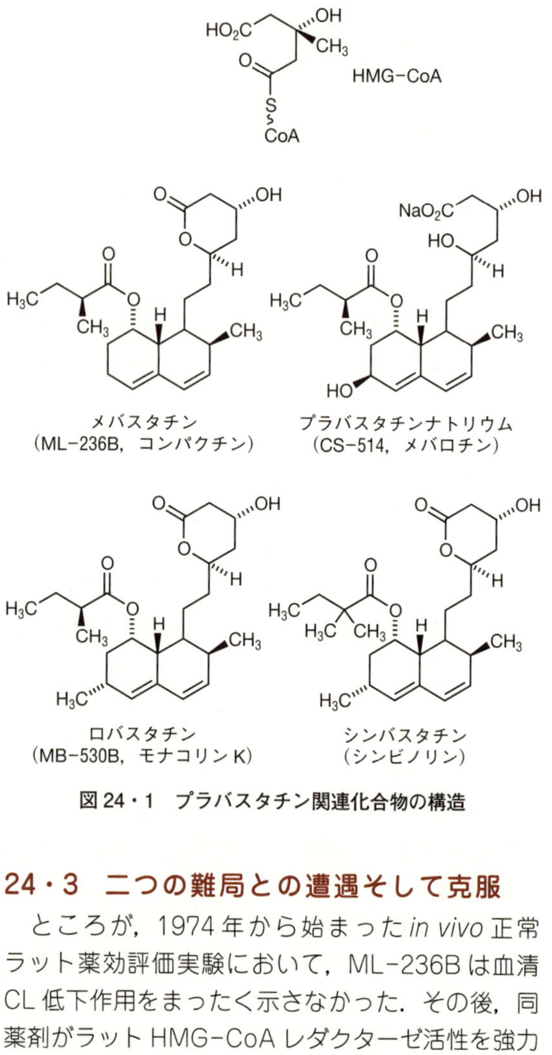

HMG-CoA

メバスタチン
（ML-236B，コンパクチン）

プラバスタチンナトリウム
（CS-514，メバロチン）

ロバスタチン
（MB-530B，モナコリンK）

シンバスタチン
（シンビノリン）

図24・1　プラバスタチン関連化合物の構造

24・3　二つの難局との遭遇そして克服

ところが，1974年から始まった*in vivo*正常ラット薬効評価実験において，ML-236Bは血清CL低下作用をまったく示さなかった．その後，同薬剤がラットHMG-CoAレダクターゼ活性を強力に阻害することはもちろんのこと，ラット体内のCL合成を強く阻害していることが明らかになり[4]，研究チームは“必ず効くはず！”との信念にも似た気持ちで日夜頑張り続けた．しかし，ラットに十分以上の血中暴露をかけるべく6時間おきに3日間連続投与の実験も試みたが，それでも血清CL低下作用をまったく示さず，ついには，本薬剤は個体レベルでは血清CL低下作用を示さないとの結論に至り，プロジェクトの存続に関わる危機的な状況に追い込まれていった．そういった中，1976年，研究チームは他の研究で余った雌のニワトリをたまたま用いる機会を得て，0.1％の混餌投与を行って低CLの卵をつくることを試み，同時にニワトリの血中脂質を測定したところ，10羽のうち3羽程度にCL低下作用を認め，その傾向を初めて掴むことに成功した．当時，脂質低下薬として広く用いられていたフィブラート系薬剤（現在でいうPPARαリガンド）は，ヒトにおいても正常ラットにおいても同様に脂質低下作用を示す．ニワトリの実験を行っていた動物薬担当者は，この結果からML-236Bの薬効には動物種差が存在する可能性があると考え，ただちにビーグル犬への投与実験を行った．その結果，投与されたすべての個体において用量依存的なCL低下作用が再現性良く観察された．ついでカニクイザルでも強い薬効があることが示され，ML-236Bはラットなどのげっ歯類において例外的に効果を示さないことが明らかになった．

そこで，ML-236Bは開発コード番号CS-500が付与され，世界に先駆けてその臨床試験が1978年より開始され，初期第Ⅱ相臨床試験まで実施された．ところが併行して実施されていたビーグル犬での慢性毒性試験で安全性を調べたところ，CS-500高用量投与群においてのみある種の異常が観察され安全性上の懸念が生じたため，会社としては安全サイドに立ち，開発中止の判断を下した．それでも諦めきれない関係者は，ML-236Bの多くの誘導体のなかからより優れた物質を求めてスクリーニングを実施し，その酵素阻害活性の強さと後述する臓器選択的阻害から，ML-236Bのイヌ血中および尿中代謝物から見出されたプラバスタチンにたどり着いた（図24・1）．

24・4 プラバスタチンの発見と画期的な臓器選択性

プラバスタチンはシトクロムP450による代謝を受けた結果，ML-236Bのデカリン骨格の6β位にヒドロキシ基が結合している構造をもっており，本薬剤の明瞭な臓器選択的CL阻害活性はこのヒドロキシ基に由来する．ラット遊離肝細胞における^{14}C-酢酸のステロールへの取込み阻害活性は2.2 ng/mLという強力なIC_{50}値を示したが，一方，ヒト線維芽細胞などの肝細胞以外の細胞では200～600 ng/mLときわめて弱いものであった[5]．また，プラバスタチンをラットおよびマウスに経口投与して各臓器切片におけるCL合成阻害を調べた結果，プラバスタチンはCL合成の主要臓器である肝臓および小腸で選択的にCL合成を阻害し，ホルモン産生臓器を含む他の臓器での阻害はきわめて弱いものであった．一方，当時，三共とスタチン研究開発で凌ぎを削っていた米国Merck社のロバスタチンやシンバスタチン（図24・1）の肝以外の細胞でのCL合成阻害活性は，遊離肝細胞とほぼ同等であった．また，プラバスタチンとシンバスタチンをラットに経口投与し，その後，^{14}C-酢酸を腹腔内投与して各臓器でのステロール合成阻害活性を調べたところ，シンバスタチンは肝臓や小腸以外の臓器でもステロール合成を阻害したのに対して，プラバスタチンはCL合成の主要臓器である肝臓や小腸のコレステロール合成を選択的に阻害した[6]．この*in vivo*での結果は先述した細胞レベルでの実験結果と一致しており，明らかにプラバスタチンが臓器選択的なCL合成阻害作用をもっていることが示された．このような化合物間での臓器選択性の違いは，後に有機アニオントランスポーターが見いだされたことにより明瞭に説明された．すなわち，プラバスタチンは他の化合物と異なりデカリン骨格にヒドロキシ基をもつため化合物自体の親水性が高く，トランスポーターをもたない臓器での受動拡散による取込みの寄与率がきわめて低いこと，すなわち，他の臓器への移行が小さいからであり，一方，肝臓においてプラバスタチンは肝特異的な有機アニオントランスポーターであるOATP1B1を通じてのみ組織内に取込まれるなど，能動的な取込み機構の関与が明らかにされた[7]．このように，プラバスタチンはCL産生臓器に選択的に取込まれ，一方，他の臓器への移行が低いので，相対的に安全な薬であることが予想できるのである．最近，OATP1B1には日本人を含むあらゆる人種で遺伝子多型が見つかってきた．その結果，現在では，プラバスタチンを含む種々のスタチンのPK（pharmacokinetics，薬物動態）推移がOATP1B1の遺伝子多型により影響を受けることがわかってきた[8]．スタチン群の副作用として知られているミオパシー（筋障害）の原因遺伝子の一つとして，OATP1B1 がゲノムワイド関連解析（GWAS）から同定されてきた[9]ことからも，さらにその重要性が認識されつつある．加えて，プラバスタチンはもともと生体内ですでに代謝を受けた化合物であることから，その体内動態は，前述の通り，OATP などのトランスポーターによる肝臓への取込み，胆汁排泄，腎排泄で支配されており，シトクロム P450（CYP 代謝酵素）による代謝の寄与はほとんどない．したがって，ロバスタチンやシンバスタチンなどの脂溶性が高いスタチンとは異なり，シトクロム P450 に対する強い阻害薬であるケトコナゾールなどによる薬物間相互作用が少ない点も注目されている．

24・5 新しいサイエンスとの相互作用，そして創薬へ

プラバスタチンの研究開発と同時進行した基礎医学上の知見の一つに，1973 年の Goldstein および Brown による LDL（low density lipoprotein）受容体および LDL 経路の発見があげられる．この発見は血中 CL の大半が LDL を通じて LDL 受容体から細胞内に取込まれ代謝され，細胞構成成分の材料などとして利用されていくというものである．1976 年，Goldstein および Brown らは ML-236B を使って，ヒト培養線維芽細胞に加えることで CL 合成が強力に阻害されること，またこのとき，無細胞系の HMG-CoA レダクターゼ活性を測定したところ，酵素タンパク質には逆に誘導が起こっていることを明らかにしている[10]．最終的に，ML-236B などの HMG-CoA 還元酵素阻害薬による *in vivo* での血中 CL 低下作用には，CL 合成阻害によって誘導される主として肝臓における LDL 受容体の増加が重要であることが明らかにされた（図 24・2）．一方，この作用の種差として明らかになってきたげっ歯動物でのスタチン不応答性は，CL 合成は強く阻害しているものの，上記の酵素活性誘導がより強いことにより，LDL 受容体の増強効果が結果的に減弱されることによると想定されている[11]．なお，Goldstein および Brown の両博士は後の 1985 年にノーベル生理学・医学賞を受賞したが，それには ML-236B を始めとするスタチンや WHHL ウサギなど，日本の研究が貢献していることは特筆すべきことである．

24・6 動脈硬化モデル WHHL ウサギに対する画期的な抗動脈硬化作用！

プラバスタチンはビーグル犬，カニクイザル，日本白色ウサギに対して顕著な血清 CL 低下作用を示したが，血中脂質の運搬役を務めるリポタンパク質

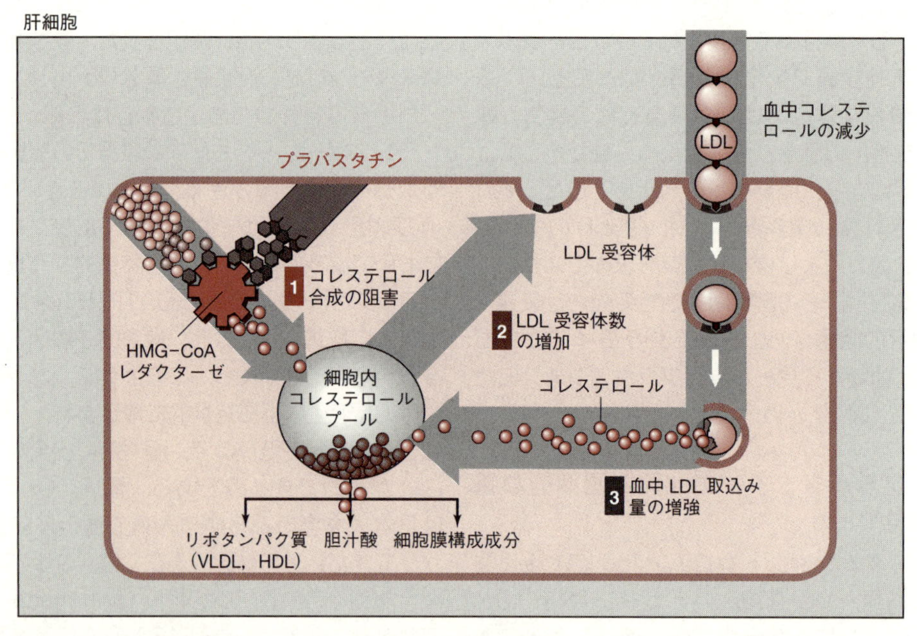

図 24・2 **HMG-CoA 還元酵素阻害薬の血中コレステロール低下機序** 出典）P. T. Kovanen *et al.*, *Proc. Natl. Acad. Sci.*, **78**, 1194-1198（1981）.

のうち，動脈硬化性リポタンパク質であるVLDL（very low density lipoprotein），LDLが優先的に低下していた．神戸大の渡辺嘉雄助教授（当時）によって1973年に発見され，後に系統として確立されたWHHLウサギは，生まれたときから脂質異常症を呈し，5～6カ月齢に達するとすべてのウサギが動脈硬化を発症する．三共の研究チームは渡辺助教授と共同研究に入り，その結果WHHLウサギ由来の皮膚線維芽細胞ではLDL受容体が正常ウサギ由来細胞の数％しかなく，これがヒト家族性高CL血症（FH）のモデル動物たる理由であること，また，ML-236Bやプラバスタチンは本ウサギに対しても正常ウサギに対するのとほぼ同等の強い血清CL低下作用を示すことを明らかにした．その低下作用は肝臓のLDL受容体数を増加させ，血中のLDLを肝臓が多く取込み代謝することによることも判明した．さらにWHHLウサギに対するプラバスタチンの抗動脈硬化作用を検討した結果，すでに動脈硬化を発症した10カ月齢のWHHLウサギに，プラバスタチン（50 mg/kg/day）と陰イオン交換樹脂のコレスチラミン（2％混餌）を8カ月間併用投与したところ，投与後1カ月後から血清CLが約50％顕著に低下し[12]，投与期間中，大動脈と冠状動脈の病変および黄色腫の有意な進展抑制および退縮傾向が認められた．これらの結果は，すでに動脈硬化が発症していても，血清CLを著しく低下させればその進展が抑制されることを示すもので，臨床においても同様の効果が期待された．

24・7 そして患者へ：臨床開発試験と大規模臨床試験

プラバスタチンの第Ⅰ相臨床試験は1984年に実施された．1985年には第Ⅱ相臨床試験が行われ，その結果を受け，クロフィブラートおよびプロブコールとの二重盲検(比較)試験が1986年末に開始され，プラバスタチンは対照薬より有意に優れた

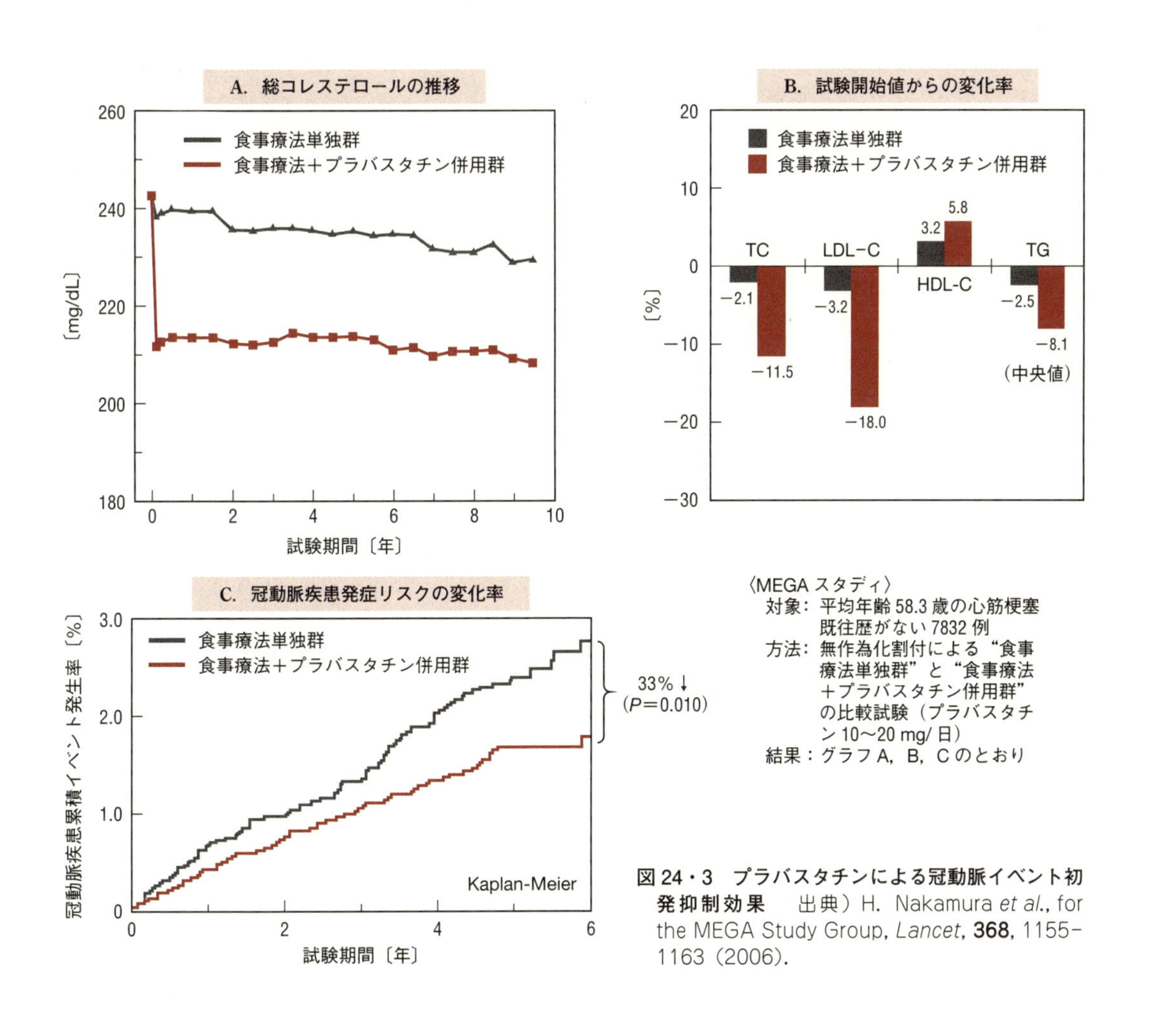

図24・3 プラバスタチンによる冠動脈イベント初発抑制効果 出典）H. Nakamura *et al.*, for the MEGA Study Group, *Lancet*, **368**, 1155–1163 (2006).

成績を示した．その結果，1989 年 3 月，プラバスタチンはまず日本において製造承認を取得した．

プラバスタチンは上市後，長期治療効果を実証するための大規模臨床試験（動脈硬化進展抑制試験，冠動脈疾患初発抑制実験および冠動脈疾患再発抑制試験など）が世界 10 カ国で実施され，1998 年までの結果だけでも症例数は 2 万件を超える展開規模だった．世界最初の大規模臨床試験である WOS（the west of Scotland coronary prevention study，冠動脈疾患初発抑制実験，1995 年報告）や LIPID（the long-term intervention with pravastatin in ischemic disease，冠動脈疾患再発抑制試験，1998 年報告）などは，三共が海外での開発・販売権を供与する契約を締結した米国の Bristol-Myers Squibb 社が実施した．さらに日本でも MEGA(management of elevated cholesterol in the primary prevention group of adult) スタディとして大規模臨床試験が 1994 年 2 月～2004 年 3 月まで実施され，食事療法のみで脂質異常症の治療を実施したグループに比べ，プラバスタチンを併用したグループの冠動脈疾患の発症率は 33.3 %減少し，一次予防における有効性が日本人においても示された[13](図 24・3).

なお，多くの臨床試験を通じて，プラバスタチンは CL 低下作用だけでなく，血栓形成改善作用，抗酸化作用，血管内皮細胞機能障害の改善作用，抗炎症作用，プラーク安定化作用などの多面性効果（pleiotropic effects）があることも示されてきた．また，1995 年に報告された WOSCOPS 大規模臨床試験のサブ解析で，40 mg/day のプラバスタチン投与群で糖尿病の発症を約 30％減少させたことが明らかになったことは特筆すべき結果である[14]．ただ，これらの臨床結果のメカニズムに関してはまだ完全には理解されていないものが多く，今後の研究で明らかにされることが期待されている．

24・8 世界初！ プラバスタチンの 2 段階発酵生産

プラバスタチンは ML-236B の代謝物であり，製品化にあたっては ML-236B からの効率的な生産方法を確立する必要があった．当初は化学合成法により，ML-236B の 6β 位をヒドロキシ化することを検討したが，1 箇所だけに特異的にヒドロキシ基を導入することはきわめて難しく，工業的な合成法としては無理があると判断された．そこで三共の醗酵研究所では，ML-236B の 6β 位を特異的にヒドロキシ化する微生物のスクリーニングを精力的に実施し，その結果，ML-236B ナトリウム塩からプラバスタチンへの変換効率が高く，比較的高い濃度の ML-236B ナトリウム塩の界面活性作用に耐えられ，かつ副生産物の少ない変換菌として，栄養源の乏しいオーストラリアの土壌から分離された放線菌の新種 *Streptomyces carbophilus* が選択され，工業的な合成法として使用されることになった．この変換に関与しているのは *S. carbophilus* がもつ独自のシトクロム P450 であり[15]，この酵素は基質ポケットが大きいため基質特異性が低く ML-236B をも認識してヒドロキシ化することが明らかになった．すなわち，プラバスタチンの製造法は，最初に *P. citrinum* を培養して ML-236B を生産・調製し，ナトリウム塩にした後，これを *S. carbophilus* によりヒドロキシ化するという世界初の“2 段階発酵プロセス”により実現し，1988 年から現在に至るまで，福島県の小名浜工場で，ファジーコンピューター制御などを用いたきわめて効率が高い実生産が行われている．この開発には，三共の醗酵研究所がそれまでに微生物変換研究に力を入れ，その知見を蓄積していたことが重要な役割を果たした．

24・9 スタチンは心疾患イベントリスクを軽減する！

HMG-CoA レダクターゼの阻害をおもな作用機序とした医薬品であるスタチンは，三共のプラバスタチンと Merck のロバスタチン，シンバスタチンに続き，世界の多くの製薬企業が研究開発を行い，現在までに合計 8 種類のスタチンが市場に投入されてきた．これらスタチンのすべては，ML-236B の HMG-moiety とよばれる活性に必須な部分構造をもっている．特に，薬効強度を増した全合成スタチン（アトルバスタチン，ピタバスタチン，ロスバスタチン）は“ストロングスタチン”とよばれ，現在では脂質異常症患者の治療におけるゴールドスタンダードの地位を確立するに至っている．ちなみに，2004 年当時の世界の医薬品の販売額トップ 10 にはスタチンが 3 剤（アトルバスタチン，シンバスタチン，プラバスタチン）入り，全スタチンの販売額を合わせた金額は 2005 年にピークに達し，約

283億ドル〔IMSのデータによる，後発医薬品（ジェネリック医薬品）を含む販売額〕に上った．

スタチンがLDL-CLを低下させることが心血管イベント（冠動脈疾患の発症とそれによる死亡）の予防にきわめて有効であることは，その後の多くのエビデンスによっても示され，メタ解析でも盤石のエビデンスを築いてきた．心疾患イベントの低下にスタチンが "first runner" として使用され，心疾患イベントの低下という概念も確立した．そしてLDL-CLをより低下させることが冠動脈疾患の予防に繋がるとした，"the lower, the better" という考え方に基づき，患者のリスクに応じたLDL-CL治療目標値を設定し，その目標値以下を目指す治療が行われるようになった（Treat to target）．

さらに，2013年のACC/AHAガイドラインでは，スタチンのみが心血管イベント低下に対する実績がある薬であるとし，一方ではLDL-CL治療目標の絶対値を示す確固たるデータが存在しないため，治療目標値は示さず，スタチンを飲み始めればそれでいい，いわゆる "Fire and forget*" という考え方に基づいた指針を公表した[16]．今もなお議論が盛んなポイントの一つだが，スタチンの長期服用における安全性担保と（スタチンがジェネリック医薬品の時代に入った恩恵もあり）医療費抑制の観点も考慮したこの指針は，LDL-CL値が正常値であっても，糖尿病患者を含む他の動脈硬化性心疾患リスクが高い患者に適応拡大することを推奨しており，スタチンが "CLのペニシリン" とよぶに相応しい絶対的な地位を確立したことを物語っている．

24・10　今後，新たな画期的新薬を創るために

三共は，世界に先駆けたML-236Bの発見によってスタチン開発をリードし，その後のスタチン研究の礎を築いた．加えて，ML-236Bより優れた物質の研究開発を行い，CL合成をおもに行う肝臓と小腸に対するユニークな臓器選択性とより強い活性とをもつプラバスタチンの上市を達成した．結果として，Merck社のロバスタチンに次ぐ2番手の上市となったが，プラバスタチンは，ロバスタチンやシンバスタチンとは明らかに異なるスタチンとして，その後，Bristol-Myers Squibb社との共同開発・共同販売を通じて，世界115カ国以上で利用される世界的なブロックバスターに成長した．

プラバスタチンの成功要因は，上述したいくつかのブレイクスルーが生まれたことに帰するところが大きいわけだが，それらブレイクスルーを生んだ三共研究所の土壌・要因を分析すると，1）将来の未充足医療ニーズを敏感に捉えて，いち早くCL合成阻害剤の創薬研究に取組んだこと，2）スクリーニング源として微生物培養液抽出画分を利用したこと，3）スクリーニング法が良かったこと，4）日本人特有のチームワークによりいろいろな専門家が柔軟に協力し合えたこと，5）困難があっても研究チームが助け合って研究に粘り強く取組んだこと，6）研究に適度な自由度を許す社内環境と土壌があったこと，7）その時点の基礎医学の研究成果を取込むことができたこと，8）何よりも患者を助けたいという強い一途な思いがあったこと，などがあげられる．

このことは，今後の創薬にも繋がることであり，学生の皆さん，是非，上記を参考にして，困っている患者を一人でも多く救うことができる，日本発の新しい創薬を目指して，今後一層精進・努力することを大いに期待している．

参考文献

1）J. M. Dietschy, J. D. Wilson, *N. Engl. J. Med.*, **282**, 1179 (1970).
2）A. Endo *et al.*, *J. Antibiotics*, **29**, 1346 (1976).
3）A. Endo *et al.*, *FEBS lett.*, **72**, 323 (1976).
4）A. Endo *et al.*, *Eur. J. Biochem.*, **77**, 31 (1977).
5）Y. Tsujita *et al.*, *Biochim. Biophys. Acta.*, **877**, 50 (1986).
6）T. Koga *et al.*, *Biochim. Biophys. Acta.*, **1045**, 115 (1990).
7）K. Maeda *et al.*, *Clin. Pharma. & Thear.*, **79**, 427 (2006).
8）I. Ieiri *et al.*, *Expert Opin. Drug Metab. Toxicol.*, **5**, 703 (2009).
9）The SEARCH Collaborative Group, *N. Engl. J. Med.*, **359**, 789 (2008).
10）M. S. Brown *et al.*, *J. Biol. Chem.*, **253**, 1121 (1978).
11）T. Fujioka *et al.*, *Biochim. Biophys. Acta.*, **1254**, 7-12 (1995).
12）M. Shiomi *et al.*, *Atherosclerosis*, **83**, 69 (1990).
13）H. Nakamura *et al.*, *The Lancet*, **368**, 1155 (2006).
14）Z. H. Park *et al.*, *Consult Pharm.*, **29**, 317 (2014).
15）T. Matsuoka *et al.*, *Eur. J. Biochem.*, **184**, 707 (1989).
16）N. J. Stone *et al.*, *J. Am. Coll. Cardiol.*, **63**, 2889 (2014).

* fireとは点火の意．ミサイルに点火したら，あとはミサイルが勝手に目標に向かって飛んで行ってくれるから，行方は追わなくてよいという意味．

研究例 25 ベスト・イン・クラス ARB の創製 —— AT_1 受容体拮抗薬オルメサルタン メドキソミル

水野　誠

関連する SBO（本シリーズ他巻）

1. アンギオテンシン・ブラジキニン：**4** 生物系薬学 II，SBO 31
2. 血圧の調節：**4** 生物系薬学 II，SBO 33
3. アンギオテンシン II 受容体：**6** 医療薬学 I，SBO 4
4. 高血圧治療薬：**6** 医療薬学 II，SBO 21
5. プロドラッグ：**3** 化学系薬学 II，SBO 23，**6** 医療薬学VI，SBO 17，**6** 医療薬学VII，SBO 26, 27

25・1 はじめに

オルメサルタン メドキソミル（日本での商品名：オルメテック，米国での商品名：Benicar，EU での商品名：Olmetec）は三共株式会社（現第一三共株式会社）で発見・開発された高血圧症治療薬である．オルメテックはアンギオテンシン II（Ang II）受容体拮抗薬（ARB）で，レニン-アンギオテンシン系（RA 系）を抑制する化合物であり，強い血圧低下効果と高い安全性をもち，優れた臓器保護作用も期待される薬剤である．日本で 5 番目，世界では 7 番目の ARB であるが，2013 年度には全世界での売上が 3000 億円を超え，“ベスト・イン・クラス”と評されている．

オルメテック（図 25・1）は一般名オルメサルタン メドキソミル〔イミダゾール環 4 位の置換基の化学構造由来（olme）に ARB のステムの -sartan をつなげた活性体（olmesartan）のメドキソミル（medoxomil）エステルが一般名の由来〕であり，プロドラッグである．体内に吸収されたオルメサルタン メドキソミルのすべては加水分解を受け，活性体であるオルメサルタンに変換される．これが後述する RA 系の Ang II 受容体の AT_1 サブタイプを遮断して血圧低下作用を示す．オルメサルタン生成後はさらなる代謝は受けずに排泄され，また CYP の誘導や阻害作用がない化合物である．

RA 系の研究は，1898 年にスウェーデンのカロリンスカ研究所において R. Tigerstedt 教授が腎臓由来の昇圧物質であるレニンを発見したことから始まる[1]．その後，世界各国で数多くの研究がなされ，RA 系が解明されていった．RA 系の主要経路を図 25・2 に示す[2]．肝臓で合成されたアンギオテンシノーゲンが腎臓から分泌されるレニンにより分解され，アンギオテンシン I（Ang I）が生成される．その後，おもに肺内皮細胞に存在するアンギオテンシン変換酵素（ACE）により 8 アミノ酸の Ang II が生成される．これが AT_1 や AT_2 受容体を活性化して種々の作用をひき起こす．Ang II のおもな作用は血管収縮，アルドステロン分泌，カテコールアミンおよびバソプレッシン分泌，Na 再吸収，細胞増殖，血管平滑筋細胞の炎症反応の誘発，糸球体沪過機能の調節などであり，これらは血圧上昇や

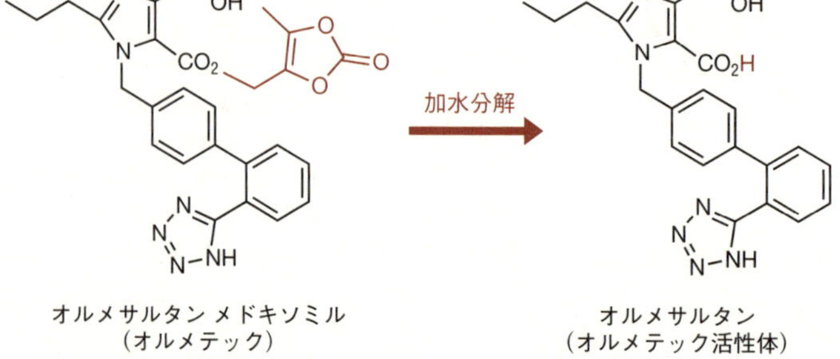

加水分解

オルメサルタン メドキソミル（オルメテック）

オルメサルタン（オルメテック活性体）

図 25・1　オルメサルタンの化学構造

臓器障害に関与する作用で，ほとんどが AT_1 受容体を介する．AT_2 受容体は AT_1 受容体の反対の作用をもつと考えられているが，生体ではほとんど発現しておらず，胎児期や傷害組織で発現がみられる．現在上市されている RA 系を抑制する降圧薬は直接的レニン阻害薬，ACE 阻害薬と ARB である[3]．

直接的レニン阻害薬は，RA 系の律速酵素であるレニンを阻害することにより，Ang I および Ang II 濃度を低下させ，AT_1 および AT_2 の作用を両方とも抑制する薬剤である．近年，レニン受容体がレニンやプロレニンと結合することで活性化することが報告されており，それも直接的レニン阻害薬が抑制できると期待されている．ACE 阻害薬は，Ang I を分解し Ang II を生成する ACE を阻害し，Ang II を低下させ AT_1 および AT_2 の作用を両方とも抑制する薬剤である．また，ACE 阻害薬はキニナーゼ II も抑制し，ブラジキニンを増加させる．このブラジキニンは NO を産生することから血圧低下作用や臓器保護作用に関与するが，空咳などの副作用の原因にもなっている．ARB は AT_1 受容体を遮断することにより Ang II の多くの作用を抑制する薬剤であるが，AT_2 の作用は抑制しない．逆に代償的に Ang II が上昇することにより AT_2 受容体を刺激することによっても血圧低下作用や臓器保護作用に関与していると考えられている．

25・2 高血圧症とは

日本人の死因の第 1 位は悪性新生物（がん）であるが，第 2 位，第 3 位は心血管系疾患の心疾患，脳血管障害で，二つを合わせると全体の 25％を超える．高血圧症は心血管系疾患の主要なリスク因子の一つであり，国民の約 25％が罹患する疾患である．大半は原因が特定できない“本態性高血圧”であり，遺伝因子や環境因子などいくつもの要因が複雑に絡み合っている．高血圧自体は特に自覚症状はなく進行していくが，高血圧が持続すると動脈硬化などの血管障害を誘発し，脳卒中，心臓病，腎臓病などを合併し，生命の危険にさらされるため，沈黙の殺人者（silent killer）ともよばれる疾患である．高血圧症治療の最終目的は，高血圧に伴う合併症（血管，脳，心臓，腎臓）を抑制することにある．そのためには血圧コントロールと臓器保護を考えた薬剤の選択が重要である．前述したとおり，高血圧の原因はいくつもの要因が関与していることから，降圧薬として多種類のメカニズムの薬剤が必要であり，その治療には複数の薬剤が必要になることが多い．

25・3 ARB 研究の開始まで

降圧薬はいくつものクラスの薬剤があり，医療への貢献度は非常に高いものがあるが，その歴史は 60 年程度のものである．1950 年代には交感神経節遮断薬，レセルピン，ヒドララジンが上市され，

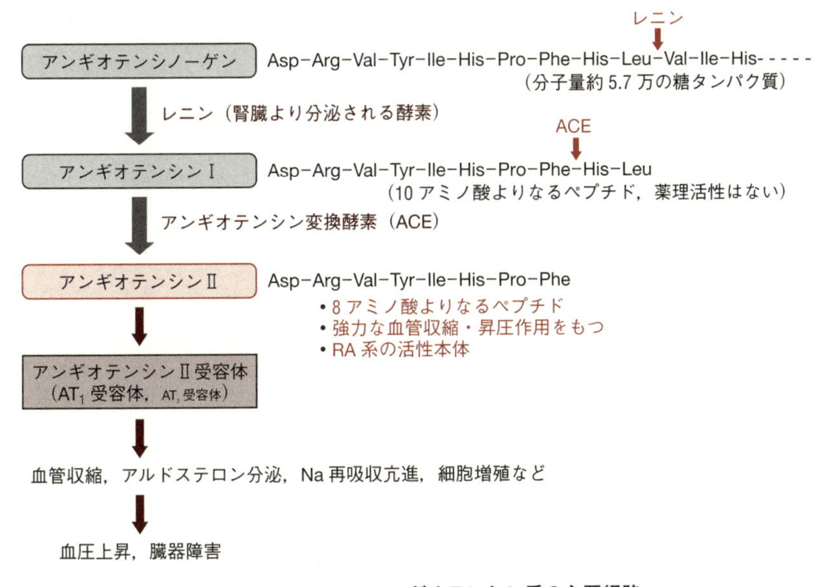

図 25・2 レニン–アンギオテンシン系の主要経路

効果的に血圧を低下させたが，問題となる副作用が多く，重症高血圧症患者以外にはほとんど使用されなかった．これらの降圧薬は高血圧に伴う症状や死亡は抑制するが，心血管イベントを抑制するために使用されることはなかった．1960年代になると副作用の少ない利尿薬が上市されるようになり，その後，β遮断薬，カルシウム拮抗薬が上市され，そして，初めてRA系を抑制する降圧薬としてACE阻害薬が上市された．このようにACE阻害薬以前に数種類のクラスの降圧薬がすでに上市されていたが，ACE阻害薬には血圧低下作用に加え，脳・心・腎などの臓器保護作用が報告され，高血圧症治療の最終目的である合併症の予防にも有効であることが示唆されていた．しかしACE阻害薬にも安全性に関する懸念があり，ブラジキニンを分解するキニナーゼⅡも阻害することにより，空咳などの副作用が生じるのが問題であった．また，レニンやACEを介さない経路によってもAngⅡが産生されることから，ARBなどのACE阻害薬以外のRA系抑制に基づく降圧薬が望まれていた．そんな中，DuPont社（現Merck社）が開発中のARB（DuP 753，後のロサルタン）の情報を得た．初の経口活性をもつARBである．これを機に製薬業界は世界的なARB開発競争に入り，三共でも1990年より本格的にARBの創薬研究が開始された．

25・4 三共におけるARBの研究

合成研究者は，薬理評価者の取得したデータを基に構造活性相関を考え，より高活性の化合物へ合成展開していく．スクリーニング系は受容体結合実験や酵素阻害実験のようなターゲットタンパク質を用いる系（*in vitro*），細胞系（*in vitro*），生体を用いる系（*in vivo*）があり，後に記載した系ほど条件が複雑になり，構造活性相関がとりにくい．また*in vivo*のスクリーニング系は，一般的に*in vitro*のスクリーニング系よりもばらつきが大きい．さらに*in vivo*のスクリーニング系は*in vitro*のスクリーニング系に比べてスループットが悪い．したがって，一次スクリーニングは通常*in vitro*系を用いることが多い．しかし，筆者らは*in vivo*系を選択した．これはACE阻害薬のテモカプリル（商品名：エースコール）の創薬経験に基づき，最終薬効への外挿性という観点からである．実際に*in vitro*の系である受容体結合実験ではオルメサルタンと同程度の抑制作用をもつ化合物はいくつもあったが，*in vivo*の効力ではオルメサルタンの効力に満たないものがほとんどであった．このように初期スクリーニング系をいかに組立てるかは，創薬の成否を左右する．

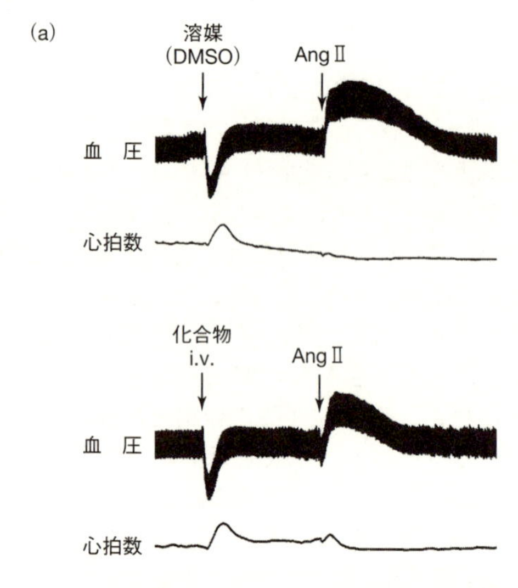

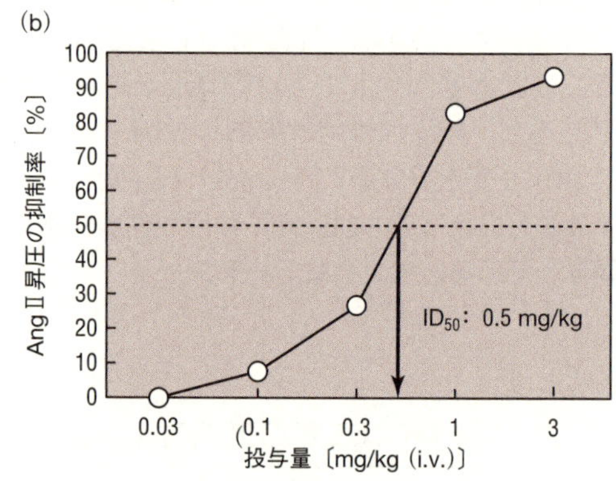

図25・3 ARBの*in vivo*スクリーニング方法

図25・3に三共で実施したARBのスクリーニングの例を示した．図25・3(a)が実チャートで，(b)がそれをグラフ化したものである．化合物の強さ（ID_{50}値）を図25・3(b)に示すようにグラフから算出し，化合物を選定していたが，(a)のチャートからはそのほかにも種々の情報が得られる．たとえば，化合物を投与した後の血圧変化（最初の急激な血圧低下は溶媒の影響），心拍数の変化，脈圧の変化などがチャートから読み取れる．また，*in vivo*の実験を行ううえでは，呼吸変動，耳や鼻の色，毛並みなども重要な情報になる．実際に実験する際には，ID_{50}値のような数値のみにとらわれる

のではなく，このような情報も重要である．

オルメサルタンをスクリーニングしたときのことを非常によく覚えている．スクリーニングは1匹の動物に低用量から化合物の静脈内投与を開始し，徐々に投与量を上げていき，Ang Ⅱの昇圧反応に対する抑制を検討していた．オルメサルタンは三共でARBの研究を開始して170番目の化合物であり，その頃になると，化合物の構造を見れば大体の効果の強さが予測できるようになっていた（予想よりも弱い化合物であることはしばしばあった）．その効果の予測を基にスクリーニングに用いる最初の化合物の投与量を決めていた．オルメサルタンに関しては，その最初の投与量で完全にAng Ⅱ昇圧を抑制するような，予測を大きく外れた非常に作用の強い化合物であった．そのときは，何か実験条件などを間違えたのだろうと思ったほどであったが，複数回実験をしてみて，やはり非常に強い化合物であることが確認できた．また，それまでの化合物は徐々に抑制作用が強くなっていったのだが，オルメサルタンは非常に急激に抑制作用が強くなっていた．この化合物は他の化合物と何かが違うと感じた瞬間であった．これはオルメサルタンの AT_1 受容体への強固な結合により受容体からの解離が遅く，前の投与量の抑制作用が残っていたためと考えられる．実際に実験する際には，数値のみにとらわれるのではなく，このような違いに気づくことも重要である．

オルメサルタンは非常に強い化合物であったが，一つ克服すべき問題があった．それは経口投与した際の吸収が非常に悪いことであり，ラットにおけるバイオアベイラビリティーは4.1％であった．この程度のバイオアベイラビリティーでは，通常は製品にならない．一般的に一つの化合物に複数の酸性基があると経口吸収性が悪くなる．しかし，オルメサルタンの AT_1 受容体への高親和性を維持するためには二つの酸性基が必要であった．

そこでわれわれは酸性基をエステルにしてプロドラッグ化することにした．まずはエチルエステルやメチルエステルのような単純で短いエステルを検討したが，まったく経口吸収性は改善しなかった．次の手段としてβ-ラクタム系抗菌薬のプロドラッグ化で用いられているエステルを検討したところ，メドキソミル〔(5-メチル-2-オキソ-1,3-ジオキソール-4-イル)メチル〕基によるエステル化でラットのバイオアベイラビリティーが21.5％と経口吸収性が約5倍に改善した．

25・5 スクリーニング後

スクリーニングで選ばれた化合物は，作用メカニズムの解析，降圧作用の確認の非臨床薬理試験に進む．そのほかに薬物動態試験や安全性試験が実施される．そこで問題がなければ臨床試験が始まる．オルメサルタン メドキソミルの場合には降圧作用以外にも腎保護作用や心保護作用など，臓器保護作用を示す非臨床薬理試験を数多く実施した．それらは製造販売承認の申請資料中に一部含まれているが，現在（2017年時点）の承認審査では効能・効果に直接関係ない薬理作用はあまり意味を成さないようである．しかしながら高血圧治療の最終目的である臓器障害の抑制を非臨床薬理試験で示すことは意味のあることである．

25・6 最後に

新たな化合物が発見されると，その領域の研究に

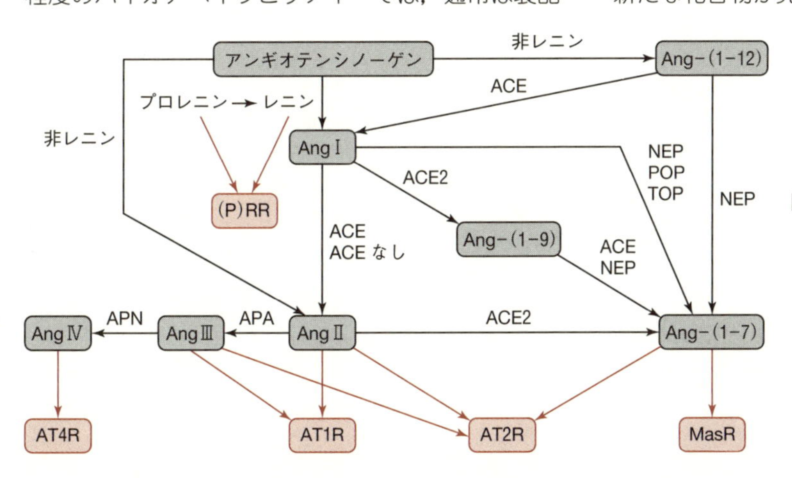

図25・4 広がりゆくレニン-アンギオテンシン系 ACE: アンギオテンシン変換酵素，ACE2: アンギオテンシン変換酵素2，AT_1: アンギオテンシンⅡタイプ1受容体，APA: アミノペプチダーゼA，APN: アミノペプチダーゼN，NEP: ネプリライシン，POP: プロリルオリゴペプチダーゼ，TOP: thimet オリゴペプチダーゼ．

大きな進展がみられるのはよくあることである．ARB に関しては，ロサルタンの発見以前よりアンギオテンシン受容体にいくつかのサブタイプがありそうなことはわかっていたが，クローニングもまだされておらず，明確にはされていなかった．1990 年当時，ARB の開発とともに，AT_2 受容体拮抗薬，AT_1・AT_2 デュアル拮抗薬も同時に研究されていた．AT_2 受容体拮抗薬や AT_1・AT_2 デュアル拮抗薬は医薬品にはなっていないが，現在の AT_1 や AT_2 受容体の生理作用に関する知見は，ARB に加えこれらのサブタイプ選択的な化合物の存在によるところが大きい．AT_2 受容体は AT_1 受容体の反対の生理作用をもっていることから，AT_2 刺激薬も開発候補として研究されている．また図 25・2 に示した RA 系は主要経路のみであり，実際には図 25・4 に示したようにさらに複雑である（これでもまだ一部である）[4]．オルメサルタンにより活性化することが知られている ACE2-Ang(1-7)-Mas 受容体系が近年注目されているが，まだ経口投与可能な Mas 受容体選択的な拮抗薬は存在していないため，Mas 受容体の生理的役割については十分解明されていない．今後，経口投与可能な拮抗薬の発見によりさらなる RA 系の解明が進むことに期待したい．

25・7 後進へのメッセージ

近年 IT が進歩し，医療の世界でもビッグデータの時代がやってきている．しかし，実際に研究する場合，数値に表れない重要な情報が数多く存在する．前述しているが，特に *in vivo* 実験ではこのような情報が非常に重要になることも多い．ぜひ数値以外の情報も活用して研究を推進して欲しい．

参 考 文 献

1) L. S. Marks, M. H. Maxwell, ‘Tigerstedt and the discovery of renin. An historical note’, *Hypertension*, **1**, 384–388 (1979).

2) F. Fyhrquist, O. Saijonmaa, ‘Renin-angiotensin system revisited’, *J. Intern. Med.*, **264**, 224–236 (2008).

3) S. A. Atlas, ‘The renin-angiotensin aldosterone system: pathophysiological role and pharmacologic inhibition’, *J. Manag. Care Pharm.*, **13** (**Supple S–b**), S9–S20 (2007).

4) P.Balakumar, G. Jagadeesh, ‘A century old renin-angiotensin system still grows with endless possibilities: AT_1 receptor signaling cascades in cardiovascular physiopathology’, *Cell Signal*, **26**, 2147–2160 (2014).

実践例 26 独創的なコンセプトと新規化合物の運命的出会い──ピオグリタゾン塩酸塩の創製[1)]

杉山泰雄，百瀬　祐

関連する SBO（本シリーズ他巻）

1. インスリン：4 生物系薬学 II，SBO 30
2. 血統の調節：4 生物系薬学 II，SBO 34
3. 糖尿病：6 医療薬学 III，SBO 15, 23
4. 細胞内（核内）受容体：4 生物系薬学 I，SBO 55

26・1 一般名の由来

今日，チアゾリジン系インスリン抵抗性改善薬とよばれるこのカテゴリーについては，武田薬品工業（以下タケダ）が世界で初めてシグリタゾンを臨床に進めた．AD-4833 は，シグリタゾンの後継品として語尾にグリタゾンとすることは決めていたが，化学名の一部，2-(5-ethyl-2-pyridyl)ethoxy- から 3 文字を選び，頭に epi- や pio- などをつけることを検討した結果，"pioneer" に通じるとして "pio-" を選定し，ピオグリタゾン（pioglitazone）と命名した．

26・2 製品がもたらした社会的・時代的意義

糖尿病治療薬として，世界初の大血管障害の発症抑制効果を証明

経口糖尿病治療薬としては，1950 年代に製品化されたスルホニル尿素系薬（SU 薬）やビグアナイド系薬以来の強力で大型の製品である．また，インスリン抵抗性を改善するという，これまでのものとはまったく作用機序の異なる治療薬である．ピオグリタゾン塩酸塩（商品名：アクトス）は，強力な抗糖尿病作用や脂質代謝改善作用を示すにとどまらず，2005 年には欧州 19 カ国で実施された大規模臨床試験 PROactive で，心血管死，心筋梗塞や脳卒中など大血管障害の発症を抑制することが証明された．これは，インスリン抵抗性の改善が大血管障害の発症を抑制する可能性を示す注目すべき臨床成績であった．

26・3 研究開発の契機

肥満と心臓病に着目した三つのアプローチ

1950 年代米国に留学していた中央研究所の鈴置は高度成長期の米国において，高カロリー食の摂取により，高血圧，糖尿病，高脂血症（現在は脂質異常症），心臓病などが社会的問題となっていた点を見逃さなかった．1960 年代初頭，タケダの中央研究所生物研究グループでは，肥満がすべての成人病（現在は生活習慣病）の根源にあり，肥満を克服すれば多くの成人病が抑えられるに違いないという，当時としては非常に大胆な発想に沿って研究を展開していたが，1965 年から，循環器系疾患の予防・治療を最終目的として，代謝性疾患を危険因子とする仮説のもとに三つのアプローチに着手した．その三つとは，肥満，糖尿病，脂質異常症（高脂血症）などの代謝性疾患が心臓病の原因となることから，抗肥満薬を開発すること，脂質低下薬を開発すること，そして，当時は，肥満型糖尿病のモデル動物がなかったことから，それを確立した後に糖尿病治療薬を開発することであった．

KK マウスの導入がインスリン抵抗性という概念に発展

生物研究所の岩塚らは，糖尿病を発症する KK マウスのことを聞きつけ，1963 年に名古屋大学と共同研究を開始してそのマウスを導入し，1965 年から本格的に肥満糖尿病の研究を開始した．KK マウスは，導入当初，通常の飼育では糖尿病にならなかったが，肥満させることにより糖尿病を発症した．また，当時開発されて間もないラジオアイソトープを用いたインスリン測定により，血中インスリンが顕著に高く，インスリンはあっても作用しない状態，つまりインスリンの作用効率がきわめて悪いことが予測された．その後，KK マウスには多遺伝子に起因するインスリン抵抗性が存在することが証明された．糖尿病の患者でも血中インスリンが高いという症例報告もあった．当時はメタボリックシンドロームやインスリン抵抗性，あるいはインスリン耐性という言葉はもちろん，概念さえ存在していない時代であった．

肥満した KK マウスはインスリン抵抗性となるた

め糖尿病を発症する，つまり，このマウスで血糖を低下させる化合物はインスリン抵抗性を改善するに違いない，この考えがピオグリタゾンの創製につながるすべてのはじまりであった．

26・4 研究開発のエピソード：非臨床研究

KK マウスと悪戦苦闘して実証：糖尿病発症のメカニズム

前述のように，KK マウスを導入したもののタケダで飼育されたマウスは名古屋大学で飼育されたものよりも少し小さく，当初はまったく糖尿病にならなかった．しかし，生物研究所の松尾ら[2]はその違いが餌の違いにあることを突き止め，高カロリー食を食べさせて体重を増やしたところ，見事に肥満して糖尿病を発症した．また，満腹中枢を障害しても過食となり，肥満して糖尿病を発症した．KK マウスはあたかもヒトにおける糖尿病予備軍に相当するマウスであった．すなわち，糖尿病は何らかの糖尿病関連遺伝子をもつ人に，生活習慣，特に過剰なカロリー摂取などの環境要因が加わることによって発症するのではないかということが，KK マウスを用いて実証された．

KK マウスの進化形：KKA^y マウス，Wistar fatty ラット

KK マウスに糖尿病を発症させるには高カロリー食を与えるなど手間と時間がかかり，化合物を薬効評価するためには自然に糖尿病を発症するマウスを開発する必要があった．そこで岩塚ら[3]は名古屋大学と共同で，KK マウスに交配によって肥満遺伝子 A^y を導入し，1967 年には KKA^y マウス（自然発症肥満糖尿病マウス，図 26・1a）を確立した．この KKA^y マウスは過食により肥満をひき起こし，自然に糖尿病を発症した．1974 年，安定供給が可能となったこの KKA^y マウスを用いて抗糖尿病薬のスクリーニングが開始された．

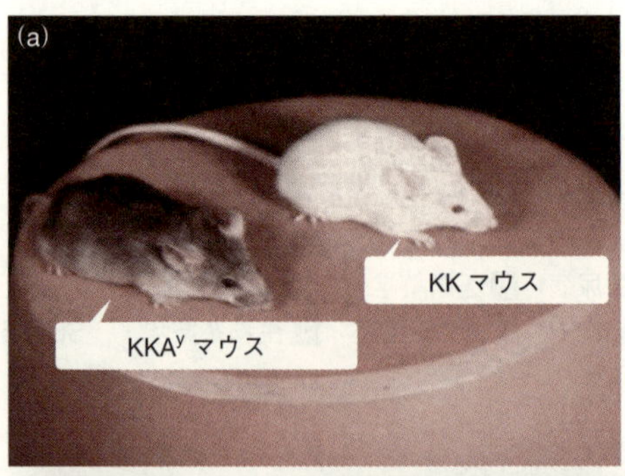

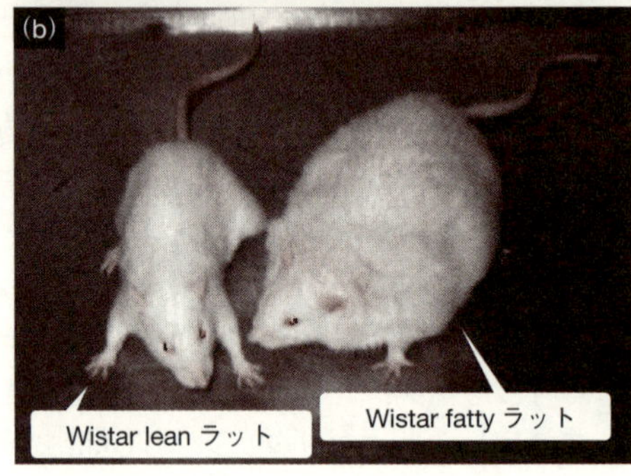

図 26・1 KK マウスと KKA^y マウス（a），Wistar lean ラットと Wistar fatty ラット（b）

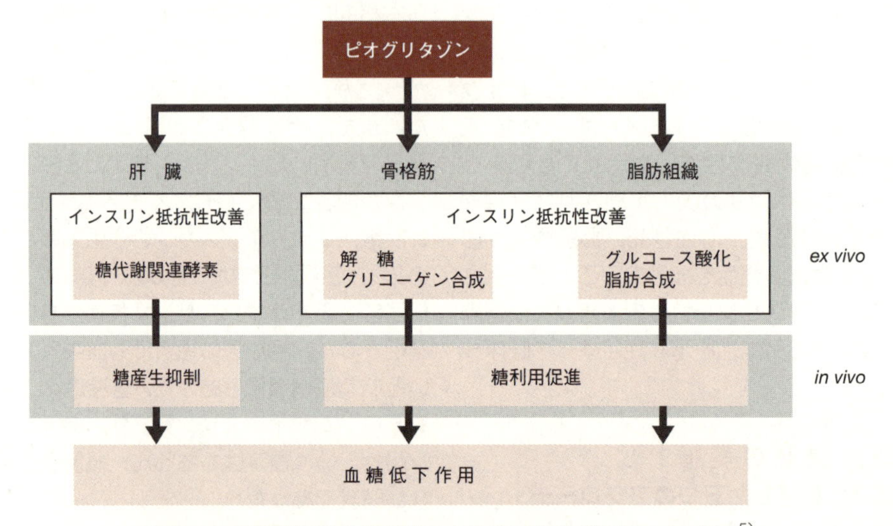

図 26・2 肥満糖尿病モデル動物における血糖低下作用のメカニズム[5]

さらに，マウスは体が小さく，糖尿病の発症メカニズム解明のための実験には限界があることから，KKA^{y} マウスと同様の症状を示す病態モデルラットの確立を目指し，生物研究所の池田ら[4)]は1981年にWistar fattyラット（図26・1b）の創出に成功した．方法論としては，インスリン抵抗性をもつラットに肥満を加えれば糖尿病を発症するに違いないとの考えに基づく．京都大学からすでに導入されていた自然発症高血圧ラットの元の系統，Wistar Kyotoラットが軽度なインスリン抵抗性を示すことがわかり，このラットと遺伝的に肥満するZucker fattyラットとの交配を重ねて生まれたのがWistar fattyラットである．このラットは予想どおり肥満糖尿病を示し，糖尿病の発症メカニズムやピオグリタゾンの作用機序解明に絶大な威力を発揮することになった．

ピオグリタゾンは*ex vivo*で，骨格筋や脂肪組織の糖代謝・脂質代謝にみられるインスリン抵抗性を軽減，肝臓の糖代謝関連酵素の誘導・抑制にみられるインスリン抵抗性を改善する．また，*in vivo*でもインスリン抵抗性を改善し，筋肉・脂肪組織の糖利用を促進し，肝臓の糖産生を抑制することにより血糖を低下させる[5)]（図26・2）．

ピオグリタゾンの源流に辿り着いたのもKKA^{y}マウスによる成果

KKA^{y} マウスを使った抗糖尿病薬のスクリーニングが1974年に開始され，AL-294という化合物（図26・3）がヒットした．AL-294は，1969年

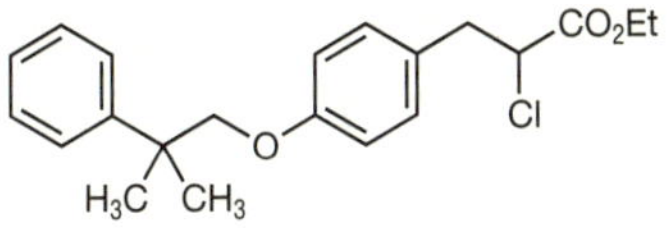

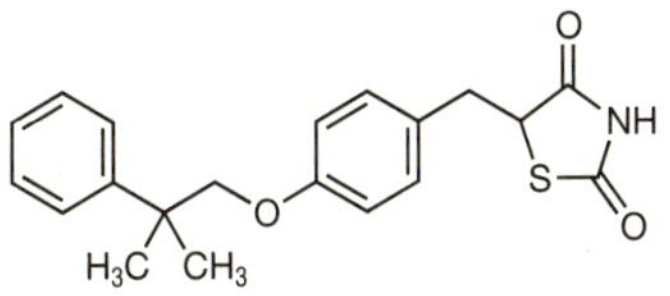

図26・3　AL-294とAL-321の構造

から化学研究所の川松らと生物研究所の羽室らが協同で始めた高脂血症治療薬プロジェクトにおいて，当時の治療薬であるクロフィブラートをリード化合物として誘導化され，血中トリグリセリド低下作用が強いとして注目された化合物であった．図らずも抗糖尿病作用を示したAL-294ではあったが，油性物であり，構造的にも安定性が懸念されたことから，さらなる合成研究が進められ，安定な結晶で，かつさらに活性が増強されたチアゾリジンジオン誘導体AL-321（図26・3）に到達した（1975年）[6),7)]．AL-321は，現在グリタゾン系とよばれる一連のチアゾリジンジオン系抗糖尿病薬の嚆矢（こうし）である．このAL-321をリード化合物として，1977年に川松らと生物研究所の藤田らはインスリン抵抗性改善薬プロジェクトを開始した．

KKマウスの導入から23年かかりピオグリタゾンにたどり着く

AL-321発見以降も，さらなる誘導化が実施され，最終的に側鎖にシクロヘキサン環をもつADD-3878（図26・4）が開発候補化合物として選択された（1978年）[8),9)]．ADD-3878は薬効，物性，安全性の精査が行われ，1981年シグリタゾン（ciglitazone）と命名され，この系統の薬剤（インスリン抵抗性改善薬）としては初めて臨床試験に入ったが，薬効不足により開発中止となった（1983年）．

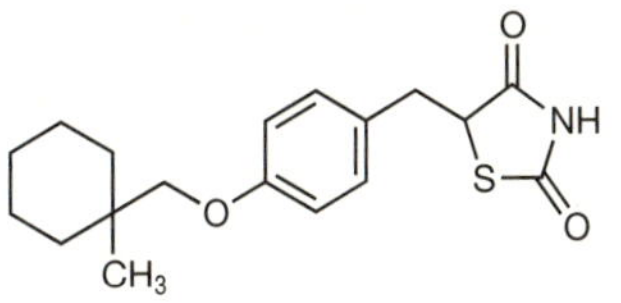

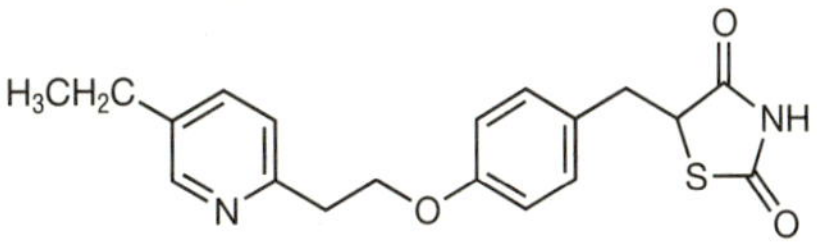

図26・4　ADD-3878とAD-4833の構造

シグリタゾン発見以降も，化学研究所の目黒らはさらなる薬効増強を目指し誘導化を継続していたが，シグリタゾンの代謝物がシグリタゾン自体よりも薬効が強いという結果を受け，親水性置換基導入を試みた結果，ピリジン環をもち，シグリタゾンより5〜8倍活性が強い一連の化合物群を見出した．1982年にこれらのなかからAD-4833（図26・

4)，すなわちピオグリタゾン（pioglitazone）が見いだされた[10〜13]．

この頃，国内外の製薬企業多数がチアゾリジンジオン誘導体の合成研究に参入しはじめ，特に三共（現・第一三共）のトログリタゾンが臨床試験入りするなど，競争が激化していた．ピリジン系以外にも，シグリタゾンより約600倍活性が強いオキサゾール系化合物AD-5061，AD-5075なども見いだしたが[14)]，数多くの毒性試験を実施した結果，最終的に安全性を重視して，AD-4833を開発候補化合物として選択した．

26・5　研究開発のエピソード：非臨床研究 薬理・動態・毒性部門の協力で問題を解決

ピオグリタゾンは再結晶精製の際に溶媒を取込む性質があり，当初は酢酸付加物（AD-4833・1/3酢酸）での開発が検討されたが，製剤製造過程での酢酸の放出による不均一性が問題となり，臨床試験は塩酸塩（ピオグリタゾン塩酸塩，pioglitazone hydrochloride）で実施することになった．塩の問題以外にも，イヌ高用量試験時の経口吸収性の低さを補うため，クエン酸を付加した顆粒製剤を用いるなど，物性面で苦労した事柄は多い．

ピオグリタゾンは不斉炭素を一つもつラセミ体である．キラルカラムクロマトグラフィーによる分離・分取は可能だが，不斉合成は難しい．薬理および動態部門の努力で，光学活性体はラット体内で容易にラセミ化すること，また*in vivo*の薬効に差がないことが証明され，ラセミ体で開発することに問題がないと判断された．

グリタゾン系統の化合物では，動物への反復投与試験において，貧血，心肥大といった変化がみられる．ピオグリタゾンは，なかでもそれらの変化が少ないとして選択した化合物であったが，サル13週間経口投与試験において，心重量の変化により無毒性量が決定できなかった．しかし，さらに長期のサル52週間経口投与試験において，32 mg/kg/日の用量でも心重量の増加がみられなかったことから，安全性は担保できると判断された．また，こうした心重量変化は，ピオグリタゾンの直接的な心臓への作用によるのではなく，体液貯留作用を介した二次的な変化であることも解明された．さらに，がん原性試験において，ラットの雄にのみ膀胱腫瘍の発現頻度増加が認められたが，毒性部門における詳細な検討の結果，腫瘍発現メカニズムを解明するとともに，ラットに特異的な変化と結論づけられた．

26・6　研究開発のエピソード：臨床開発 共同開発会社が離脱するもプロジェクトを継続させた研究員の熱意

米国Upjohn社（現Pfizer社）とは，1980年からシグリタゾンの共同開発で手を組み，1985年から本薬の共同開発を推進した．1989年，米国における臨床開発を開始したが，1990年代初期に，Upjohn社は臨床試験での薬効が予想よりも弱いという理由で共同開発から手を引いてしまい，米国での開発は中止された．その後，日本での臨床開発を進めながら米国の臨床試験再開の糸口を探り，1995年，医薬開発本部の大林らはFDAとの事前協議も実施したうえで，臨床試験再開にこぎつけた．

その後は日米ともに順調に開発が進行し，欧州での開発も開始され，最終的に1999年日米で，2000年欧州でピオグリタゾン発売となった．

また，当時三共（2017年現在の第一三共）が開発していたチアゾリジンジオン誘導体トログリタゾンが順調に推移していたことも，タケダの不屈の精神を奮い立たせ，その熱気が会社全体に浸透し，苦労の連続にもかかわらず研究開発を継続できた要因の一つとなった．

26・7　ピオグリタゾン開発で得られたもの 画期的な2型糖尿病の治療法

インスリン抵抗性改善というまったく新たな作用により，肥満型糖尿病の成因に沿った画期的な治療薬を提供した．患者の良好な血糖コントロールと糖尿病合併症の抑制に大きく貢献しており，糖尿病治療の世界を変えたといえる．すなわち非臨床および臨床試験において，さまざまな他の血糖低下薬との併用に関する試験が実施され，SU薬，メトホルミン，インスリン製剤，ボグリボース（商品名：ベイスン）などとの併用効果が明らかにされた．これにより，ピオグリタゾンを中心とした薬剤療法の指針が提供されることになった．

“インスリン抵抗性”という用語

KKA^{y}マウスおよびWistar fattyラットで共通している点は，血中インスリン値，血糖値が異常に高い点である．すなわち，末梢組織でインスリンが十分に作用しないために，高血糖をきたし，インスリン要求量がますます増大するという悪循環が生まれていることを示している．当時，ヒトの成人型糖尿病においても同様の現象が認められることがわかり，糖尿病研究では，糖尿病モデル動物を用いてインスリン抵抗性のメカニズム解明が進み，それとともに関連研究が活発になることでインスリン抵抗性あるいはインスリン耐性という言葉が広く認知されるようになった．ちなみに，肥満により脂肪細胞が肥大してインスリン抵抗性は起こるが，糖尿病発症には肥満に加えて遺伝素因が必要とされている．Wistar fatty ラットを用いたタケダの研究では，肝臓にもインスリン抵抗性が存在し，それが糖尿病発症に重要であることもわかっている[4)]．

チアゾリジンジオン誘導体創出と核内受容体 PPARγ

タケダが最初のチアゾリジンジオン系化合物AL-321を創出して以来，国内外ほとんどすべての製薬会社で本系統のインスリン抵抗性改善薬の合成研究が手がけられ，10以上のチアゾリジンジオン誘導体が臨床試験に進められた．しかし，発売までこぎ着けたのは，トログリタゾン〔商品名：ノスカール，1997年発売（2000年販売中止），三共，Warner Lambert（当時）〕，ロシグリタゾン〔商品名：アバンディア，1999年発売（日本未発売），Glaxo Wellcome（当時）〕とピオグリタゾンの3製品のみである．

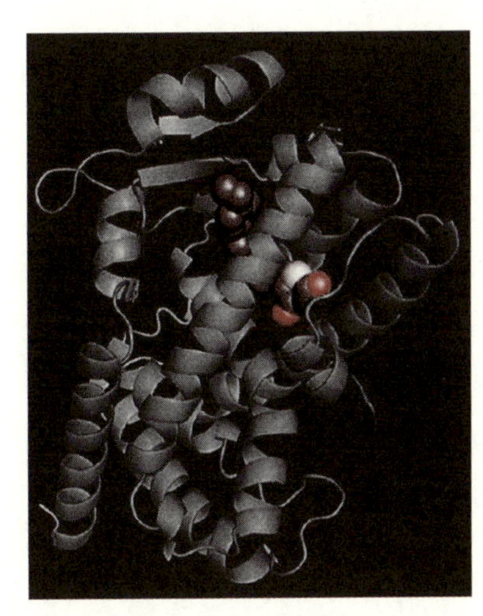

図26・5　ピオグリタゾンとPPARγリガンド結合ドメインの複合体結晶構造[5)]

一方，1990年代なかばに，PPARαが肝臓でペルオキシソーム増生を活性化する細胞内（核内）受容体として発見され，引き続き，PPARγがそのサブタイプとして見いだされた．さらにチアゾリジンジオン誘導体がそのリガンドであることが見いだされたことを契機に（図26・5），インスリン抵抗性や血糖低下との関連研究がさらに促進され，非チアゾリジンジオン誘導体を含め多数のPPARγアゴニストが治療薬を目指して臨床試験に入ったが，上記3製品以後承認された化合物はない．いかに本系統の研究開発が難しいかがわかる．

大血管障害予防

タケダが2005年に19カ国で実施した大規模臨床試験PROactiveで，心筋梗塞や脳卒中など大血管イベントを抑制するとの成績は特筆すべきで，インスリン抵抗性の改善が大血管障害の予防につながる可能性を示した成績といえる．これらの成績から学ぶことは，苦労して販売までたどり着けた製品であっても，また同じ作用機序の薬であっても販売後の運命はわからないということである．生活習慣病などサロゲートを指標とする治療薬領域では，大血管イベントなどエンドポイントを見据えた治療薬の研究開発が必須といえる．

26・8　ピオグリタゾンの創製は創造と継続のたまもの

ピオグリタゾンの創製は，独創的なコンセプトに基づく肥満糖尿病モデル動物創出と新規チアゾリジンジオン骨格との出会いに始まった．出会えたのは，循環器疾患治療を目指して複数のプロジェクトを進めたことによる．最初に始めた高脂血症治療薬プロジェクト自体は中止になったが，KKA^{y}マウスとの出会いを契機に，合成研究者が苦労するなかでチアゾリジンジオン骨格を生み出した．一方，肥満糖尿病モデルプロジェクトは，生物研究者がKKマウス導入時から苦労する中でKKA^{y}マウスを生み出し，チアゾリジンジオンに出会い，さらにインスリン抵抗性の概念とそのメカニズム解明へとつながった．その後，インスリン抵抗性改善薬プロジェクトを開始してから発売までには長い年月とたゆまぬ努力を要したが，プロジェクトに関わった全員が薬を世に出して治療に貢献するという執念をもち，それを次の時代の研究者が受け継ぎ，あきらめず継続したことが成功につながったといえる.

参考文献

1) 本稿は武田薬品工業株式会社発行の "History of Innovative Research and Drug Discovery at TAKEDA" の原稿の一部を改変し，転載.
2) T. Matsuo, A. Shino, 'Induction of diabetic alteration by goldthioglucose-obesity in KK and C57BL mice', *Diabetologia*, **8**, 391-397 (1972).
3) 岩塚寿, "内科シリーズ3 糖尿病のすべて", 第2版, p.165-174, '実験的糖尿病', 南江堂 (1980).
4) H. Ikeda, A. Shino, T. Matsuo, H. Iwatsuka, Z. Suzuoki, 'A new genetically obese-hyperglycemic rat (Wistar fatty)', *Diabetes*, **30**, 1045-1050 (1981).
5) 杉山泰雄，村瀬勝人，池田衡，'チアゾリジン誘導体の薬理作用機序'，日本臨牀（特集：インスリン抵抗性改善薬），**58**, 370-375 (2000).
6) 目黒寛司，'新しい糖尿病治療薬を求めて'，ファルマシア，**27**, 899-902 (1991).
7) T. Sohda, K. Mizuno, H. Tawada, Y. Sugiyama, T. Fujita, Y. Kawamatsu, 'Studies on Antidiabetic Agents. I. Synthesis of 5-[4-(2-Methyl-2-phenylpropoxy) benzyl]thiazolidine-2,4-dione (AL-321) and related compounds'. *Chem. Pharm. Bull.*, **30**, 3563-3573 (1982).
8) T. Sohda, K. Mizuno, E. Imamiya, Y. Sugiyama, T. Fujita, Y. Kawamatsu, 'Studies on Antidiabetic Agents. II. Synthesis of 5-[4-(1-Methylcyclohexylmethoxy) benzyl]thiazolidine-2,4-dione (AD-3878) and its derivatives', *Chem. Pharm. Bull.*, **30**, 3580-3600 (1982).
9) T. Fujita, Y. Sugiyama, S. Taketomi, T. Sohda, H. Iwatsuka, Z. Suzuoki, 'Reduction of insulin resistance in obese and/or diabetic animals by 5-[4-(1-Methylcyclohexylmethoxy)benzyl]thiazolidine-2,4-dione (AD-3878, U-63,287, ciglitazone), a new antidiabetic agent', *Diabetes,* **32**, 804-810 (1983).
10) T. Sohda, Y. Momose, K. Meguro, Y. Kawamatsu, Y. Sugiyama, H. Ikeda, 'Studies on antidiabetic agents. Synthesis and hypoglycemic activity of 5-[4-(pyridylalkoxy)benzyl]-2,4-thiazolidinedione', *Arzneim. -Forsch./Drug Res.*, **40**, 37-42 (1990).
11) H. Ikeda, S. Taketomi, Y. Sugiyama, Y. Shimura, T. Sohda, K. Meguro, T. Fujita, 'Effects of pioglitazone on glucose and lipid metabolism in normal and insulin resistant animals', *Arzneim. -Forsch./Drug Res.*, **40**, 156-162 (1990).
12) Y. Sugiyama, S. Taketomi, Y. Shimura, H. Ikeda, T. Fujita, 'Effects of pioglitazone on glucose and lipid metabolism in Wistar fatty rats. *Arzneim. -Forsch./Drug Res.*, **40**, 263-267 (1990).
13) Y. Sugiyama, Y. Shimura, H. Ikeda, 'Effects of pioglitazone on hepatic and peripheral insulin resistance in Wistar fatty rats. *Arzneim. -Forsch./Drug Res.*, **40**, 436-440 (1990).
14) T. Sohda, K. Mizuno, Y. Momose, H. Ikeda, T. Fujita, K. Meguro, 'Studies on Antidiabetic agents 11. novel thiazolidinedione derivatives as potent hypoglycemic and hypolipidemic agents', *J. Med. Chem.*, **35**, 2617-2626 (1992).

研究例 27 ファーマドリームの実現 ― アルツハイマー型認知症治療薬ドネペジルの創製

杉本八郎

関連する SBO（本シリーズ他巻）

1. アセチルコリン・アセチルコリンエステラーゼ・アセチルコリン受容体：4 生物系薬学 II，SBO 27, 6 医療薬学 I，SBO 4, 30
2. アルツハイマー型認知症：6 医療薬学 I，SBO 46

27・1 ファーマドリーム

一粒の錠剤が病気で苦しむ患者を救うことができる．患者だけでなく家族とその患者に関わる多くの人々まで救うことができる．それが創薬の醍醐味である．その新薬の開発によって企業は世界的な製薬企業に発展することができる．そのことを私たちはファーマドリームとよんでいる．ドネペジル（商品名：アリセプト）の創製はまさにファーマドリームを実現した一つの典型といってもよいだろう．筆者の夢は詩人になるか小説家になることだった．しかし，家が貧しいために工業高校に進みエーザイに入社した．大学は中央大学理工学部の夜間部を卒業した．社内では高卒の学歴である．高卒のレベルでは一人前の研究員にはなれない．若いときはいろいろと苦労をした．しかし，その苦労があったからドネペジルの創製に成功したともいえる．

生涯を苦労の中で生きてきた筆者の母に対して“何としても親孝行がしたい”と心に決めていた．しかし，その母が認知症になったのである．母は息子である筆者の顔も認識できなくなってしまった．当時は認知症の薬はない．“よし，それなら自分で認知症の薬をつくろう”と心に固く誓った．苦節15年，ドネペジルはまず米国で新規化学構造では世界で初めてのアルツハイマー型認知症治療薬として承認されたのである．1997年2月5日ジョージア州アトランタでドネペジルの新発売大会が開かれた．その大会はエーザイのMRと販売提携しているPfizer社のMRが総勢2,500名集まった．その席上，筆者は開発者を代表してスピーチをさせていただいた．筆者は2,500名の人々から盛大なスタンディングオベーションを受けたのである．これは生涯忘れることができない出来事であった．まさしく自身のファーマドリームの実現であった．同時にエーザイのファーマドリームの実現でもあった．ドネペジルの成功でエーザイは一気に世界のエーザイになったのである．

27・2 ドネペジル塩酸塩の発見

コリン仮説

1970年代にP. Davies[1]らやE. K. Perry[2]はアルツハイマー型認知症の発症にはアセチルコリン作動性神経の障害と記憶が深く関わることを報告した．ここからコリン仮説が生まれた．コリン仮説はドネペジルの作用機序でもあるので少し説明してお

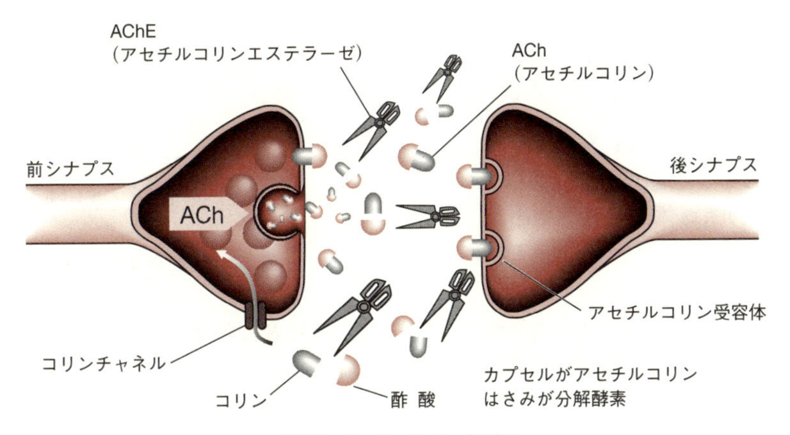

図27・1 コリン仮説

く．神経伝達物質であるアセチルコリン（ACh）は記憶と深くかかわる重要な物質であるが，増えすぎると重篤な副作用を示す．たとえば，縮瞳（瞳孔が小さくなり目の前が真っ暗になる），流涎（よだれを流す），筋肉痙攣，さらに呼吸困難になって死亡することもある．そのため，生体には増えすぎるアセチルコリンを分解する酵素がある．それがアセチルコリンエステラーゼ（AChE）である（図27・1）．しかし，アルツハイマー型認知症の患者はもともとアセチルコリンが減少したために記憶が障害されるので，AChE を阻害すればアセチルコリンが増えて記憶が改善される．これがコリン仮説である．このコリン仮説に基づいて成功したアルツハイマー型認知症治療薬にはタクリン（Warner Lambert 社，しかし現在は使われていない），ドネペジル（エーザイ），リバスチグミン（Novartis 社）そしてガランタミン（Janssen 社）がある．従来から AChE の阻害作用があるといわれている化合物にフィゾスチグミンとタクリンがある．前者はカラバルマメという豆から単離されたアルカロイドの一種である．後者は，元は抗菌薬の開発のために合成された化合物である．その後これらの化合物は AChE 阻害作用があることがわかり，小スケールでの臨床試験を実施されていたが成功しなかった．その意味でこの時点ではコリン仮説はあまり見向きもされない仮説になっていた．

偶然の発見から出発

誰も見向きもしないコリン仮説を筆者らが取上げたことは偶然とはいえ幸運だった．もし大手製薬企業がコリン仮説で研究を開始していたら（その後はたくさんの企業が参入したが…）筆者らの成功は1番の名誉は得られなかったかもしれない．

コリン仮説の研究の着手は手がかりとしてタクリンの誘導体からスタートした．しかし，タクリンは肝機能障害などの副作用が問題になっていた．そのため，筆者らはタクリンの副作用を回避したものを目指してタクリンの誘導体の合成を始めた．しかし，毒性が強くてタクリンからの合成展開は断念せざるをえなかった．

そんなときに筆者のグループでは脂質異常症（高脂血症）の薬の研究もやっていたが，そのなかの一つの化合物 ***1***（図27・2）がアセチルコリン（ACh）を増加することを偶然発見した．脂質異常症の薬理の担当者が“この化合物はアセチルコリンを増やすかもしれない”といった一言がヒントになった．その化合物はラットで縮瞳や流涎などを示したのだ．この偶然の発見がドネペジル創出の端緒となった．AChE の阻害作用を測定したところその化合物は IC_{50} が 620 nmol/L だった．通常シード化合物の条件として IC_{50} が 1,000 nmol/L 以下であれば良しとされている．早速シード化合物として合成を展開した．1年ほどで IC_{50} が 8.5 nmol/L まで阻害活性は向上した（化合物 ***2***，図27・2）．しかし，その化合物はラットの健忘症モデルで効果を示さなかった．原因をいろいろと調べたところ種差があることが判明した．はじめに使用した AChE の酵素は市販の電気うなぎから採取した酵素であったが，ラットの脳から採取した AChE 酵素で測定したら IC_{50} が 340 nmol/L だった．結局ラットの健忘症モデルには有効な IC_{50} ではなかったのだ．以後はすべてラット脳由来の酵素を使用して研究を続行した．3年間で約700化合物を合成し，そのなかから化合物 ***3***（図27・2）を得ることができた．化合物 ***3*** の IC_{50} は 0.6 nmol/L で当時は世界最強の AChE 阻害作用を示した．しかし創薬研究は山あり谷ありで良いことばかりは続かない

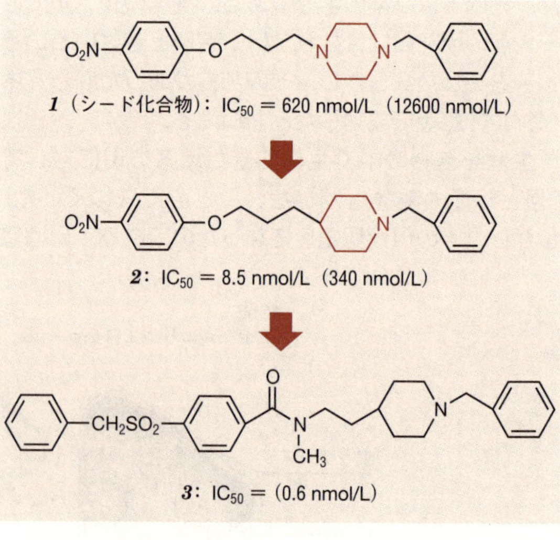

O_2N — O — N — N
1（シード化合物）：IC_{50} = 620 nmol/L（12600 nmol/L）

O_2N — O — N
2：IC_{50} = 8.5 nmol/L（340 nmol/L）

CH_2SO_2 — O — N — CH_3 — N
3：IC_{50} =（0.6 nmol/L）

図27・2　世界最強の AChE 阻害作用

化合物 ***3*** は臨床試験に入る前にイヌの体内動態を調べたところバイオアベイラビリティー（生物学的利用能）が2%だった．これは肝臓で速やかに分解されてしまうことが示唆された．3年間でよう

やくたどり着いたと思った化合物に思わぬ落とし穴があったのだ．通常探索研究の初期の段階では化合物の量が少なくて済むことからマウスやラットなどの小動物で実験を進めるが，研究の後半からはイヌやサルの大動物を使うことが多い．世界最強の化合物 ***3*** はイヌの体内動態の実験でバイオアベイラビリティーが 2％しかなかったのだ． 当然臨床開発の研究者は大反対であった．研究の受け皿である臨床開発サイドが認めないものを進めることはできないということで本プロジェクトは終結した．

しかし，どうしてもここで諦めることはできなかった．プロジェクトの名前 BNAB から BNAG と変えて新たな出発となった．

ドネペジルへの展開[3),4)]

3 年間に渡り多くの化合物を合成してきたことから *in vitro* の薬効を強くするためのドラッグデザインは熟知していた．唯一体内動態（バイオアベイラビリティー）の改善が筆者らの目標になった．肝臓で分解されにくい化合物を得るまでは悪戦苦闘の連続だった．ドラッグデザインではアミド結合をケトンに変え，さらにそれを環状にしたインダノンに変換した化合物を見いだした（図 27・3）．それがドネペジル（開発略号：E2020，商品名：アリセプト）であった．ドネペジルはイヌにおけるバイオアベイラビリティーは 60％，ラットでは 40％という値であった．これは当初予想していた値を上回るものであった．ドネペジルは代謝的に非常に安定な化合物で臨床試験において 1 日 1 回の投与を可能にした．

ドネペジルの薬理作用

ドネペジルの薬理作用を代表的な *in vivo* 実験（*in vivo*：動物モデルを使った実験）の一つである学習障害モデルで調べた．このモデルでは，前脳基底部マイネルト核（NBM）をイボテン酸（神経毒）により破壊するとラットの脳内の ACh 含量が低下して，学習障害を示す．その結果，正常ラットを明室に置くとその習性により暗室に入る．ラットが暗室に入ったとき，床に電気を流してショックを与える．正常ラットは暗室に入ると危険であることを学習するが，NBM を破壊されたラットは学習障害を起こしているので再び明室に置くと容易に暗室に入ってしまう．この暗室に入るまでの時間が薬物によって延長されるかどうかで薬効を判定した．ドネペジルは経口投与で有意の改善効果を示した．

ドネペジルの臨床治験[5)]

ドネペジルは日本では 1989 年に第 I 相臨床試験が開始された．米国では 1991 年より第 I 相臨床試験が始まった．ドネペジルの米国における臨床試験はきわめて順調に進行し，最終的に薬効が判定される第 III 相試験は軽度および中等度のアルツハイマー型認知症患者にプラセボ（偽薬）群，ドネペジル投与群（5 mg および 10 mg，1 日 1 回）の 3 群比較で，1 群約 150 例の二重盲検比較試験を実

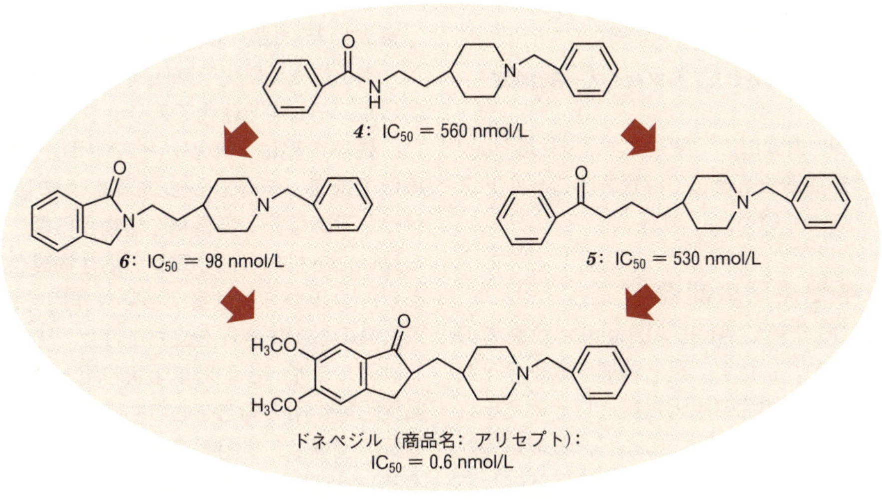

4：IC_{50} = 560 nmol/L

6：IC_{50} = 98 nmol/L

5：IC_{50} = 530 nmol/L

H_3CO

H_3CO

ドネペジル（商品名：アリセプト）：
IC_{50} = 0.6 nmol/L

図 27・3　ドネペジルへの展開

施した．薬効の評価には記憶障害改善の指標としてADAS-cog（Alzheimer's Disease Assessment Scale Cognitive Subscale：アルツハイマー型認知症の認知機能を評価する方法）と患者の日常生活動作の指標としてCIBIC-plus（Clinician's Interview-based Impression of Change Plus Caregiver Assessment：医者と看護人による日常動作の評価）が用いられた．いずれにおいても統計学的にきわめて有意な改善効果が得られた．以上の結果をもって1996年11月に米国FDAによりアルツハイマー型認知症治療薬として承認を得ることができた．申請から承認までわずか8カ月というきわめて短い期間で承認を得たことは異例なことであった（図27・4）．

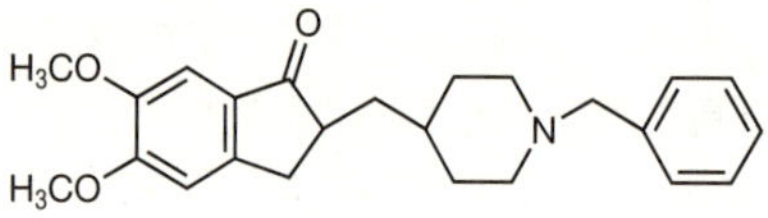

ドネペジル（商品名：アリセプト）

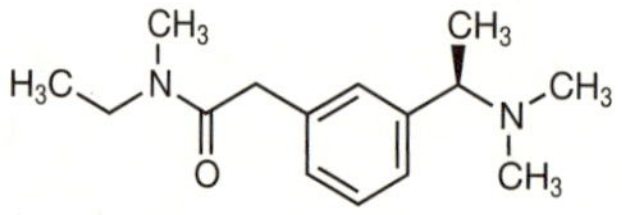

リバスチグミン（商品名：イクセロン）

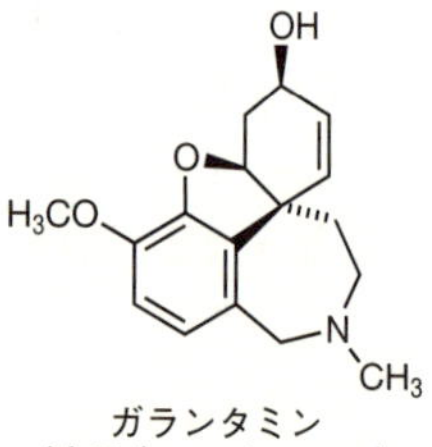

ガランタミン（商品名：レミニール）

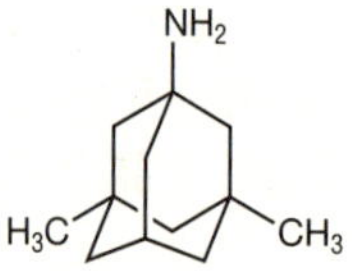

メマンチン（商品名：メマリー）

図27・4 世界で承認されたアルツハイマー病治療薬

現在，世界95カ国以上で使用されておりアルツハイマー型認知症治療薬としては世界のゴールドスタンダードになっている．

27・3 根本治療薬の開発へ

今から約100年前にAlois Alzheimerが患者の死後脳の中に見いだした老人斑と神経原線維変化がアルツハイマー型認知症の原因物質として考えられている．老人斑についてはアミロイドβの凝集塊が神経毒性を示すことが判明した．世界の研究者たちはアミロイドβの産生を抑制すれば，または凝集を阻害すればアルツハイマー型認知症の根本治療薬になるのではないかと研究に着手した．まずγ-セクレターゼの調節薬としてタレンフルビルの結果が公表されたが期待された効果ではなかった．次に登場したのがセマガセスタットである．その機序はγ-セクレターゼの阻害である．3000人の患者に投与されたが中間評価の段階で効果が認められずかつ発がん性の疑いもあって中止された．少し違う機序ではトラミプロサートがある．これはアミロイドβの凝集を抑えるもので第Ⅱ相試験までは大変有効率の高いものだったが，これも第Ⅲ相試験で効果を確認できなかった．異色な取組みではアミロイドβのワクチンAN-1792がある．しかし，第Ⅱ相試験の結果では約6%に髄膜脳炎をひき起こし死亡例もあったために中止された．

以上示したように相次いでアミロイドβ仮説による創薬は失敗したことから，もう一つの原因物質と考えられているタウタンパク質の凝集阻害が注目されている．しかし，タウ凝集阻害を機序とした創薬はアミロイドβ仮説が先行していたため研究はそれほど進んでいない．筆者が知る限りでは臨床試験に入っているものはメチレンブルー（MTX），その還元体のロイコメチレンブルー（LMTX）そしてダブネチド（NAP）などである．ダブネチドはAsn-Ala-Pro-Val-Ser-Ile-Pro-Gln（NAPVSIPQ）の組成をもつペプチドであり，投与は経鼻という特殊な方法である．これら三つのものはいずれも第Ⅲ相試験の段階にある．

27・4 GT863の開発[6]

筆者の若い頃の夢は新薬を三つ作ることであった．幸いにも30代で降圧薬ブナゾシンの開発に成功した．そして50代でアリセプトの開発に成功した．残る1品はアルツハイマー型認知症の根本治療薬である．チャレンジするには申し分ないターゲットである．その素材を植物から探した．偶然にも見いだされたのはウコンの活性物質クルクミンであり，クルクミンは実に多彩な作用をもっていた．京大発のベンチャーを立ち上げた．治療のコンセプトはアミロイドβの凝集阻害作用とタウタンパク質凝集阻害作用の両方をもつものの探索である．通常創薬の現場は二重阻害薬（二つの作用機序をもつ阻害薬）は敬遠される．その理由は同じレベルで阻害作用を示すものを発見することは困難なことであるからだ．しかし，ここは根拠のない自信で乗り切った．幸運だったのは，酵素阻害薬での二重阻害薬の発見はかなり困難であるが，筆者らの狙いはタンパク質のβシート構造を改善するという作用機序であったことが幸いであった．

クルクミンの構造は脳に入らない．いかにして脳内に入る化合物を得るかが最大の関門であった．苦節6年をかけ約1000化合物を合成してようやく希望とするプロフィールを満たす化合物に到達した．アリセプトの場合でいえば4年間で1000化合物を合成して選ばれたものであることを考えるとGT863はそれ以上に苦労したものであった．GT863はアミロイドβのモデルマウス（APPswd/PI1）においてアミロイドβの凝集を阻害し，その認知機能を改善する．またタウのモデルマウス（P301L）においてもタウの凝集を抑えた．さらにP301LモデルマウスにGT863を6カ月投与した結果，その神経機能の悪化を抑えた．安全性について遺伝毒性は陰性，ラットとイヌの安全性もクリアした．2016年4月には第Ⅰ相試験に入ることができた．

しかし，創薬には魔の川，死の谷そしてダーウィンの海がある．われわれはいま死の谷に差し掛かっている．創薬のドラマはまだまだ終わらない．

27・5 おわりに

米国ではアルツハイマー型認知症はゴーホームディジーズ（家に帰りなさい病）という名前でよばれていた．患者が病院に来てアルツハイマー型認知症と診断されても医師は治療する方法がなかったところから生まれた名前である．ドネペジルの登場によって医師はこの難病中の難病といわれるアルツハイマー型認知症と戦う武器を手にすることができたのである．筆者は多くの医師から“ドネペジルのおかげで患者のQOLを改善できた”という感謝の言葉をいただいている．これこそ研究者冥利に尽きるものである．

しかし，ドネペジルは対症療法でありアルツハイマー型認知症を根本から治療するものではない．今新たな決意のもとにアルツハイマー型認知症の根本治療薬の開発を目指している．日本電産の永守社長は“成功するまでやめなければ成功する”と喝破されている．その言葉を信じて進みたい．

27・6 後進へのメッセージ

創薬は人の命にかかわる仕事である．現在の長寿社会の実現が医学の進歩に負うところは大きいことはもちろんのことだが，新薬の開発が非常に多くの人々を助けたことも忘れてはならない．

しかし，これからはまだ満たされていない疾患にもっと目を向けて欲しい．今後の創薬に期待されていることはそれである．ぜひ若い皆さんにお願いしたい，一見不可能なことに挑戦する勇気をもってアンメットメディカルニーズに挑戦してもらいたい．

参考文献

1) P. Davies, *Lancet*, **2**, 1403 (1976).
2) E. K. Perry *et al.*, *Lancet*, **1**, 189–191 (1977).
3) H. Sugimoto *et al.*, *J. Med. Chem.*, **33**, 1880 (1990).
4) H. Sugimoto *et al.*, *J. Med. Chem.*, **38**, 4821–4829 (1995).
5) S. L. Rogers *et al.*, *Neurology*, **50**, 136–145 (1998)
6) M, Okuda *et al.*, *PLoS One*, **10**(**2**), e0117511 (2015)

研究例 28　日本の創薬活動の歴史と成果

梅津浩平

関連する SBO（本シリーズ他巻）

1. 薬学の歴史と未来：❶ 薬学総論 I，第 6 章

企業において創薬に携わってきた者としての観点から，薬の歴史と創薬に関わった日本企業と日本人の実績を簡単に振り返ってみたい．現在の創薬企業の研究開発への取組みは先人たちの刻んだ歴史の延長線上にある[1]．

28・1　創薬科学の黎明

感染症への挑戦

人類の人口推移をみてみると，世界人口は紀元初期頃には 3 億人程度で中世時代には大きな増減はなかったであろうと推定されている．栄養事情や衛生環境が悪かったことも原因であるが，“感染症”で多くの人々が亡くなり，特に乳幼児の死亡率が高かったことが人口増を妨げていたのである．紀元前の古代エジプトや古代中国の墳墓から発見されたミイラから天然痘や結核菌の感染痕や病原体の DNA が発見されていて，古くから人類が感染症により悩まされてきたことが推察される．

人類の長い歴史では，疾病に罹患したときには世界各地で生薬が呪術とともに使われ，ある種の生薬は鎮痛や解熱，消化管からの毒物除去，中枢神経への作用などで効果を示したこともわかっている．しかし，感染症に関しては呪術や生薬では病原体を駆逐することはできず，多くの人々が感染症で命を落としてきた．

感染症に対する根本的な対策は，19 世紀半ばになり感染症の実体が明らかにされて免疫療法が一般に適応されるまで，また，薬理学や有機合成化学の発達によってさまざまな合成化合物がスクリーニングされて病原菌に有効な化学療法薬や抗生物質が発見されるまで待たねばばらなかった．その薬の成果は，16 世紀に 5 億人程度であった世界人口が 19 世紀初頭には 10 億人になり，20 世紀初頭には 16.5 億人と急増したことから明らかである．

病原菌として最初に確認されたのは炭疽菌であった〔1849 年：Pollender（独）〕が，その後 20 世紀までに，らい菌，マラリア原虫，腸チフス菌，結核菌，コレラ菌，ジフテリア菌などがつぎつぎと発見された．ウイルスの発見までは至らなかったが，天然痘の画期的なワクチン療法がイギリスの医師 Jenner により完成されたのは 18 世紀末であった．その後，このワクチン療法や北里柴三郎が Behring（独）とともに成功させた血清療法が，他の病原菌への治療法として大いに期待されて，いろいろな病原菌に試みられたが，残念ながら効果は少なかった．

一方，これらの免疫療法とは異なり，薬物による病原菌除去の概念が現れ初期的な薬のスクリーニングが行われた．これが創薬の黎明期であった．有機合成化学者との連携で抗梅毒薬サルバルサンを Ehrlich のもとで秦佐八郎が発見したのは 1907 年のことであり，Domagk（独）によって抗菌薬であるサルファ薬プロントジルが誕生したのは 1935 年のことであった．このように近代創薬は人体外の病原菌がスクリーニングしやすかったこともあり，まずは感染症の対策として進められていった．

近代薬学は生薬の成分精製から始まった

もちろん，人類の祖先達を悩ませた疾病は感染症だけでなく，痛みからの解放や高熱，炎症，消化器系疾患，神経・中枢系の疾病などに生薬が使われてきた．この病原菌の発見が始まる半世紀も前の 1803 年にフランス人の薬剤師 Sertürner は，広く世界的に栽培されていたケシから採取され，その強い鎮痛作用と耽溺性で知られていたアヘンからモルヒネを分離精製した．これは他の薬学者を刺激し，19 世紀末にかけて生薬から有効成分の分離精製が相次いだ．生薬のホミカ（馬銭子）からはストリキニーネが，ロートコンやダツラからアトロピンが，イヌサフランからコルヒチンが，カラバルマメからはフィゾスチグミンなどの有効成分がつぎつぎと分離されることになった．

これらのアルカロイド類はそのまま薬として利用されたものは少なかったが，薬理学の発達のツール

として大きな役割を果たすことになった．副交感神経の神経伝達の仕組みの解明はアトロピン，ピロカルピン，ムスカリン，フィゾスチグミン，ニコチンなどの神経受容体のアゴニストやアンタゴニストおよび分解酵素阻害薬を活用してなされてきたものである．これが病原菌に対する創薬にやや遅れて一般薬に関する創薬の始まりであった[1: p.95〜98]．その後，創薬技術は進化し，20 世紀も半ばになると薬理学や生化学の発展により創薬プロセスを構成しているスクリーニング法や薬効の確認方法が年々改良され，有機化学（医化学）と協調して構造活性相関で化合物を絞り込む創薬システムが完成してくる．現在では細胞工学，毒性学，薬物動態学，バイオテクノロジー，X 線解析，タンパク質構造予測，ロボットによる HTS（high throughput screening）や自動化合物合成，インフォーマティックスの活用など多くの技術の集約によってなされる創薬は“システムサイエンス”とよばれるように複雑なサイエンスの集積の場となっている．

28・2 近代日本における創薬

明治の日本科学者たちの活躍

西欧で薬の創製が黎明期を迎え，つぎつぎと病原菌が発見され，生薬からはアルカロイド類が見つかっていた頃は，日本では徳川幕府から明治の新政への移行期であった．日本の若い頭脳が世界に目を向け学問に対する意欲も大いに高まっていた時代である．明治政府が海外に留学させた科学者から近代日本の産業発達に貢献した人物が多く出たが，医療・創薬でも多くの科学者が実績を上げている．前述の北里柴三郎は破傷風菌の純粋培養に成功し（1889 年），Behring とともに血清療法を開発した．志賀潔の赤痢菌の発見（1897 年），野口英世の梅毒スピロヘータの進行性麻痺・脊髄癆の患者の脳病理組織内での確認（1913 年），初代薬学会会頭の長井長義の生薬“マオウ”からエフェドリンの分離（1885 年），高峰譲吉と薬剤師上中啓三のアドレナリン分離（1900 年），秦佐八郎の Ehrlich のもとでの抗梅毒薬サルバルサンの発見（1909 年）などは医学・薬学領域における世界的な大きな業績であった．

江戸時代に“江戸疫”とよばれた脚気は明治になっても死亡率の高い疾病であり，日清日露の戦争では戦傷者の 1/3 が脚気患者であったとの記録もある．その原因が栄養素不足であることが推測されたが，1910 年にビタミン B_1 を分離精製したのは鈴木梅太郎であった．

日本製薬企業の近代化

では，日本の製薬企業はどうであったか？ 江戸時代の薬は漢方薬や唐薬中心であったが，明治政府の洋薬重視の方針に後押しされ，日本の薬種問屋は西洋薬専門メーカーへと変身をするようになり，国策製薬会社も設立された．現在の創薬企業の“社史”を調べてみると明治維新前後は伝統的な和漢薬でいくか，洋薬への切り替えを決断するか重要な選択に迫られているが，“洋薬の知識を吸収しようとする気概があり，積極的に新知識を吸収した”と書かれているものが多い．

当時は工程特許制度がとられ新薬の国内販売が比較的容易であった．1914 年に第一次世界大戦が起こると，ドイツを含めた海外からの薬の輸入が困難になり西洋薬の価格が高騰し国産化の必要性が高まった．当時の西欧で開発された最も重要な薬であったサルバルサンやサルファ薬の開発には国立大学と民間企業の共同研究がいくつも行われ，日本の技術と英知が投入されて激しい開発競争が行われ，つぎつぎと製品が上市されていった．

例をあげると，旧満鉄中央試験所衛生科長であった慶松勝左衛門は 1915 年 4 月にサルバルサンの合成に成功し日本国内で事業化した．“匿名組合アーセミン商会（1918 年には第一製薬となる）”を創設し，サルバルサンは“アーセミン®”として発売されている．東京帝大農科大学の鈴木梅太郎は大蔵省臨時事件費の助成を受けて 1915 年 3 月に製造方法を確立し，同年 9 月に三共から“アルサノミール®”として発売されている．東京帝大理科大学教授松原行一の命を受けた岩垂亨は 1915 年 4 月に試作を完成し自ら出資して萬有合資会社（後の萬有製薬）から“エーラミゾール®”として発売している．京都帝大理工科大学の久原躬弦博士（化学会の初代会長）は 1915 年 5 月に施策を終え，1917 年の京都新薬堂（現日本新薬）は“サヴィオール®”として発売している[2]．この開発競争の中に日本の新薬国産化の黎明期にふさわしい活気が読み取れる．

昭和前期のサルファ薬の国産化では大手 8 社が

競い合った．第一製薬は，1937年に国産第一号サルファ薬“テラボール®”を発売している．時を同じくして山之内製薬も“ゲリソン®（スルファミン末）”を発売し翌年には二基スルホンアミドである“アルバジル®”を製造している．同時期に武田薬品，萬有製薬，塩野義製薬，田辺製薬，三共，大日本製薬もサルファ薬の研究開発に参加しそれぞれの製品を販売している[3, 4]．

抗生物質ペニシリンは1928年イギリス人のFlemingにより青かびから発見されたが，実用化されたのはFloreyとChainによって大量生産が成功し臨床での効果が確認されてからであった．第二次世界大戦中は欧米ではまずは軍関係で使用されたが，戦後は民間に開放されて大きな成果を上げている．しかし，日本でもこの情報を元にペニシリン開発プロジェクトが軍と民間でつくられ，1944年には工業生産も始まっていた[5]．第二次世界大戦後になって日本では新薬の研究開発に重点を移す製薬企業が続々現れることになり，抗生物質は大きな売り上げの柱となるが，その基礎技術は終戦前から築かれていたのである[6]．戦後は抗生物質やビタミン剤の改良新薬開発から始まり，やがてこの時代を過ぎて1980年代からは日本発の新薬が数多く登場してくるようになる．

戦後の日本製薬企業の活動と実績

2011年の厚労省の“人口動態統計”には1899年～2009年の主要死因別死亡率が載っている．（図28・1）この図から第二次世界大戦中の空白期間をはさんで大きな変化がみられる．戦前の死因は肺炎，胃腸炎，結核が上位3位までを占めている．胃腸炎による死亡にはコレラ，腸チフス，赤痢，疫痢などが含まれ死因の上位3位までは感染症であった．

戦後は急速にこれらの感染症由来の死亡率が減少してくる．これは衛生環境や栄養状態の改善とともに，先に述べた抗菌薬の出現が重要な役割を果たしているが，さらに戦後は感染症に対してペニシリ

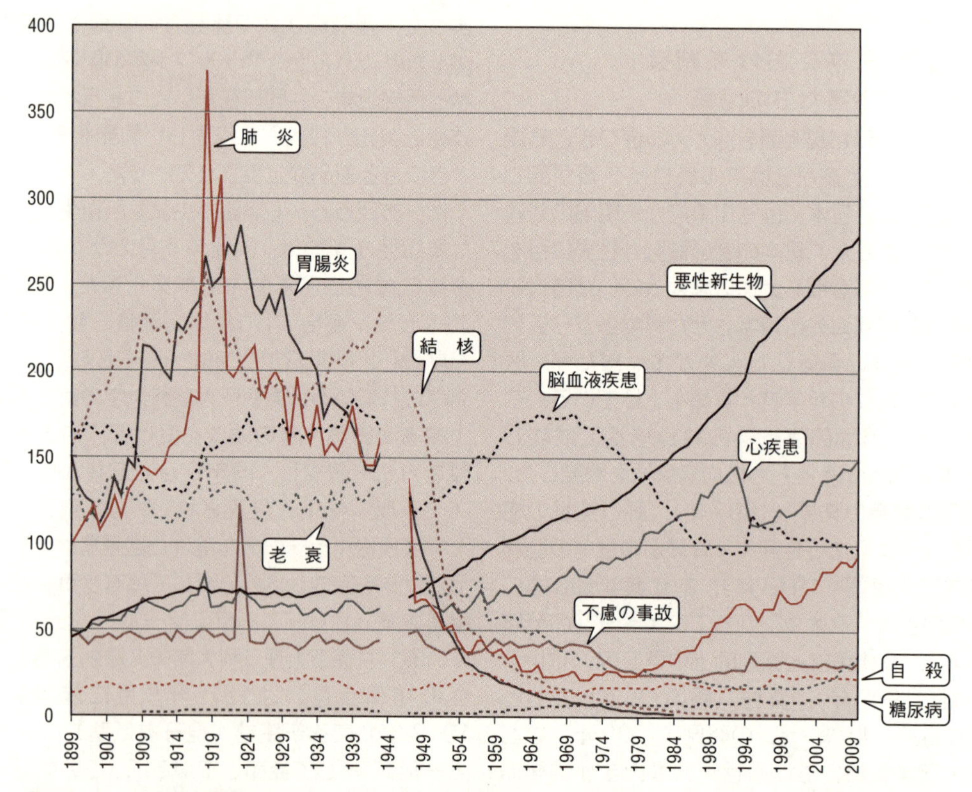

図28・1　主要死因別死亡率（人口10万人対）の長期推移（～2010年）　1994年の心疾患の減少は，新しい死亡診断書（死体検案書，1995年1月1日施行）における“死亡の原因欄には，疾患の終末期の状態として心不全，呼吸不全等は書かないでください．”という注意書きの事前周知の影響によるものと考えられる．最新年は概数．厚生労働省“人口動態統計”より．

ン，結核に関してはストレプトマイシン，パラアミノサリチル酸（PAS）やイソニアジドなどが発見され，これらの薬の画期的な効果は平均寿命の急激な伸びとなって現れてくる．第二，第三世代の抗生物質や抗菌薬はその後長く日本の医薬品業界の主役となった．人類が死亡原因のトップであった感染症に対応できるようになると，脳血管疾患で死ぬ人が死亡原因疾患のトップになる．当時は半年も保存する漬物や自家製味噌には大量の塩が使われ，大量の食塩は高血圧の主因となっていたと思われる．やがて，疫学的に医学的に高血圧と脳血管疾患の関係が明らかにされ，高血圧対策が取られるようになり血圧を下げるために薬理作用機序の異なる降圧薬がシリーズ的に開発されて，血圧がうまくコントロールされるようになってくると脳血管障害の患者は減少してくる．この死亡率の減少に降圧薬の果たした役割は大きかった．

胃潰瘍，十二指腸潰瘍は明治以来日本では難病であった．戦後でも手術が必要な疾病であったがBlack（英）が経口薬の“H_2受容体拮抗薬”を創製し外科手術を不要にするほどの成果を上げた．一方，経済が発達し，衣食足りて人々の生活が安定してくると生活習慣病による患者が漸増するようになり，糖尿病，脂質異常症（高脂血症），肥満などの生活習慣病が注目される時代が訪れる．いわゆる“メタボ疾患”は動脈硬化を悪化させ，インスリン抵抗性を増悪させて最終的には虚血性心疾患や脳血管障害をひき起こすことになる．動脈硬化は血液中の過剰なコレステロールや中性脂肪さらに高血糖が大きな原因であることがわかると脂質低下薬やコレステロール低下薬がつぎつぎと創製されるようになった．強いコレステロール低下作用を示す“スタチン類”は現在動脈硬化の進展を抑える主流の薬であるが（研究例24参照），これは日本で最初に発見され，世界的に画期的新薬として評価され虚血性心疾患の減少に大きく貢献した薬である．本書でも紹介されているが糖尿病薬においても（研究例23参照），血液の抗凝固薬や抗血小板薬の分野でも[8]，日本で創製された画期的な新薬（ファースト・イン・クラス）がいくつも成果を上げている．また，降圧薬では改良新薬（ベスト・イン・クラス）として優れた効果を示す薬物も日本で創製されている（研究例25参照）．

その後，死因の1位は1980年頃からがん（悪性新生物）となってくる．“がん”は感染症とは異なっていて，生体外由来の微生物が原因ではなく，自らの細胞が変化し無限増殖するものである．分子生物学，遺伝子工学の進歩により，がんは1種類のものでなく発現する臓器により性質が異なり，また個人により抗悪性腫瘍薬（抗がん剤）への反応性も異なり，一つの薬がすべてのがんに有効ではないことがわかってきた．異なるがんに対する薬，あるいは個人の遺伝子，体質を考慮した抗悪性腫瘍薬の研究開発競争の時代になってきている．本邦発のホルモン系抗悪性腫瘍薬も本書で紹介されている（研究例20参照）．また，高齢化社会への移行で大きな問題になっている認知症にも世界に先駆けて日本発の認知症薬が創製され，本書で紹介されている（研究例27参照）．

28・3 温故知新

このように時代の変化において，人々の健康な生活を維持するために薬の果たした役割は非常に大きいが，有効な薬が理論的に創られるようになったのは戦後のことでありその歴史は短い．しかし，この間に薬のコンセプトは大きく変化し，すべての人に有効な薬を研究開発するだけでなく，今や個別化医療・再生医療の概念や研究も進み，望まれる薬の像も大きく変化する時代になってきている．

日本の製薬企業・創薬企業の貢献を正しく理解するためにも，将来創薬に携わるものにとっては温故知新が必要である．人類を苦しめてきた疾病に対する薬の歴史を振り返り，先人たちの発想，努力を学び，同時に薬の新しいコンセプトを考慮して今後の研究開発に活かすことが重要である．

今や創薬には多くの科学技術が集積されていて，創薬は薬学部の独壇場ではなくなっている．しかし，実際の患者や疾病に近い現場で多くの生の知識を得られるという条件のもとにある学部であり，大いにこの特徴を活用して広い観点から疾病を理解し創薬に励んでもらいたいと願うものである．

参考文献

1) 梅津浩平，“医薬品創製技術の系統化調査：技術の系統化調査報告”，国立科学博物館，**22**，79–216（2015）：ウェブで閲覧可能．
2) 岡崎寛蔵，“薬の歴史”，講談社（1976）．
3) “日本薬学会百年史”，日本薬学会編，p.352～354（1980）．

4）“日本医薬産業史”，日本薬史学会編，p.80～84（1995）．
5）角田房子，“碧素・日本ペニシリン物語”，新潮社（1978）．
6）梅沢浜夫，“抗生物質の話”，岩波新書（1963）．
7）遠藤章，“新薬スタチンの発見”，岩波書店（2006）．
8）岡本彰祐，菊本亮二ら，“世界を動かす日本の薬”，築地書館（2001）．

索　引

あ　行

IR　92
ISP-Ⅰ　38
IFN-γ　130
IL-2　41,129,130
IL-3　130
IUPAC　37
アウトカム　101
悪性新生物　165
アクトス　151
アグリコン　135
アゴニスト　41
アスピリン　51
アズレノシアニン　49
アズレン　48
アセチルコリン　158
アセチルコリンエステラーゼ　158
アトルバスタチン　144
アトロピン　162,163
アバンディア　155
アミロイドβ　160
アライン　47
アラキドン酸　32
アリセプト　157
RFLP　109
ROR法　114
アルツハイマー型認知症　157
アルドステロン　146
アロプリノール　124
アンカップラー　27
アンギオテンシンⅠ　146
アンギオテンシンⅡ受容体拮抗薬　146
アンギオテンシン変換酵素　146

EMEA　131
胃潰瘍　165
医学系研究　100
閾　値　78
育　薬　20
異常発芽　77,78
移植片対宿主活性反応　130
異所性顆粒細胞　77,79
イソニアジド　165
一塩基多型　74,109
1型糖尿病　43
遺伝子解析　108
遺伝子改変マウス　73
遺伝子検査　109
遺伝子多型　141
遺伝子多型解析　90
遺伝子変異作用　68
遺伝生化学的研究　20
イトラコナゾール　92
イヌサフラン　162
EP3受容体　54
イマチニブ　95
医薬品安全性監視　113
医薬品合成　34
医療薬学　87
飲酒教育　109
インスリン　134,151,154
インスリン抵抗性　151,154,165

陰性対照　7
Wistar fatty ラット　153
Wittig反応　35
上中啓三　163
後ろ向きコホート研究　101
Woodward-Hoffmann則　35

ARB → アンギオテンシンⅡ受容体拮抗薬
HMG-CoA還元酵素阻害薬　114
HLGT　114
ALT　97
ALP　102,015
ACE → アンギオテンシン変換酵素
ACh → アセチルコリン
AChE → アセチルコリンエステラーゼ
SNP → 一塩基多型
SF6847　28
SOC　114
SGLT　134
SGLT2阻害薬　134
SDSポリアクリルアミドゲル電気泳動　19
エステラーゼ　135
エゼチミブ　94
H_2受容体拮抗薬　165
HMG-CoA還元酵素阻害薬　82,137
HMG-CoAレダクターゼ　139
HLT　114
HbA1c → ヘモグロビンA1c
AT_1・AT_2デュアル拮抗薬　150
AT_1受容体　147
AT_2受容体　147
ADAS-cog　160
ATP合成　27
NSAID → 非ステロイド性抗炎症薬
$NADP^+$/NADPH　96
NMRスペクトル　29
NPAH → ニトロ多環芳香族炭化水素
エフェドリン　163
FK結合タンパク質　132
FDA　94,131
FTY720　40
5-FU → 5-フルオロウラシル
MedDRA　114
Mas受容体　150
MLR → 混合リンパ球反応
*MDR1*遺伝子　89
MPTP　63
AUC　92
LH-RH → 黄体形成ホルモン放出ホルモン
LLT　114
LDL　142
Ehrlich, P.　163
エルロチニブ　97

欧州医薬品審査庁 → EMEA
黄体形成ホルモン放出ホルモン　120
横紋筋融解症　114
OATP1B1　141
オキシプリノール　125
オセルタミビルリン酸塩　34
オッズ比　101
オフターゲット分子　95
オルメサルタン メドキソミル　146
オルメテック　146

か　行

χ^2検定　102
改ざん　4
解糖系　96
海　馬　77,78
潰瘍性大腸炎　132
化学発光検出法　68
化学量論的関係　28
可視光　48
化審法　3
加水分解　33
仮　説　17
下層語　114
家族性高CL血症　139
学会発表　13
脚　気　163
活性酸素種産生作用　68
カナグリフロジン　136
カーボンナノチューブ　45
カラバルマメ　158,162
ガランタミン　158
顆粒細胞　78
カルシウム拮抗薬　94,148
カルジオリピン　19,59
カルシニューリン　132
カルタヘナ議定書　3
カルバサイクリン　33
が　ん　68,95,99,165
寛　解　42
1,4-還元　34
観察的研究　99
間質性肺炎　132
患者のための薬局ビジョン　91
肝障害　114
肝性脳症　114
関節リウマチ　132
感染症　162
肝不全　114

漢方薬 36

器官別大分類 114
疑義照会等状況調査 23
キサンチン 124
キサンチンオキシダーゼ 124
北里柴三郎 163
ギフトオーサーシップ 4
基本語 114
基本統計量 102
偽 薬 8
却下（論文の） 13
キャリアー 59
QOL 77,161
共同研究 9,36,38
共同薬物治療管理 25
共輸送体 134
キラリティー 34
近位尿細管 135
筋障害 142
近赤外光 48

クリアランス 82,85
グリコーゲン 96
クルクミン 160
β-グルコシダーゼ 135
C-グルコシド 136
O-グルコシド 136
グルコース 96,134
グルタチオン 96,97
クロスカップリング反応 47
クロスハイブリダイゼーション 52
クロフィブラート 143,153

KEGG 30
KKA^y マウス 152
KK マウス 151
蛍 光 68
経口糖尿病治療薬 151
計算化学 45
けいれん 77
結果（論文の） 12
結 核 165
結核菌 162
ゲノムワイド関連解析 142
ケミカルバイオロジー 132
研究公正 2
研究者の責任ある行動 2
研究不正 4
研究倫理 2
研究倫理委員会 109,113
健康サポート薬局 91

抗悪性腫瘍薬 60,88
降圧薬 165
高位グループ用語 114
高位用語 114
抗がん剤 → 抗悪性腫瘍薬
交感神経節遮断薬 147
高血圧 146,147,165
黄 砂 71
考察（論文の） 12
高脂血症 → 脂質異常症
甲状腺刺激ホルモン放出ホルモン 120
光線力学療法 48
酵 素 19
構造決定 38
構造展開 40
抗てんかん原性薬 77
抗てんかん薬 77
口頭発表 13
高尿酸血症 124
後発医薬品 145
交 絡 101
交絡バイアス 8
国際移植学会 131
国際純正・応用化学連合 37
国立医薬品食品衛生研究所 19
国立がん研究センター 99
国立感染症研究所 19
国立予防衛生研究所 19
個人情報 100,110
個別化医療 105,110
コホート研究 99
ゴーホームディジーズ 161
コリン仮説 157
ゴールドスタンダード 160
コルヒチン 162
コレステロール 58,139
コレラ菌 162
混合リンパ球反応 129
コンパクチン 139

さ 行

再結晶 154
再現性 7,18
採択（論文の） 13
再 燃 42
細胞傷害性 T 細胞 41
細胞小器官 62
作業仮説 17
査読者 12
サルバルサン 163
サルファ薬 163
サワーソップ 65
酸化的リン酸化 27

CIBIC-plus 160
CR 93
CRT → 放射線化学療法
CRTH2 受容体 75
シアン化カリウム 27
cAMP 51
ジェネリック医薬品 145
GABA$_A$ 受容体 80
GLUT 134
Jenner, E. 162
COX → シクロオキシゲナーゼ
シキミ酸 34
シグナル検出 113
シグリタゾン 151
シクロオキシゲナーゼ 51
シクロスポリン 38,82,89,128
シクロヘキシミド 78
自己免疫疾患 132
脂 質 58
脂質異常症 139,165
脂質二分子膜 60
歯状回 78
視床下部ホルモン 120
システムバイオロジー 96,97
シスプラチン 99
G タンパク質共役型受容体 41,52
実験デザイン 18
実験ノート 7,18
CTL → 細胞傷害性 T 細胞
CDDP → シスプラチン
C/D 比 89
シトクロム P450 141,142
1,8-ジニトロピレン 67
支払意思 24
GPCR → G タンパク質共役型受容体
ジフテリア菌 162
脂肪酸 58
社会との約束 2
社会のニーズ 25
社会薬学研究 22
重症筋無力症 43,132
修正（論文の） 13
十二指腸潰瘍 165
順序尺度 101
情報バイアス 8
生 薬 36,162
除外基準 100
食道がん 99
触 媒 34
徐放性製剤 118
処方変更 23
序論（論文の） 12
CYP 93,110,142
CYP1A2 110
CYP2C19 90,110
CYP2C9 90,110
CYP2D6 110
CYP3A4 89,90,92
CYP3A5 90,110
新規性 6
神経回路 77
神経ペプチド 74
心血管イベント 145
人口動態統計 164
腎性糖尿 135
シンバスタチン 92,141

睡眠薬 94
スクリーニング 139
鈴木梅太郎 163
スタチン 82,92,94,139
ステアリン酸 61
ストイキオメトリー → 化学量論的関係
ストリキニーネ 162
ストレプトゾトシン 135
ストレプトマイシン 165
ストロングスタチン 144
スニチニブ 95,96
スフィンゴシン 41
スフィンゴミエリン 61
スルホニル尿素系薬 151

生活習慣病 165
青酸カリ 27
精神運動行動異常 74
生体肝移植 88
生物学的等配性 33
生物学的利用能 → バイオアベイラビリティー
生理学的薬物速度論モデル 82
世界保健機構 67
セカンドメッセンジャー 51
石 炭 71

責任著者　12
γ-セクレターゼ　160
セファロスポリン　35
セラミド　41
セリン・パルミトイル CoA トランスフェラーゼ　41
Sertürner, F.　162
セレンディピティー　36,65
遷移状態　46
全合成　32
選択バイアス　8
前立腺がん　120

臓器移植　41,128
臓器移植法　131
創　薬　20
組織固有クリアランス　82
疎水性　26
ソラフェニブ　95
ゾルピデム　92

た　行

大気汚染　67
大気環境基準　67
大規模臨床試験　144
代謝活性物　42
対象患者　100
対照群　7
苔状線維　77
体内動態特性　81
タウタンパク質　160
ダウンレギュレーション　122
唾　液　108
高峰譲吉　163
多環芳香族炭化水素　67
タクリン　158
タクロリムス　38,88,128
多　型　110
脱共役剤 → アンカップラー
ダツラ　162
多発性硬化症　36,42
ダプネチド　160
WHHL ウサギ　140
WHO → 世界保健機構
WTP　24
多変量解析　101
タミフル → オセルタミビルリン酸塩
タレンフルビル　160
探索研究　128
炭疽菌　162
単変量解析　101

遅延型過敏反応　130
知的財産権　40
中央値　101
中間表現型　73
中性脂質　58
β-チューブリン　64
腸肝循環　82
腸チフス菌　162
直接的レニン阻害薬　147
チルフォスチン 9　30
チロシンキナーゼ　95

痛　風　124

筑波山　129

TIQ → 1,2,3,4-テトラヒドロイソキノリン
TRH → 甲状腺刺激ホルモン放出ホルモン
TaqMan 法　109
TX → トロンボキサン
TXA2 → トロンボキサン A_2
DNA　108
TNM 分類　100
TLR4　20
低血糖リスク　136
DDS → 薬物送達システム
DP 受容体　75
定量的構造活性相関　26
ディールス・アルダー型反応　34
適正使用（医薬品の）　22,87,92
テストステロン　122
デスモステロール　139
データマイニング手法　113
1,2,3,4-テトラヒドロイソキノリン　63
テモカプリル　148
テリスロマイシン　114
テルペン　46
てんかん　77
てんかん原性　77
電気泳動　108
電子求引性　27
電子的性質　26
電子伝達系　27
天然痘　162
天然物　32,36
添付文書　92,94

冬虫夏草　37
糖毒性　134
糖尿病　43,134,151,165
糖尿病治療薬　30
動物実験の 3R　3
動脈硬化　139
盗　用　4
匿名化　110
α-トコフェロール　62,96
ドネペジル　157
Domagk, G.　162
ドラッグリポジショニング　80
トランスポーター　81,87
トリグリセリド　58,153
トリパラノール　139
トログリタゾン　155
トロポニン T　97
トロンボキサン　51
トロンボキサン A_2　33

な　行

内在性代謝物　84
内毒素　20
内分泌かく乱作用　68
長井長義　163

2 型糖尿病　154
ニコチン　163
二次代謝産物　36,128
二重阻害薬　160
二重盲検(比較)試験　143,159
ニトロ多環芳香族炭化水素　67
1-ニトロピレン　67
日本医薬情報センター　113
尿　酸　124
尿酸産生阻害薬　124
尿酸排泄促進薬　124

熱性けいれん　79
捏　造　4

脳疾患　77
ノスカール　155
ノンターゲットメタボローム解析　85

は　行

バイアス　8
バイオアベイラビリティー　81,149,158
バイオマーカー　65,96
肺がん　67
ハイコンテントスクリーニング　128
ハイブリダイゼーション　52
パーキンソン病　63
バスケット細胞　78
バソプレッシン　146
秦佐八郎　163
白金製剤　100
発　熱　55
ハプテン　59
パラアミノサリチル酸　165
パラドキシカル効果　121
Hansch-Fujita 法　26

PISCS　94
PRR 法　114
ピア・レビュー　12
PET → 陽電子断層撮像法
PAH → 多環芳香族炭化水素
PACAP　74
$PM_{2.5}$　67
ピオグリタゾン　151
ビグアナイド系薬　151
PK　141
PK/PD 解析　97
PG → プロスタグランジン
PGI_2 → プロスタサイクリン
PCR　109
PGE_2　54
BCPNN 法　114
微小粒子状物質　67
非ステロイド性抗炎症薬　26,51,124
非線形最小二乗法　82
ピタバスタチン　144
ビタミン E　62
ビタミン K　95
ヒット化合物　39
PT　114
PDCA サイクル　6
P 糖タンパク質　65,89
ヒドララジン　147
PPI → プレパルスインヒビション
PPARγ　155
PBPM → プロトコルに基づく薬物治療管理
PBPK モデル → 生理学的薬物速度論モデル
ヒポキサンチン　124

表現型 73
表現型解析 74
剽 窃 4
病棟薬剤業務実施加算 91
費用便益分析 24
非臨床開発研究 21
ピロカルピン 163

ファースト・イン・クラス 137,165
ファーマコビジランス 113
ファーマコメタボロミクス 85
ファーマシスト・サイエンティスト 87,90
ファーマシューティカルケア 22
ファーマドリーム 157
VLDL 143
フィゾスチグミン 158,162,163
Fisher の直接法 102
フィードバック抑制 78
フィンゴリモド 42
フェブキソスタット 124
フェブリク 124
副作用 92〜95,113
不斉触媒 34
フタロシアニン 48,49
不適切な薬物療法 22
ブメタニド 80
フユムシナツクサタケ 37
ブラジキニン 147
プラセボ 8
プラバスタチン 92,139
5-フルオロウラシル 99
プレパルスインヒビション 74
プロスタグランジン 32,51,75
プロスタサイクリン 33
プロスタノイド 51,55
プロスタノイド受容体 51
プロトコル 9,100
——に基づく薬物治療管理 25
プロトプラスト 128
プロドラッグ 42,135,146
プロトンポンプ 27
プロブコール 143
プロベネシド 85,124
フロリジン 135
フロレチン 135
分子標的薬 95
分析疫学 99

平均値 101
米国食品医薬品局 → FDA
併用禁忌 92
併用注意 92
ベスト・イン・クラス 146,165
β遮断薬 148
ペニシリン 35,164
ヘモグロビン A1c 136
von Behring, E. A. 163
ヘルシンキ宣言 3
変異原性 67
編集者 12
ベンジルペニシリン 85
ベンズブロマロン 124
ベンゾジアゼピン系薬 94
ベンゾ[a]ピレン 67
ペントースリン酸経路 96

芳香族性 49
放射線化学療法 99
放射線障害防止法 3
方法（論文の） 12
ボグリボース 154
ポスター発表 14
ホスファチジルコリン → レシチン
ホスホリパーゼ 19,62
ホスホリラーゼ 96
ホスホリラーゼキナーゼ 95
ホミカ 162
ホーミング 42
ボリコナゾール 92
Pollender, A. 162

ま 行

マイクロカプセル 122
マオウ 163
麻酔薬 26
マスト細胞 62
マラリア原虫 162

ミオパシー 142
ミカエリス・メンテンの式 95
ミカファンギン 128
ミダゾラム 92
ミトコンドリア 27
ミトコンドリア呼吸鎖 64
ミリオシン 38

無作為化比較試験 → ランダム化比較試験
ムスカリン 163

名義尺度 101
メタ解析 145
メタボリックシンドローム 151
メチレンブルー 160
メトホルミン 154
メバスタチン 139
メバロチン 139
メマンチン 160
免疫抑制 37
免疫抑制薬 128
面内芳香族 45

盲検化 8
モニタリング 24
モノアミンオキシダーゼ B 64

や 行

薬学教育 87
薬剤業務 87
薬剤師法第 25 条の 2 91
薬物血中濃度モニタリング 88
薬物相互作用 82,84,92
薬物送達システム 122
薬物代謝酵素 92,110
薬物動態 81,94,141
薬物動態学 87
薬物トランスポーター 81,87
薬物輸送研究 87
薬物療法 22
——の適正化 25
薬理学 73

有害事象 22
有機アニオントランスポーター 141
有機化学研究 32
誘導体合成 38,126

陽性対照 8
陽電子断層撮像法 84
要約（論文の） 11

ら〜わ

らい菌 162
ラセミ体 154
ラマトロバン 75
ラングミュアの吸着式 95
ランダム化比較試験 100

利益相反 4,12
リサーチクエスチョン 113
リゾレシチン 61
立体効果 26,27
リード化合物 39,73,126,153
利尿薬 80
リバスチグミン 158
リピド A 20
リピド X 20
リファンピシン 82
リポソーム 60
リュープリン 120
リュープロレリン 120
理論計算 45
リン脂質 19,58
臨床開発研究 21
臨床研究 99
臨床統計 101
リンパ球 41
リンホカイン 130
倫理委員会 100
倫理指針 100
倫理審査 109

ループス腎炎 132

レギュラトリーサイエンス 20,97
レシチン 59,60
レセルピン 147
レティキュリン 65
レニン-アンギオテンシン系 146
連続尺度 101

ロイコメチレンブルー 160
老人斑 160
ロサルタン 148
ロシグリタゾン 155
ロジスティック回帰分析 101
ロスバスタチン 114,144
ロートコン 162
ロバスタチン 141
論 文 11

ワルファリン 94

第1版 第1刷　2017年9月29日　発行

スタンダード薬学シリーズⅡ
8 薬 学 研 究

編　集　公益社団法人 日本薬学会

発行者　小 澤 美 奈 子
発　行　株式会社 東京化学同人
東京都文京区千石3丁目36-7（〒112-0011）
電話　03-3946-5311・FAX　03-3946-5317
URL：http://www.tkd-pbl.com/

印刷 日本ハイコム株式会社・製本 株式会社 松岳社

ISBN978-4-8079-1722-8　Printed in Japan